消化内科用药相关问题

——病例与评析

翟晓波　董晓慧　著

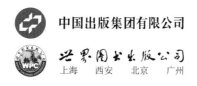

中国出版集团有限公司

世界图书出版公司

上海　西安　北京　广州

图书在版编目（CIP）数据

消化内科用药相关问题：病例与评析 / 翟晓波，董晓慧著. —上海：上海世界图书出版公司，2023.4
ISBN 978 - 7 - 5232 - 0164 - 0

Ⅰ.①消… Ⅱ.①翟… ②董… Ⅲ.①消化系统疾病
－用药法 Ⅳ.①R570.5

中国国家版本馆 CIP 数据核字（2023）第 021554 号

书　　名	消化内科用药相关问题——病例与评析
	Xiaohua Neike Yongyao Xiangguan Wenti —— Bingli yu Pingxi
著　　者	翟晓波　董晓慧
责任编辑	李　晶
装帧设计	南京展望文化发展有限公司
出版发行	上海世界图书出版公司
地　　址	上海市广中路 88 号 9 - 10 楼
邮　　编	200083
网　　址	http://www.wpcsh.com
经　　销	新华书店
印　　刷	杭州锦鸿数码印刷有限公司
开　　本	787mm×1092mm　1/16
印　　张	15.75
字　　数	300 千字
版　　次	2023 年 4 月第 1 版　2023 年 4 月第 1 次印刷
书　　号	ISBN 978-7-5232-0164-0/ R·645
定　　价	180.00 元

作 者 简 介

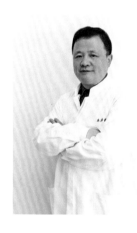

翟晓波，同济大学附属东方医院药学部主任药师专业研究方向是临床药学和医院药学。从事临床药学工作三十年，积累了丰富的临床医学和药学知识，担任《药学服务与研究》等杂志的编委。以第一作者的身份在各种核心期刊上发表论文40多篇，SCI论文6篇，以课题负责人获得各种科研立项10项。成功研发"智能化用药监控警示互动系统"和"CPM-抗生素理想曲线版"并得到推广应用。获2016年上海市十佳医技工作者称号。出版原创专著《心血管疾病用药相关问题——病例与评析》《临床用药相关问题——病例与评析》《肿瘤用药相关问题——病例与评析》《处方前置审核系统的革新及实例分析》和《呼吸内科用药相关问题——病例与评析》。2020年作为专家组成员在上海市公共卫生中心参与救治新冠肺炎。

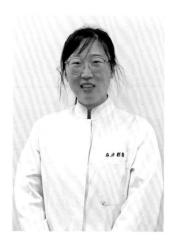

董晓慧，同济大学附属东方医院药学部临床药师，第二军医大学药理学硕士，目前在呼吸重症监护室（RICU）及呼吸科肺栓塞肺血管专病门诊从事临床药学工作。主持并完成国家自然科学基金青年基金项目1项，参与国家自然科学基金项目多项，以通讯作者及第一作者发表SCI论文6篇，累计影响因子28分。获得国家发明专利1项，实验新型专利1项。

前　言

　　医师因相信经验用药、缺乏用药知识等各种原因，有时开具的医嘱与药品说明书、教科书、各种指南不符。在此我们不否认在某些特殊情况下有其合理性，但多数情况下会出现用药相关问题(drug related problems)。用药相关问题是指在药物治疗过程中所发生的对患者治疗效果和健康结果有任何不良影响或潜在不良影响的事件。包括用药适应证不适宜、给药剂量过大或过小、疗程过长或不足、违反禁忌证、配伍禁忌、有害的药物相互作用、药物不良反应等。患者疾病越复杂、病情越严重，用药就越多，与此相对应，用药相关问题的发生率也就越高。用药相关问题可能延长住院时间、提高住院费用、增加死亡风险。发现用药相关问题并说服医师改正，是临床药师的职责所在。

　　作者从事临床药师工作已 30 多年，在与消化内科医师一起查房、审查医嘱、讨论的过程中体会到，医师往往把患者死亡或病情加重归因于疾病本身的进展，而忽视了不合理用药的因素。作者针对死亡或在药物治疗过程中病情加重的病例，对其原因进行深入分析，并挖掘出用药相关问题，提供给医师、药师参考。用药相关问题是客观存在的，且在消化内科发生率不低。作者的目的是期望引起重视，并通过各方努力，将其发生率降至最低。

目　　录

病例 *1*

消化道出血后急性脑梗死

【概述】

一例高血压、心功能不全、脑垂体瘤切除术后的患者。关节痛病史 5 年，自行服用硫酸氨基葡萄糖胶囊、双氯芬酸钠缓释胶囊。因消化道出血、高血压病、贫血、压疮入院，后患者发生脑梗死。通过此病例分析探讨患者入院后消化道出血得不到有效控制，还发生了急性脑梗死的可能原因。

【病史介绍】

患者 86 岁，女性，高血压病史 1 年，口服左旋氨氯地平 50 mg 每天 1 次，控制不详。心功能不全病史 1 年，予美托洛尔 25 mg 每天 1 次口服、单硝酸异山梨酯缓释胶囊 50 mg 每天 1 次口服、血栓通(三七总皂苷)1 粒每天 3 次口服。关节痛病史 5 年，自行服用硫酸氨基葡萄糖胶囊、**双氯芬酸钠缓释胶囊 0.1 g 每天 1 次口服**至今。2004 年于东方医院行脑垂体瘤切除术。因消化道出血、高血压病、贫血、压疮于 2017 年 11 月 28 日入院。

【临床经过】

给予禁食(11 月 28 日—12 月 14 日)，0.9％氯化钠注射液 50 mL＋生长抑素 6 mg 每 12 小时 1 次静脉推泵(11 月 28 日—12 月 3 日)，**0.9％氯化钠注射液＋100 mL 泮托拉唑钠 40 mg 每天 2 次静脉滴注(11 月 28 日—12 月 11 日)**，5％葡萄糖注射液＋500 mL 10％氯化钾 10 mL 每天 1 次静脉滴注(11 月 28 日—12 月 4 日)5％葡萄糖注射液 250 mL＋10％氯化钾 5 mL 每天 1 次静脉滴注(12 月 5 日—12 月 11 日)，复方氨基酸(丰诺安)500 mL＋10％氯化钾 10 mL 每天 1 次静脉滴注(11 月 28 日—12 月 4 日)。

11 月 29 日，大便红细胞(＋＋＋＋)。白细胞计数 35.85×10^9/L($3.5 \sim 9.5 \times 10^9$/L)，中性粒细胞百分率 86％($40.0％ \sim 75.0％$)，血红蛋白 69 g/L($115 \sim 150$ g/L)，血小板计数 65×10^9/L($125 \sim 350) \times 10^9$/L。CRP＞150 mg/L($0 \sim 8$ mg/L)。给予 0.9％氯化钠注射液 100 mL＋头孢西丁钠 2 g 每天 2 次静脉滴注(11 月 29 日—12 月 13 日)。

12月2日,INR 1.13(0.80~1.50),D-二聚体 18.2 mg/L(<0.55 mg/L)。

12月3日,患者家属诉下午血便及柏油样便数次,白细胞计数 31.18×10⁹/L(3.5~9.5×10⁹/L),中性粒细胞百分率 0(40.0%~75.0%),血红蛋白 68 g/L(115~150 g/L),血小板计数 74×10⁹/L(125~350)×10⁹/L。给予蛇毒血凝酶 1 ku 静脉推注。16:30 pm,再次排柏油样便 1 次量约 30 mL,心率 70 次/分,血压 120/49 mmHg。

12月4日,给予脂肪乳(10%)氨基酸(15)葡萄糖(20%)(克林维)1 000 mL 每天 1 次静脉滴注(12月4日—12月22日)。

12月5日转血液科行骨髓穿刺检查术。患者出现烦躁不安,意图拔除**颈部深静脉置管**及压疮辅料,口头劝导无效。给予地西泮 5 mg 肌内注射后患者情绪平复。

12月6日转回消化内科。白细胞计数 18.13×10⁹/L(3.5~9.5×10⁹/L),中性粒细胞百分率 83.7%(40%~75%),血红蛋白 65 g/L(115~150 g/L),血小板计数 109×10⁹/L(125~350×10⁹/L),降钙素原 0.707 ng/mL(0.051~0.5 ng/mL)。

12月9日18:00 pm,患者**再次解黑便两次**,每次量约 80 mL。**给予呋塞米 20 mg 静脉推注。**

12月10日,白细胞计数 3.61×10⁹/L[(3.5~9.5)×10⁹/L],中性粒细胞百分率 56.5%(40%~75%),血小板计数 149×10⁹/L[(125~350)×10⁹/L],血红蛋白 65 g/L(115~150 g/L)。

12月11日,予 0.9%氯化钠注射液 100 mL+埃索美拉唑 40 mg 每 8 小时 1 次静脉滴注(12月11日—12月15日),奥曲肽 0.1 g 每天 1 次皮下注射(12月11日—12月15日)。

12月13日10:00 am,给予 0.9%氯化钠注射液 100 mL+蔗糖铁 100 mg 隔天 1 次(12月13日—12月22日)。白细胞计数 5.47×10⁹/L[(3.5~9.5)×10⁹/L],中性粒细胞百分率 50.3%(40%~75%),血小板计数 172×10⁹/L[(125~350)×10⁹/L],血红蛋白 72 g/L(115~150 g/L)。

15:20 pm,患者进食少许液体后随即出现呕吐,均为胃内容物,伴有白色黏液,患者主诉进食后出现反胃、恶心、咽喉部异物感,有痰不易咳出。体温 38.2℃。考虑存在感染,嘱物理降温。考虑患者目前留置导尿中。给予 0.9%氯化钠注射液 100 mL+头孢哌酮舒巴坦钠 1.5 g 每 12 小时 1 次静脉滴注(12月13日—12月21日)。

12月14日17:30 pm,体温 38.2℃,**给予吲哚美辛栓 30 m 纳肛(12月14日—12月15日)。**给予米汤进食后(12月14日—12月22日)。

12月15日,给予 0.9%氯化钠注射液 100 mL+泮托拉唑钠 40 mg 每天 1 次静脉滴注(12月15日—12月25日),泮托拉唑钠肠溶胶囊 40 mg 每晚 1 次口服(12月15日—12月21日)。

12月16日,CRP 130 mg/L(0~8 mg/L)。血小板计数 118×10⁹/L[(125~350)×10⁹/L],血红蛋白 65.0 g/L(115~150 g/L),中性粒细胞百分率 39.2%(40%~75%),白

细胞计数 $4.03\times10^9/L[(3.5\sim9.5)\times10^9/L]$。

12月17日,患者神清气平,血压112/61 mmHg,双肺未闻及干湿啰音,心率62次/分,律齐。12月18日,给予清洁灌肠。

12月19日10:00 am,患者精神欠佳,对答不畅。血压108/60 mmHg,心率70次/分。**粪便隐血(＋＋＋＋)**。血液科骨穿意见:增生明显活跃骨髓象,以粒系增生为主,不考虑白血病。

12月20日,患者家属诉患者神志模糊,查体神清,痴呆状,不能对答,呼之能应。肾小球滤过率(肌+胱法)67 mL/min,钠130.7 mmol/L(137～147 mmol/L)。

中性粒细胞百分率30.7%(40%～75%),血红蛋白74 g/L(115～150 g/L),CRP 13 mg/L(0～8 mg/L),血小板计数 $119\times10^9/L[(125\sim350)\times10^9/L]$,白细胞计数 $4.30\times10^9/L[(3.5\sim9.5)\times10^9/L]$。

12月21日10:21 am 神经内科会诊,问话不答,言语理解不能,查体不合作,右侧肢体肌力3级,左侧肢体肌力5级,感觉查体不合作考虑脑血管病。头颅CT平扫示**左侧顶枕颞叶大面积脑梗死**;双侧基底节区、半卵圆中心多发腔梗;鞍区占位;老年脑、脑白质变性。

12月22日19:18 pm,患者家属诉患者血压较前升高,查体神志模糊,不能对答,血压154/117 mmHg,心率63次/分,律齐。给予呋塞米10 mg肌内注射,硝苯地平片10 mg舌下含服。

【病例用药分析】

一、患者消化道出血得不到缓解的可能原因

(1)患者因消化道出血入院,根据Blatchford评分:11月29日血红蛋白69 g/L(<100 g/L)(6分)+黑便(1分)=7分≥6分,属于中高危。应给予PPI(如泮托拉唑钠、奥美拉唑钠、埃索美拉唑8 mg/h)72 h,并可适当延长大剂量PPI疗程,然后改为标准剂量PPI静脉输注,每日2次[1]。实际上,给予0.9%氯化钠注射液100 mL+泮托拉唑钠40 mg每天2次静脉滴注(11月28日—12月11日)。12月9日患者再次解黑便160 mL。12月11日于0.9%氯化钠注射液100 mL+埃索美拉唑40 mg每8小时1次静脉滴注(12月11日—12月15日),但12月15日减量为0.9%氯化钠注射液100 mL+泮托拉唑钠40 mg每天1次静脉滴注(12月15日—12月25日)、泮托拉唑钠肠溶胶囊40 mg每晚1次口服(12月15日—12月21日)。12月19日10:00 am 粪便隐血(＋＋＋＋)。PPI量不足可降低止血疗效。

(2)给予吲哚美辛栓30 m纳肛(12月14日—12月15日)。非甾体抗炎药吲哚美辛栓可引发溃疡、胃出血及胃穿孔,发生率为2%～5%。因此,规定有活动性溃疡病、溃疡性结肠炎及其他上消化道疾病及病史者禁用。

二、患者发生大面积急性脑梗死的主要原因

(1) 患者高血压病,可能存在脑动脉粥样硬化,使脑动脉形成血栓的风险增加[2]。

(2) 根据 Caprini 评估表,患者深静脉血栓形成风险极高危:86 岁(年龄>75 岁)3 分+长期卧床(需要卧床>72 h)2 分+中心静脉置管 2 分+充血性心力衰竭 1 分+肺部感染败血症 1 分=9 分。按规定应予低分子肝素抗血栓形成[3]。实际上因消化道出血不止未能给予。

(3) 患者消化道出血且得不到有效控制,加上禁食(11 月 28 日—12 月 14 日),再加上因感染心衰使呼吸急促,每天经肺排出水分可能超过 1 000 mL,体温每升高 1.5 ℃经皮肤蒸发量增加 500 mL 以上[4]。患者每天经非肾脏途径排出的水分在 2 000 mL 以上;再加上静脉补充不足,以及 12 月 9 日给予呋塞米 20 mg;患者存在容量不足。12 月 3 日又给予蛇毒血凝酶 1 ku 静脉推注,可使血黏稠度增高而增加脑梗死的风险。

【病例总结】

上消化道出血 Blatchford 评分 7 分≥6 分,属于中高危,应给予 PPI(如泮托拉唑钠、奥美拉唑钠、艾司奥美拉唑 8 mg/h);非甾体抗炎药吲哚美辛栓可引发溃疡、胃出血及胃穿孔,发生率为 2%～5%。因此,规定有活动性溃疡病、溃疡性结肠炎及其他上消化道疾病及病史者禁用。

未遵守上述用药注意事项,与患者病情恶化有相关性。

参考文献

[1] 《中华内科杂志》《中华医学杂志》《中华消化杂志》《中华消化内镜杂志》中华医学会消化内镜学分会.急性非静脉曲张性上消化道出血诊治指南(2015 年,南昌)[J].中华医学杂志,2016,96(4):254～258

[2] 贾建平,陈生弟.神经病学.第 7 版[M].北京:人民卫生出版社,2013,179～186

[3] 施惠芳,周佳.Caprini 评估表在卒中老年患者深静脉血栓预防护理中的应用[J].护理学报,2017,24(4):59～61

[4] 王礼振.临床输液学.北京:人民卫生出版社,1998,8～21,46～48,317～321

病例 *2*

可能与通便类中药和非甾体抗炎药等相关的胆汁淤积性肝炎

【概述】

一例高血压病史患者,因发现皮肤及尿色变黄 3 天入院,入院后诊断为胆汁淤积性肝炎。既往有服用解热镇痛药及通便类中成药。通过此病例分析探讨可能与通便类中药和非甾体抗炎药等相关的药源性肝损伤。

【病史介绍】

患者 75 岁,女性,体重 63 kg。有高血压史 20 多年,平素口服替米沙坦,因发现皮肤及尿色变黄 3 天于 2016 年 4 月 2 日入院,初步诊断为黄疸待查、胆囊癌待排、慢性萎缩性胆囊炎。

【临床经过】

4 月 5 日,白细胞计数 4.64×10^9/L($3.5 \sim 9.5 \times 10^9$/L),中性粒细胞百分率 55.6%($40\% \sim 75\%$)。各项指标排除了乙型肝炎和丙型肝炎。白蛋白 32 g/L($40 \sim 55$ g/L),**总胆红素 201.2 μmol/L($0 \sim 21$ μmol/L)**,直接胆红素 186.6 μmol/L($0 \sim 5$ μmol/L),天冬氨酸氨基转移酶 817 IU/L($13 \sim 35$ U/L),丙氨酸氨基转移酶 620 IU/L($7 \sim 40$ U/L),γ 谷氨酰基转移酶 739 IU/L($50 \sim 135$ U/L),**碱性磷酸酶 259 IU/L($50 \sim 135$ U/L)**。APTT 测定值 42.3 秒($20 \sim 40$ 秒)。停用丁二磺酸腺苷蛋氨酸,给予甲磺酸加贝酯 0.3 g+转化糖 250 mL 每天 1 次静脉滴注(4 月 5 日—4 月 12 日),5% 葡萄糖注射液 250 mL+门冬氨酸鸟氨酸 5 g 每天 1 次静脉滴注(4 月 5 日—4 月 21 日),异甘草酸镁 200 mg+0.9% 氯化钠注射液 250 mL 每天 1 次静脉滴注(4 月 5 日—5 月 6 日)。

4 月 6 日,给予 0.9% 氯化钠注射液 100 mL+奥美拉唑钠 40 mg 每天 2 次静脉滴注(4 月 6 日—4 月 12 日)。4 月 7 日,各项指标排除了自身免疫性肝炎。

4 月 8 日,MRCP 示急性胆囊炎、胆管炎。白细胞计数 6.90×10^9/L($3.5 \sim 9.5 \times 10^9$/L),

中性粒细胞百分率 80.4%（40%～75%）。白蛋白 35 g/L（40～55 g/L），**总胆红素 288.9 μmol/L**（0～21 μmol/L），直接胆红素 182 μmol/L（0～5 μmol/L），天冬氨酸氨基转移酶 634 IU/L（13～35 IU/L），丙氨酸氨基转移酶 508 IU/L（7～40 IU/L），γ 谷氨酰基转移酶 540 IU/L（50～135 IU/L），**碱性磷酸酶 305 IU/L**（50～135 U/L）。停用头孢美唑钠，给予甲硝唑氯化钠 0.5 g 每天 2 次静脉滴注（4 月 8 日—4 月 19 日），0.9% 氯化钠注射液 100 mL＋头孢哌酮舒巴坦钠 3 g 每天 2 次静脉滴注（4 月 8 日—4 月 12 日）。

4 月 11 日，白细胞计数 5.15×10⁹/L（3.5～9.5×10⁹/L），中性粒细胞百分率 69.1%（40%～75%）。

4 月 12 日转消化内科。**追问病史，患者 2016 年 2 月 6 日腹部 B 超未见胆道及肝脏明显病变。患者 3 月中旬出现发热畏寒，最高 38.5℃，当时无明显皮肤黏膜黄染，给予头孢菌素类 3 天、青霉素类 2 天，另给予解热镇痛药后体温降至正常。后因发生便秘给予中成药通便治疗，之后中医就诊服用中药有一段时间。3 月底发现皮肤及尿色变黄。**

停用奥美拉唑钠，给予 0.9% 氯化钠注射液 100 mL＋泮托拉唑钠 40 mg 每天 2 次静脉滴注（4 月 12 日—4 月 21 日）泮托拉唑钠肠溶胶囊 40 mg 每天 2 次口服（4 月 21 日—5 月 7 日），停用头孢哌酮舒巴坦钠，给予 0.9% 氯化钠注射液 250 mL＋左氧氟沙星 0.3 g 每天 1 次静脉滴注（4 月 12 日—4 月 19 日）左氧氟沙星分散片 0.2 g 每天 2 次口服（4 月 19 日—5 月 3 日）。给予 5% 葡萄糖注射液 250 mL＋丁二磺酸腺苷蛋氨酸 1 g 每天 1 次静脉滴注（4 月 12 日—5 月 6 日）。

4 月 14 日，给予 5% 葡萄糖注射液 100 mL＋甲泼尼龙琥珀酸钠 40 mg 每天 1 次静脉滴注（4 月 14 日—4 月 16 日）甲泼尼龙片 32 mg 每天 1 次口服（4 月 16 日—4 月 25 日）24 mg 每天 1 次口服（4 月 25 日—5 月 5 日）16 mg 每天 1 次口服（5 月 5 日—5 月 7 日）。

4 月 17 日，白蛋白 28 g/L（40～55 g/L），总胆红素 273.6 μmol/L（0～21 μmol/L），直接胆红素 154.0 μmol/L（0～5 μmol/L），天冬氨酸氨基转移酶 355 IU/L（13～35 IU/L），丙氨酸氨基转移酶 238 IU/L（7～40 IU/L），γ 谷氨酰基转移酶 535 IU/L（50～135 IU/L），**碱性磷酸酶 190 IU/L**（50～135 IU/L）。

4 月 21 日，白蛋白 31 g/L（40～55 g/L），总胆红素 244.3 μmol/L（0～21 μmol/L），直接胆红素 223.3 μmol/L（0～5 μmol/L），天冬氨酸氨基转移酶 356 IU/L（13～35 IU/L），丙氨酸氨基转移酶 279 IU/L（7～40 IU/L），γ 谷氨酰基转移酶 907 IU/L（50～135 IU/L），**碱性磷酸酶 204 IU/L**（50～135 IU/L）。

4 月 25 日，白蛋白 35 g/L（40～55 g/L），总胆红素 176.8 μmol/L（0～21 μmol/L），直接胆红素 47.5 μmol/L（0～5 μmol/L），天冬氨酸氨基转移酶 468 IU/L（13～35 IU/L），丙氨酸氨基转移酶 449 IU/L（7～40 IU/L），γ 谷氨酰基转移酶 1138 U/L（50～135 IU/L），**碱性磷酸酶 227 IU/L**（50～135 IU/L）。

5 月 3 日，白蛋白 29 g/L（40～55 g/L），总胆红素 81.2 μmol/L（0～21 μmol/L），直接

胆红素 75.1 μmol/L(0～5 μmol/L)，天冬氨酸氨基转移酶 123 IU/L(13～35 IU/L)，丙氨酸氨基转移酶 267 U/L(7～40 IU/L)，γ 谷氨酰基转移酶 687 IU/L(50～135 IU/L)，**碱性磷酸酶** 151 IU/L(50～135 IU/L)。5 月 7 日准予出院。

【病例用药分析】

患者发生肝损伤的可能原因：

药物性肝损伤(Drug-Induced Fiver Injury，DIFI)是指由各类处方或非处方的化学药物、生物制剂、传统中药(TCM)、天然药(NM)、保健品(HP)、膳食补充剂(DS)及其代谢产物乃至辅料等所诱发的肝损伤[1]。危险因素包括遗传学因素、老年、饮酒、原先有肝脏疾病、药物的剂量疗程以及药物相互作用等[1]。患者 2016 年 2 月 6 日腹部 B 超未见胆道及肝脏明显病变。患者 3 月中旬出现发热畏寒，当时无明显皮肤黏膜黄染，给予头孢菌素类 3 天、青霉素类 2 天。另给予解热镇痛药后体温降至正常。后因发生便秘给予中成药通便治疗，之后中医就诊服用中药有一段时间。3 月底发现皮肤及尿色变黄。

头孢菌素类可引发肝功能损害，使丙氨酸氨基转移酶和碱性磷酸酶升高，还可使黄疸升高；有些青霉素类可引发丙氨酸氨基转移酶上升[2]。解热镇痛药主要是非甾体抗炎药，包括对乙酰氨基酚、尼美舒利等，肝损害是比较常见的不良反应。青霉素类和非甾体抗炎药合用可使后者排泄减慢而血药浓度上升，使包括肝毒性在内的毒副反应发生风险增加[2]。

在中药的通便药中，大黄包含蒽醌衍生物，具有肝毒性，可引起肝组织退行性变化、肝静脉瘀血。长期服用可致胶原纤维蓄积而导致肝纤维化，最终可导致肝硬化[3]。大戟与甘草配伍后，可引发大鼠肝细胞肿胀、丙氨酸氨基转移酶上升[3]。巴豆在临床应用时有引发肝损害的报道[3]。火麻仁包含毒肽和毒伞肽，可引发肝损害，使丙氨酸氨基转移酶上升，有些患者用药 1 周左右可出现肝大、腹水，有些患者可引发肝脂肪变性、肝硬化[3]。番泻叶经肠道细菌分解后结构类似二羟蒽醌，为肝损泻药。番泻叶长期服用可引起肝炎、肝硬化[3]。蓖麻子包含蓖麻毒素，易使肝细胞发生浑浊肿胀、出血坏死[3]。

【病例总结】

患者在发生胆汁淤积性肝炎之前接受了非甾体抗炎药、青霉素类、头孢菌素类治疗，其中青霉素类可增加非甾体抗炎药在体内浓度，使肝损害发生风险增加。通便中药包含可引发肝损伤的成分，如疗程较长则引发肝损害的可能性大。

未遵守上述用药注意事项，与患者发生药源性肝损伤有相关性。

参考文献

［1］ 中华医学会肝病学分会药物性肝病学组.药物性肝损伤诊治指南[J].中华肝脏病杂志,2015,23

(11)：810～820

［2］ 贾公孚、李涛、许莉主编.药物毒副反应防治手册［M］.北京：中国协和医科大学出版社,2004，181～182,308～312

［3］ 刘树民.中药药物性肝损害［M］.北京：中国中医药出版社,2007,56～59,71～75,228～229，242～244

病例 *3*

晚期肝癌深静脉栓塞后发生感染性休克
未及时调整抗菌药

【概述】

一例肝癌晚期患者,合并高血压史、深静脉栓塞、多发腔隙性脑梗、右侧肱骨中下段错位性骨折,后因转移性肝癌、慢性支气管炎伴感染、右肺不张胸腔积液入院。入院后给予抗感染治疗等治疗,治疗效果不佳患者最终死亡。通过此病例分析探讨以下两个问题: ① 患者发生肺栓塞的原因;② 患者感染后方案的选择及使用时机是否合理。

【病史介绍】

患者 91 岁,高龄男性,有高血压史数年,有慢性支气管炎史多年。2016 年 12 月初诊断肝癌肺转移,因不能排除腹腔内感染给予头孢哌酮舒巴坦钠、甲硝唑治疗。另外,给予呋塞米利尿。患者下肢水肿显著,12 月 14 日 B 超示左侧下肢股静脉血栓形成,双侧下肢动脉斑块形成,给予华法林、低分子肝素钠治疗。12 月 26 日头颅 MRI 示多发腔隙性脑梗死。2017 年 1 月 4 日发生右侧肱骨中下段错位性骨折。可能因不能排除肺部感染给予美罗培南。另外,给予呋塞米等治疗。2017 年 1 月 8 日因转移性肝癌、慢性支气管炎伴感染、右肺不张胸腔积液、**左下肢深静脉血栓**可能、高血压 2 级(极高危)、**脑梗死后**、前列腺增生、右侧肱骨骨折外固定后入院。

【临床过程】

1 月 8 日,白细胞计数 25.87×10^9/L[$(3.5 \sim 9.5) \times 10^9$/L],中性粒细胞百分比 95%(40%~75%),血红蛋白 123 g/L(130~175 g/L),血小板计数 277×10^9/L[$(125 \sim 350) \times 10^9$/L]。INR 1.21(0.80~1.50),D-二聚体 4.780 mg/L(<0.550 mg/L)。肌酐 75 μmol/L(58~110 μmol/L),钾 2.5 mmol/L(3.5~5.1 mmol/L),BNP1174 ng/L(<450 ng/L),降钙素原 0.735 ng/mL(0.051~0.5 ng/mL)。给予 0.9%氯化钠注射液 100 mL+比阿培南 0.3 g 每 12 小时 1 次静脉滴注(1 月 8 日—1 月 12 日),0.9%氯化钠注

射液 100 mL＋奥美拉唑钠 40 mg 每天 1 次静脉滴注(1 月 8 日—1 月 16 日)，多烯磷脂酰胆碱 15 mL 每天 1 次静脉滴注(1 月 8 日—1 月 16 日)，0.9％氯化钠注射液 100 mL＋前列地尔 10 μg 每天 1 次静脉滴注(1 月 8 日—1 月 16 日)，呋塞米 40 mg 每天 1 次口服(1 月 8 日—1 月 10 日)，螺内酯 80 mg 每天 1 次口服(1 月 8 日—1 月 10 日)，转化糖 250 mL＋环磷腺苷葡胺 90 mg＋10％氯化钾 5 mL 每天 1 次静脉滴注(1 月 8 日—1 月 12 日)转化糖 250 mL＋环磷腺苷葡胺 90 mg(1 月 12 日—1 月 14 日)，8.5％复方氨基酸 250 mL＋丙氨酰谷氨酰胺 10 g 每天 1 次静脉滴注(1 月 8 日—1 月 16 日)，10％葡萄糖 250 mL＋脂溶性维生素Ⅱ 1 瓶＋10％氯化钾 5 mL 每天 1 次静脉滴注(1 月 8 日—1 月 12 日)10％葡萄糖 250 mL＋脂溶性维生素Ⅱ 1 瓶(1 月 12 日—1 月 16 日)，5％葡萄糖注射液 100 mL＋二羟丙茶碱 0.25 g 每天 1 次静脉滴注(1 月 8 日—1 月 16 日)，地尔硫草缓释片 90 mg 每晚 1 次口服(1 月 8 日—1 月 10 日)，门冬氨酸钾镁口服溶液 10 mL 每天 3 次口服(1 月 8 日—1 月 12 日)，10％氯化钾 10 mL 每天 3 次口服(1 月 8 日—1 月 9 日)，甲泼尼龙琥珀酸钠 40 mg 静脉推注(1 月 8 日，1 月 10 日，1 月 12 日—1 月 16 日)。

1 月 9 日，CRP 106 mg/L(0～3 mg/L)。

1 月 10 日 6:00 am～11:00 am，心率 90～110 次/分，血压 83～89/49～65 mmHg。

15:18 pm，患者氧饱和度下降至 65％，血压 75/40 mmHg，两肺满布哮鸣音，伴大汗淋漓，呼吸急促，发绀明显。给予面罩吸氧，加大氧流量。给予甲泼尼龙琥珀酸钠 40 mg 静脉推注，尼可刹米、洛贝林静脉推注兴奋呼吸，多巴胺静脉推泵维持血压。

1 月 11 日，患者食欲缺乏、嗜睡、乏力，伴呼吸急促。血压 90/56 mmHg，心率 96 次/分，双肺干湿啰音。

1 月 12 日 9:10 am，患者食欲缺乏、嗜睡、乏力，伴呼吸急促。血压 92/56 mmHg，心率 96 次/分，双肺干湿啰音。白细胞计数 33.57×10⁹/L[(3.5～9.5)×10⁹/L]，中性粒细胞百分比 96％(40％～75％)，血红蛋白 124 g/L(130～175 g/L)，血小板计数 147×10⁹/L[(125～350)×10⁹/L]。INR 1.40(0.80～1.50)，D-二聚体 12.260 mg/L(＜0.550 mg/L)，CRP 93.6 mg/L(0～3 mg/L)，真菌(1～3)-β-D 葡聚糖 111.0 pg/mL(＜60 pg/mL)，钾 5.7 mmol/L(3.5～5.1 mmol/L)。给予低分子肝素钙 2 000 IU 每 12 小时 1 次皮下注射(1 月 12 日—1 月 16 日)，二羟丙茶碱 0.25 g＋5％葡萄糖注射液 100 mL 每晚 1 次静脉滴注(1 月 12 日—1 月 16 日)。

17:14 pm，停比阿培南，予利奈唑胺 0.6 g 每 12 小时 1 次静脉滴注(1 月 12 日—1 月 14 日)，0.9％氯化钠注射液 100 mL＋头孢哌酮舒巴坦钠 3 g 每 12 小时 1 次静脉滴注(1 月 12 日—1 月 16 日)，0.9％氯化钠注射液 100 mL＋卡泊芬净 50 mg 每天 1 次静脉滴注(1 月 12 日—1 月 16 日)。

1 月 14 日 12:15 pm，患者半卧位，突发呼吸困难、氧饱和度下降至 40％，伴口唇发绀，给予加大氧流量，给予尼可刹米、洛贝林静脉推注。

1月15日,患者多次发生氧饱和度下降。1月16日11:57 am死亡。

【病例用药分析】

一、患者发生肺栓塞的可能原因

2017年1月10日15:18 pm,患者氧饱和度突然下降至65%,血压75/40 mmHg,其主要原因:

(1)患者转移性肝癌、慢性支气管炎伴感染、右肺不张胸腔积液、高血压2级(极高危)、**脑梗后**、前列腺增生、右侧肱骨骨折外固定后,终末期恶性肿瘤合并多种疾病的进展和恶化。

(2)患者2016年12月14日B超示左侧下肢股静脉血栓形成,双侧下肢动脉斑块形成,给予华法林、低分子肝素钠治疗。2017年1月8日入院当天查INR 1.21(0.80～1.50),D-二聚体4.780 mg/L(<0.550 mg/L),INR未能达标,但未继续给予华法林和(或)低分子肝素[1]。加上给予10%葡萄糖250 mL+脂溶性维生素Ⅱ1瓶每天1次静脉滴注(1月8日—1月16日),每瓶毫升所含组分为:维生素A 0.69 mg;维生素D 210 μg;维生素E 6.4 mg;维生素K_1 0.20 mg。对INR为5～9,出血危险性较高的患者给予口服维生素K_1(1～2.5 mg)。由此可见静脉滴注维生素K_1 0.20 mg可能缩短PT、APTT时间,缩短INR,存在使栓塞加重的风险。还加上给予甲泼尼龙琥珀酸钠40 mg静脉推注(1月8日,1月10日,1月12日—1月16日),糖皮质激素可升高血糖,降低抗凝作用,形成栓塞性脉管炎、血栓;增加儿茶酚胺的血管收缩效应,盐皮质激素样作用引起水钠潴留,使血压升高,左心室负荷加重;还有诱发速发型变态反应致冠状动脉痉挛。又加上给予呋塞米40 mg每天1次口服(1月8日—1月10日),降低抗凝药物和抗纤溶药物的作用,主要是利尿后血容量下降,致血中凝血因子浓度升高,以及利尿使肝血液供应改善、肝脏合成凝血因子增多有关。另外还有右侧肱骨骨折外固定后、脑梗死后,上述多种因素协同作用,可能诱发肺栓塞[1]。

二、患者肺部感染后抗菌药物使用方案及时机是否合理

晚期肝癌肝内转移肺转移,合并肺部感染。根据感染性休克(原发病灶不明,可能来自腹腔内或盆腔内)经验用药,致病菌可能是革兰阳性球菌、革兰阴性需氧杆菌、厌氧菌。在细菌培养+药敏结果出来之前,首选β内酰胺类/β内酰胺酶抑制剂或碳青霉烯类,可联合抗MASA的万古霉素、利奈唑胺等。备选方案为三、四代头孢菌素+克林霉素(或甲硝唑),还有氟喹诺酮类+克林霉素[2]。

患者之前住院,先后予头孢哌酮舒巴坦钠、甲硝唑、美罗培南控制感染。当属院内获得性肺部感染。院内肺部感染伴有危险因素(昏迷、酸中毒、激素、插管等),需要入住ICU的重症肺炎,致病菌可能是肠杆菌科细菌、厌氧菌、绿脓杆菌、不动杆菌属、MRSA等。在细菌培养+药敏结果出来之前,按经验用药应首选β内酰胺类/β内酰胺酶抑制剂、碳青霉

烯类。可联合抗 MASA 的万古霉素、利奈唑胺等。备选方案为氟喹诺酮类＋氨基糖苷类[2]。

根据严重全身性感染与感染性休克治疗指南,应当在确诊后 1 小时内应用抗菌药。大量研究表明,感染性休克时,有效抗菌药每延迟 1 小时使用,其病死率将显著增加[3]。

【病例总结】

患者深静脉血栓形成,INR 未达标前,应续予华法林和低分子肝素;脂溶性维生素 II 包含维生素 K_1,存在使栓塞加重的风险;呋塞米、糖皮质激素可降低抗凝作用;在给予比阿培南的情况下发生感染性休克,提示原抗菌药无效,应及时调整抗菌药。

未遵守上述用药注意事项,与患者病情恶化有相关性。

参考文献

[1] 葛均波,徐永健.内科学[M].第 8 版.北京:人民卫生出版社,2013,99～106
[2] Jay P. Sanford.桑德福抗微生物治疗指南.北京:中国协和医科大学出版社,2011,15～16,35～41
[3] 刘京涛,马朋林.循证与认知:感染性休克指南 2012 更新[J].中国急救医学,2013,33(1):5～7

ERCP 术后消化道大出血脑血管意外死亡

【概述】

一例老年女性患者，合并高血压、糖尿病、脑梗死、精神分裂症史。因急性胰腺炎、胆囊炎、胆囊多发结石、胆总管多发结石，为 ERCP 取石至上海东方医院住院治疗。入院后治疗效果不佳，患者死亡。通过此病例分析探讨以下几个问题：① 患者发生消化道大出血的原因；② 患者发生脑血管意外的可能类型及原因。

【病史介绍】

患者 85 岁，女性，高血压史 30 多年，脑梗死史 13 年，长期卧床；糖尿病史 10 多年；精神分裂症史 40 多年。2017 年 3 月 25 日因急性胰腺炎、胆囊炎、胆囊多发结石、胆总管多发结石收治金山医院。经抗感染、解痉、保肝等治疗，为 ERCP 取石于 4 月 3 日至上海市东方医院住院治疗。

【临床过程】

4 月 3 日，白细胞计数 5.91×10^9/L[$(3.5 \sim 9.5) \times 10^9$/L]，中性粒细胞百分率 61.1%（50%～70%），血小板计数 135×10^9/L（$125 \sim 350 \times 10^9$/L），血红蛋白 114 g/L（115～150 g/L）。PT 14.7 秒（9.8～12.1 秒），D-二聚体 1.59 mg/L（1.80～3.50 g/L），CRP 6 mg/L（0～8 mg/L）。**给予 0.9%氯化钠注射液 100 mL＋泮托拉唑钠 40 mg 每天 1 次静脉滴注（4 月 3 日—4 月 7 日）**，氨氯地平 5 mg 每天 1 次口服（4 月 3 日—4 月 13 日），8.5%复方氨基酸 250 mL＋丙氨酰谷氨酰胺 10 g 每天 1 次静脉滴注（4 月 3 日—4 月 7 日），**5%葡萄糖注射液 50 mL＋生长抑素 3 mg 每 12 小时 1 次静脉滴注（4 月 3 日—4 月 11 日）**，5%葡萄糖注射液 250 mL＋醋酸奥曲肽 0.3 mg＋生物合成人胰岛素 4 u 每 12 小时 1 次静脉滴注（4 月 5 日—4 月 7 日）。予米汤（4 月 3 日—4 月 7 日）。

4 月 5 日，心率 80 次/分，血压 166/73 mmHg，食欲缺乏，偶发恶心、呕吐。给予缬沙坦 80 mg 每天 1 次口服（4 月 5 日—4 月 26 日），5%葡萄糖注射液 250 mL＋甲磺酸加贝酯 0.3 g＋10％氯化钾 5 mL＋生物合成人胰岛素 2 IU 每天 1 次静脉滴注(4 月 5 日—4 月 11 日)，10％葡萄糖 500 mL＋脂溶性维生素Ⅱ1 瓶＋生物合成人胰岛素 8 IU＋10％氯化钾 10 mL 每天 1 次静脉滴注(4 月 6 日—4 月 7 日)。

4 月 7 日 8:00 am，家属望行 ERCP 术意愿强烈，给予禁食(4 月 7 日—4 月 13 日)。给予脂肪乳(10％)氨基酸(15)葡萄糖(20％)(克林维)1 000 mL＋丙氨酰谷氨酰胺 10 g＋脂溶性维生素Ⅱ1 瓶＋**10％氯化钾 10 mL＋生物合成人胰岛素 6 IU 每天 1 次静脉滴注**(4 月 7 日—4 月 23 日)脂肪乳(10％)氨基酸(15)葡萄糖(20％)(克林维)1 000 mL＋丙氨酰谷氨酰胺 10 g＋脂溶性维生素Ⅱ1 瓶＋**生物合成人胰岛素 8 IU 每天 1 次静脉滴注**(4 月 23 日—4 月 25 日)，**将泮托拉唑钠加量为 40 mg＋0.9％氯化钠注射液 100 mL 每天 2 次静脉滴注(4 月 7 日—4 月 13 日)，给予 0.9％氯化钠注射液 100 mL＋前列地尔 10 µg 每天 1 次静脉滴注(4 月 7 日—4 月 14 日)**。16:30 pm，**血糖 21 mmol/L**。

4 月 8 日 9:00 am，白细胞计数 3.66×10^9/L($3.5\sim9.5\times10^9$/L)，中性粒细胞百分率 58.2％(50％～70％)，血小板计数 97×10^9/L[($125\sim350)\times10^9$/L]，血红蛋白 104 g/L(115～150 g/L)。淀粉酶 65 IU/L(30～110 IU/L)，**三酰甘油 2.58 mmol/L(0～2.26 mmol/L)**，糖化血红蛋白 5.9％(4％～6％)，尿素氮 5.30 mmol/L(3.1～8.8 mmol/L)，肌酐 48 µmol/L(58～110 µmol/L)，总胆红素 20.9 µmol/L(0～21 µmol/L)，直接胆红素 11.1 µmol/L(0～5 µmol/L)。**16:00 pm，血糖 20.3 mmol/L**。

4 月 9 日 16:00 pm，**血糖 23.7 mmol/L**。4 月 10 日 16:30 pm，**血糖 15.2 mmol/L**。

4 月 11 日 9:00 am，给予 5％葡萄糖氯化钠注射液 250 mL＋10％氯化钾 5 mL＋生物合成人胰岛素 2 u 每天 1 次静脉滴注(4 月 11 日—4 月 12 日)，5％葡萄糖注射液 250 mL＋异甘草酸镁 150 mg＋10％氯化钾 5 mL＋生物合成人胰岛素 4 u 每天 1 次静脉滴注(4 月 11 日—4 月 14 日)。16:00 pm，**血糖 14.6 mmol/L**。

4 月 12 日 9:12 am，白细胞计数 3.21×10^9/L($3.5\sim9.5\times10^9$/L)，中性粒细胞百分率 68.8％(50％～70％)，**血小板计数 69×10^9/L[($125\sim350)\times10^9$/L]**，血红蛋白 100 g/L(115～150 g/L)。

11:27 am，因胆总管多发结石，局麻下行 ERC＋EST＋EPBD 术，取出黑色、黄色结石数枚及大量泥沙样结石。未见急性胃黏膜病变。15:20 pm，给予莫西沙星氯化钠 0.4 g 每天 1 次静脉滴注(4 月 12 日—4 月 13 日)，甲硝唑氯化钠 0.5 g 每天 2 次静脉滴注(4 月 12 日—4 月 13 日)，0.9％氯化钠注射液 50 mL＋生长抑素 3 mg 每 12 小时 1 次静脉推泵(4 月 12 日—4 月 20 日)。

4 月 13 日，**将泮托拉唑钠减量为 40 mg＋0.9％氯化钠注射液 100 mL 每天 1 次静脉滴注(4 月 13 日—4 月 14 日)**。予硝苯地平控释片 30 mg 每天 1 次口服(4 月 13 日—4 月 18 日)。

4 月 14 日 10:43 am，患者呕血 100 mL。**胃镜见急性胃黏膜病变**。给予 0.9％氯化钠注射液 100 mL＋埃索美拉唑 40 mg 每 8 小时 1 次静脉滴注(4 月 14 日—4 月 15 日)0.9％ 氯化钠注射液 100 mL＋埃索美拉唑 40 mg,q6 h,静脉滴注(4 月 15 日—4 月 20 日)0.9％ 氯化钠注射液 100 mL＋埃索美拉唑 40 mg 每天 2 次静脉滴注(4 月 20 日—4 月 26 日)。 CT 示两肺多发间质性炎症。**给予呋塞米 20 mg 静脉推注(4 月 14 日—4 月 15 日,4 月 18 日,4 月 22 日,4 月 25 日)。**

16:00 pm,**血糖 20.3 mmol／L**。18:00～18:30 pm,出现暗红色稀便量约 200 g。 22:30 pm,**血糖 18.1 mmol／L**。

4 月 15 日 00:00 am,**血糖 21.1 mmol／L**。4:00 am,**血糖 18.5 mmol／L**。7:30 am,白 细胞计数 5.02×10⁹/L[(3.5～9.5)×10⁹/L],中性粒细胞百分率 59.5％(50％～70％),血 小板计数 89×10⁹/L[(125～350)×10⁹/L],血红蛋白 71 g/L(115～150 g/L)。PT 13.3 秒(9.8～12.1 秒),D-二聚体 1.41 mg ／L(＜0.55 mg ／L)。解黑便约 50 g,隐血＋＋＋ ＋。16:00 pm,**血糖 19.9 mmol／L**。

4 月 16 日,白细胞计数 6.54×10⁹/L[(3.5～9.5)×10⁹/L],中性粒细胞百分率 66％ (50％～70％),血小板计数 110×10⁹/L[(125～350)×10⁹/L],血红蛋白 71 g/L(115～ 150 g/L)。

4 月 17 日,解糊状大便约 50 g,嗜睡,进流质后呕吐。

4 月 18 日 16:00 pm,血糖 13.5 mmol/L。17:05 pm,白细胞计数 4.36×10⁹/L [(3.5～9.5)×10⁹/L],中性粒细胞百分率 70.2％(50％～70％),血小板计数 66×10⁹/L [(125～350)×10⁹/L],血红蛋白 56 g/L(115～150 g/L),给予红细胞悬液 2 IU。

4 月 20 日 8:25 am,患者咳嗽咳痰,腹痛,结合影像学诊断肺部感染,给予 0.9％氯化 钠注射液 100 mL＋头孢噻肟钠 2 g 每天 2 次静脉滴注(4 月 20 日—4 月 26 日)。**给予托 拉塞米 10 mg 静脉推注(4 月 20 日,4 月 24 日)。**16:00 pm,血糖 13.7 mmol/L。

4 月 21 日 9:00 am,患者精神状态较前明显好转。16:00 pm,血糖 13.1 mmol/L。

4 月 23 日,患者精神状态较前明显好转,血压 136～170/58～88 mmHg。00:00 am, 血糖 16.0 mmol/L,16:00 pm,血糖 13.9 mmol/L。

4 月 24 日 14:33 pm,**给予山莨菪碱 10 mg 每天 1 次肌内注射(4 月 24 日—4 月 26 日)。**

4 月 25 日 9:45 am,患者精神欠佳,不肯进食,自诉全腹部疼痛。10:55 am,患者呼之 不应、嗜睡、烦躁。11:27 am,神经内科会诊考虑脑血管意外。12:00 am,予曲马多 0.1 g 肌肉注射。15:12 pm,白细胞计数 4.92×10⁹/L[(3.5～9.5)×10⁹/L],中性粒细胞百分率 75.6％(50％～70％),**血小板计数 54×10⁹/L[(125～350)×10⁹/L]**,血红蛋白 74 g/L (115～150 g/L)。**16:00 pm,血压 195/94 mmHg,心率 126 次／分,给予硝酸甘油 10 mg＋ 0.9％氯化钠注射液 50 mL 静脉推泵。**20:00 pm,血压 162/74 mmHg,心率 113 次/分。 22:30 pm,血压 125/70 mmHg,心率 99 次/分。停用硝酸甘油静脉推泵。22:30 pm,给 予醒脑静 10 mL＋0.9％氯化钠注射液 100 mL 每天 1 次静脉滴注,20％甘露醇 125 mL 每

天 1 次静脉滴注。

4 月 26 日 2:50 am,患者口吐白沫,血压 86/56 mmHg,心率 70 次/分。经抢救无效,3:23 pm 死亡。

【病例用药分析】

一、患者发生消化道大出血的主要原因

(1) ERC＋EST＋EPBD 术后的并发症[1]。

(2) 患者 3 月 25 日 PT 14.7 秒(9.8～12.1 秒),而术前凝血功能异常是 ERCP 术后出血的危险因素(PT 延长)[1]。

(3) 患者脑梗史 13 年、2 型糖尿病史 10 多年、高血压史 30 多年,有使用抗血小板药的适应证,可能长期口服阿司匹林肠溶片,可破坏胃黏膜屏障引发出血。1 周内有服用抗凝、抗血小板药物患者,建议停药 1 周后再考虑行 ERCP 及 EST 术。实际上给予 0.9％氯化钠注射液 100 mL＋前列地尔 10 μg 每天 1 次静脉滴注(4 月 7 日—4 月 14 日),直到 ERC＋EST＋EPBD 术后 4 月 14 日发生消化道大出血才停用。前列地尔是以脂微球为药物载体的静脉注射用前列地尔制剂,由于脂微球的包裹,前列地尔不易失活,且具有易于分布到受损血管部位的靶向特性,从而发挥本品扩张血管、抑制血小板聚集的作用,可能增加出血风险。

(4) ERC＋EST＋EPBD 术后 4 月 13 日将泮托拉唑钠减量为 40 mg＋0.9％氯化钠注射液 100 mL 每天 1 次静脉滴注(4 月 13 日—4 月 14 日)。

(5) 患者入院后血小板计数进行性下降,4 月 12 日降至 $69×10^9$/L,可增加出血风险。细菌感染加重可导致血小板减少。呋塞米有因骨髓抑制而导致粒细胞减少、血小板减少和再生障碍性贫血的报道;泮托拉唑钠可引发白细胞减少和血小板减少,但发生率很低;脂肪乳(10％)氨基酸(15)葡萄糖(20％)药品说明书中无相关记录,但静脉滴注脂肪乳可导致脾肿大,有引发白细胞减少和血小板减少的报道。从时间相关性分析,在予泮托拉唑钠和脂肪乳(10％)氨基酸(15)葡萄糖(20％)后发生血小板减少,但 4 月 14 日停泮托拉唑钠改用埃索美拉唑后,患者血小板仍继续降低,故脂肪乳(10％)氨基酸(15)葡萄糖(20％)引发血小板减少的可能性更大一些。

二、患者发生脑血管意外,以脑梗死的可能性大的主要原因

(1) 患者 85 岁高龄女性,有 2 型糖尿病史 10 多年,高血压史 30 多年,脑梗死史 13 年,长期卧床,其脑动脉、颈动脉已有粥样硬化,有脑血栓形成的疾病基础[2]。

(2) 患者入院后血糖控制不佳,可增加血黏度而加大脑梗死风险[2]。高血糖的主要原因是予脂肪乳(10％)氨基酸(15)葡萄糖(20％)(克林维)1 000 mL＋丙氨酰谷氨酰胺 10 g＋脂溶性维生素 Ⅱ 1 瓶＋10％氯化钾 10 mL＋生物合成人胰岛素 6 IU 每天 1 次静脉滴注(4 月 7 日—4 月 23 日),4 月 23 日—4 月 25 日将生物合成人胰岛素增至 8 IU 每天

1次静脉滴注。脂肪乳(10%)氨基酸(15)葡萄糖(20%)(克林维)1 000 mL包含80 g葡萄糖,按规定至少应给予生物合成人胰岛素20 IU,实际上给予6～8 IU。另外,患者三酰甘油2.58 mmol/L,存在高脂血症,脂肪乳(10%)氨基酸(15)葡萄糖(20%)(克林维)1 000 mL中含脂肪乳,静脉滴注很容易发生脂肪超载,在血管内形成泥状物,使血黏度增高,甚至损伤血管内皮,形成血栓[3]。

(3)患者入院后较多时间段禁食,85岁高龄,认知能力差,加上因严重疾病而饮食很少,食欲缺乏,故每天食物中的水分(正常情况下约800 mL)以及钠的摄入可不计入或计入较少,患者饮水也较少。再加上给予呋塞米20 mg静脉推注(4月14日—4月15日,4月18日,4月22日,4月25日)、托拉塞米10 mg静脉推注(4月20日,4月24日),可降低抗凝药物和抗纤溶药物的作用,主要是利尿后血容量下降,致血中凝血因子浓度升高,以及利尿使肝血液供应改善、肝脏合成凝血因子增多有关。

(4)患者有2型糖尿病史10多年,高血压史30多年,脑梗死史13年,长期卧床,存在高脂血症,有他汀类的适应证,且患者肝、肾功能基本正常,无禁忌证。实际上未予他汀类。

(5)患者入院后血压偏高,4月23日血压136～170/58～88 mmHg,可增加脑梗死的发生风险[2]。

三、患者发生脑血管意外,也不能排除患者有脑出血其主要可能原因

(1)患者糖尿病、高血压史多年,可使脑动脉强度和弹性降低,局部血管壁变薄弱并向外隆起,形成微动脉瘤,入院后血压偏高,4月23日血压136～170/58～88 mmHg,当血压波动时可导致血管壁破裂出血[4]。

(2)患者脑梗史13年,脑组织缺血性梗死可减轻该动脉周围组织的支持力,当血压突然升高时,可引发该动脉破裂出血[4]。

(3)患者入院后血小板进行性下降,4月25日血小板计数降至54×10^9/L,使脑出血风险增加。

四、患者发生脑血管意外后的用药选择是否合理

4月25日发生了脑血管意外后,16:00 pm,血压195/94 mmHg,心率126次/分,给予硝酸甘油10 mg+0.9%氯化钠注射液50 mL静脉推泵。患者4月25日血红蛋白74 g/L,而硝酸甘油可将二价铁氧化成三价铁而使血红蛋白的携氧能力下降,可加重严重贫血患者组织器官缺氧。规定硝酸甘油严重贫血者禁用。硝酸甘油因舒张脑血管而可能增加颅内压,故规定颅内压增高患者禁用。患者发生了脑血管意外,其颅内压可能增高,因此给予硝酸甘油静脉推泵对患者不利。对脑血管意外高血压患者,推荐尼卡地平、卡维地洛。

【病例总结】

患者脑梗史13年、2型糖尿病史10多年、高血压史30多年,有再次发生栓塞的高风险,有使用抗凝、抗血小板药物的强适应证;患者高龄、PT 时间延长,又有 ERCP+EST 术后出血的高风险。这样的患者应尽量避免行 ERCP+EST 术,如必须做,则建议暂停所有抗凝抗血小板药物 1 周(包括前列地尔)。然后立即行 ERCP+EST 术,不宜拖延,以免因停用抗凝抗血小板药物太久而增加栓塞风险。同时应加强对胃黏膜的保护,给予生长抑素,加大质子泵抑制剂的使用剂量和频次。

未遵守上述用药注意事项,与患者病情恶化有相关性。

参考文献

[1] 方剑,詹银楚,姜仁鹅,等.经内镜逆行胰胆管造影治疗胆总管结石后出血的相关危险因素分析[J].中国基层医药,2017,24(2):217~220

[2] 贾建平,陈生弟.神经病学.第 7 版.北京:人民卫生出版社,2014,170~186

[3] 蒋朱明、蔡威.临床肠外与肠内营养.北京:科学技术文献出版社,2000,222~223

[4] 匡培根.神经系统疾病药物治疗学.北京:人民卫生出版社,2003,335~344

胃癌术后肺动脉栓塞

【概述】

一例老年女性患者，因上消化道梗阻、溃疡、肿瘤入院。入院后患者发生双侧肺动脉栓塞，肺动脉压力升高。通过此病例分析探讨以下几个问题：① 患者发生肺栓塞的可能因素有哪些；② 患者发生肺栓塞的药物相关因素可能有哪些。

【病史介绍】

患者 83 岁，高龄女性，体重 55 kg。否认高血压、冠心病、糖尿病、慢性支气管炎等病史。2005 年行右侧乳腺癌根治术。否认其他重大手术外伤史。否认吸烟、饮酒史。因上消化道梗阻、溃疡、肿瘤于 2017 年 6 月 23 日入院。电子胃镜示胃窦占位、癌症可能、幽门狭窄、胃潴留。胸部 CT 平扫双源示两肺下叶结节、继发左肺上叶尖后段部分支气管扩张、主动脉硬化。

【临床过程】

6 月 24 日，给予脂肪乳(10%)氨基酸(15)葡萄糖(20%)(克林维)1 000 mL＋丙氨酰谷氨酰胺 10 g＋脂溶性维生素Ⅱ1 瓶每天 1 次静脉滴注(6 月 24 日—7 月 7 日)，0.9%氯化钠注射液 100 mL＋奥美拉唑钠 40 mg 每天 2 次静脉滴注(6 月 24 日—6 月 28 日)0.9%氯化钠注射液 100 mL＋埃索美拉唑钠 40 mg 每天 2 次静脉滴注(6 月 28 日—7 月 7 日)，10%葡萄糖 500 mL＋10%氯化钾 10 mL 每天 1 次静脉滴注(6 月 24 日—6 月 29 日)，转化糖 250 mL 每天 1 次静脉滴注(6 月 24 日—6 月 29 日)。给予深静脉护理，测 CVP(6 月 26 日—7 月 7 日)。

6 月 27 日，D-二聚体 3.64 mg/L(<0.550 mg/L)，抗凝血酶Ⅲ活性 88%(75%～125%)，PT 13.2 秒(9.8～12.5 秒)，APTT 27.1 秒(25～31.3 秒)，INR 1.12(0.80～1.50)。

6 月 29 日，自备流质(6 月 29 日—7 月 7 日)。7 月 5 日，给予 10%葡萄糖 500 mL＋10%氯化钾 10 mL＋维生素 C 2 g 每天 1 次静脉滴注(7 月 5 日—7 月 6 日)。

7月7日,由胃肠内科转胃肠外科。给予 0.9%氯化钠注射液 100 mL＋奥美拉唑钠 40 mg 每天 2 次静脉滴注(7 月 7 日—7 月 10 日)0.9%氯化钠注射液 100 mL＋泮托拉唑钠 40 mg 每天 2 次静脉滴注(7 月 11 日—7 月 14 日)0.9%氯化钠注射液 100 mL＋奥美拉唑钠 40 mg 每天 2 次静脉滴注(7 月 14 日—7 月 19 日),8.5%复方氨基酸 500 mL＋10%葡萄糖溶液 500 mL＋**中长链脂肪乳 250 mL**＋丙氨酰谷氨酰胺 10 g＋**脂溶性维生素Ⅱ 1 瓶**＋水溶性维生素 1 瓶＋多种微量元素 10 mL(5 支)＋50%葡萄糖 100 mL＋10%氯化钾 30 mL＋生物合成人胰岛素 10 IU,每天 1 次静脉滴注(7 月 7 日—7 月 10 日)(7 月 13 日—7 月 14 日)(7 月 17 日—7 月 21 日)。

7月10日,心内科会诊认为,患者高龄,入院肌钙蛋白轻度升高,充分告知患者及家属术中可能出现的心血管意外。麻醉科会诊认为肿瘤患者高凝等围术期血栓风险。

7月11日,全麻下行根治性远端胃大部切除术、毕Ⅱ式吻合术。胃幽门部溃疡浸润性肿块 7 cm×7 cm×5 cm,质硬,浸润至浆膜外,肿瘤侵犯十二指肠球部近降部。第 1、3、7、8a、9 组淋巴结肿大。探查肝脏未及明显肿块,盆腔、腹膜未见明显转移结节。手术顺利,术后患者转重症加强护理病房(intensive care unit,简称 ICU)加强监护。给予 0.9%氯化钠注射液 100 mL＋头孢哌酮舒巴坦钠 3 g 每 12 小时 1 次静脉滴注(7 月 12 日—7 月 17 日)。D-二聚体 6.39 mg/L(<0.550 mg/L),抗凝血酶Ⅲ活性 66%(75%～125%),PT 14.2 秒(9.8～12.5 秒),APTT 29.2 秒(25～31.3 秒),INR 1.21(0.80～1.50)。

7月13日,降钙素原 2.63 ng/mL(0.051～0.5 ng/mL),血红蛋白 79 g/L(115～150 g/L)。**予低分子肝素钙 2 000 IU 一次皮下注射。**

7月14日转消化外科,测 CVP,右侧深静脉护理。给予 5%葡萄糖溶液 500 mL＋**维生素 K₁ 20 mg**＋10%氯化钾 15 mL 静脉滴注,**呋塞米 10 mg 静脉推注。**给予脂肪乳(10%)氨基酸(15)葡萄糖(20%)(克林维)1 000 mL＋丙氨酰谷氨酰胺 10 g＋**脂溶性维生素Ⅱ 1 瓶**＋10%氯化钾 20 mL＋生物合成人胰岛素 8 IU 每天 1 次静脉滴注(7 月 14 日—7 月 17 日)。

7月15日,患者术后第四天,腹腔引流 50 mL 淡红色液体,胃肠减压 50 mL。最高体温至 38.1℃,降钙素原 2.79 ng/mL(0.051～0.5 ng/mL)。给予**拔除右侧深静脉管,给予置左侧深静脉管。**予 5%葡萄糖 500 mL＋10%氯化钾 10 mL＋**维生素 C 2 g**＋维生素 B₆ 0.2 g 每天 1 次静脉滴注(7 月 15 日—7 月 16 日),给予 5%葡萄糖溶液 500 mL＋**维生素 K₁ 20 mg**＋10%氯化钾 15 mL 静脉滴注＋**异甘草酸镁 100 mg 每天 1 次静脉滴注(7月 15 日—7 月 16 日),维生素 K₁ 20 mg＋0.9%氯化钠注射液 100 mL 每天 1 次静脉滴注(7 月 16 日—7 月 21 日)。**

7月16日,D-二聚体 18.4 mg/L(<0.550 mg/L),抗凝血酶Ⅲ活性 48%(75%～125%),PT 13.5 秒(9.8～12.5 秒),APTT 36 秒(25～31.3 秒),INR 1.15(0.80～1.50)。**给予低分子肝素钠 4 250 IU 每天 1 次皮下注射(7 月 16 日—7 月 17 日),**给予冰冻血浆

100 mL 静脉滴注。

7月17日，患者体温平，已排便，腹腔引流 50 mL。血红蛋白 70 g/L(115～150 g/L)。INR 1.31，D-二聚体 12.91 mg/L(<0.550 mg/L)，PT 15.0 秒(9.8～12.5 秒)，APTT 39.3 秒(25～31.3 秒)，抗凝血酶Ⅲ活性 54％(75％～125％)，肌酐 54 μmol/L(45～84 μmol/L)，肝功能各项指标均正常。给予输注红悬 2 IU(7月17日—7月18日)，**呋塞米 10 mg 每天 1 次静脉推注(7月17日—7月18日)**，人血白蛋白 10 g 每天 1 次静脉滴注(7月17日—7月18日)。

7月18日，血和导管均培养出铜绿假单胞菌。停头孢哌酮舒巴坦，予美洛西林钠舒巴坦钠 2.5 g＋0.9％氯化钠注射液 100 mL 每 8 小时 1 次静脉滴注(7月18日—7月22日)。

7月19日 18:20 pm，患者诉活动后稍有气促，查体神清气促，呼吸 32 次/分，左胸下部呼吸音减轻，心率 85 次/分，血气提示氧分压及二氧化碳分压均偏低。心内科会诊建议完善肺动脉 CT 排除肺动脉栓塞。肺部 CTPA 提示双侧肺动脉栓塞，右侧明显，心超提示肺动脉压力升高。呼吸内科会诊给予**低分子肝素钙 2 000 IU 每天 1 次皮下注射(7月19日—7月20日)4 000 IU 每天 1 次皮下注射(7月20日)**。

7月20日，血气分析提示 O_2 分压及 CO_2 分压偏低。INR 1.20，APTT 31.6 秒(25～31.3 秒)，PT 14.1 秒(9.8～12.5 秒)。抗凝血酶Ⅲ活性 63.60％(75％～125％)，D-二聚体 17.85 mg/L(<0.550 mg/L)。肺动脉造影(肺动脉 CTA)(CT 增强双源)示两侧肺动脉分支栓塞，两肺散在炎症，左肺下叶实变，双侧少量胸腔积液。

7月24日转消化内科，**给予低分子肝素钠 4 250 IU 每 12 小时 1 次皮下注射(7月24日—7月30日)**。

7月31日，查房，患者病情较前明显好转，未有不适主诉。给予华法林 2.5 mg 每天 1 次口服(7月31日—出院)。

【病例用药分析】

一、患者发生肺动脉栓塞的危险因素

其中与手术相关的包括感染、卧床、手术时间较长、全麻下行根治性远端胃大部切除术及毕Ⅱ式吻合术、深静脉置管。与患者相关的因素包括 83 岁高龄、此次胃癌浸润范围大、2005 年行右侧乳腺癌根治术。美国胸科医师协会(ACCP)指南认为，这样的患者只要没有禁忌证应予低分子肝素预防肺栓塞一直延续到出院，并建议出院后继续使用低分子肝素 28 天[1]。用于预防深部静脉血栓形成予低分子肝素钙 4 100 IU 每天 1 次皮下注射，出血风险高的患者剂量减半。手术前 1～2 小时注射 2 500 IU，手术后给予低分子肝素钠 2 500 IU 每天 1 次皮下注射。实际上 7月11日术后，仅 7月13日予低分子肝素钙 2 000 IU 一次皮下注射。7月16日 D-二聚体上升至 18.4 mg /L，7月16日—7月17日

予低分子肝素钠 4 250 IU 每天 1 次皮下注射。这是患者发生肺动脉栓塞的重要原因[2]。患者入院后,6 月 27 日 D-二聚体 3.64 mg /L,7 月 11 日 D-二聚体 6.39 mg /L,7 月 16 日 D-二聚体 18.4 mg /L。D-二聚体进行性上升,对这样的患者应及早给予低分子肝素预防栓塞。

二、患者发生肺栓塞的药物因素

(1) 予 10%葡萄糖 500 mL+10%氯化钾 10 mL+**维生素 C 2 g 每天 1 次静脉滴注**(**7 月 5 日—7 月 6 日**),5%葡萄糖 500 mL+10%氯化钾 10 mL+**维生素 C 2 g**+维生素 B_6 0.2 g 每天 1 次静脉滴注(7 月 15 日—7 月 16 日)。维生素 C 参与胶原蛋白的合成,可降低毛细血管的通透性,加速血液的凝固,刺激凝血功能。每日予维生素 C 1~4 g,可引起深静脉血栓形成,血管内凝血,可干扰抗凝药的抗凝效果。故可能使深静脉栓塞和肺栓塞加重。在此需要指出的是,维生素 C 主要用于治疗坏血病,急、慢性传染病及紫癜的辅助治疗,适用于血液透析、长期腹泻、胃肠道手术、结核病、癌症、溃疡病、发热、创伤、泌尿系统酸化尿液等。故对照患者诊断,维生素 C 适应证不强。

(2) 给予 5%葡萄糖 500 mL+维生素 K_1 20 mg+10%氯化钾 15 mL 静脉滴注+异甘草酸镁 100 mg 每天 1 次静脉滴注(7 月 15 日—7 月 16 日),维生素 K_1 20 mg+0.9%氯化钠注射液 100 mL 每天 1 次静脉滴注(7 月 16 日—7 月 21 日),还有 3 L 袋中加脂溶性维生素 Ⅱ 1 瓶(每瓶含维生素 K_1 0.20 mg)。对 INR 为 5~9,出血危险性较高的患者给予口服维生素 K_1(1~2.5 mg)。由此可见每天静脉滴注维生素 K_1 20 mg 以上可明显缩短 PT、APTT 时间,可能诱发栓塞并有使栓塞加重的风险[2]。

(3) 给予 8.5%复方氨基酸 500 mL+10%葡萄糖 500 mL+**中长链脂肪乳 250 mL**+丙氨酰谷氨酰胺 10 g+**脂溶性维生素 Ⅱ 1 瓶**+水溶性维生素 1 瓶+多种微量元素 10 mL(5 支)+50 葡萄糖 100 mL+10%氯化钾 30 mL+生物合成人胰岛素 10 IU 每天 1 次静脉滴注(7 月 7 日—7 月 10 日)(7 月 13 日—7 月 14 日)(7 月 17 日—7 月 21 日)。给予**脂肪乳(10%)氨基酸(15)葡萄糖(20%)(克林维)1 000 mL**+丙氨酰谷氨酰胺 10 g+**脂溶性维生素 Ⅱ 1 瓶**+10%氯化钾 20 mL+生物合成人胰岛素 8 IU 每天 1 次静脉滴注(7 月 14 日—7 月 17 日)。患者 83 岁高龄脂肪廓清能力可能降低,因此,尽管患者总胆固醇、三酰甘油在正常范围,但仍有可能在滴注脂肪乳时发生脂肪超载,在血管内形成泥状物,使血黏度增高,甚至损伤血管内皮,形成血栓。建议有条件的患者尽可能给予肠内营养。

(4) 给予呋塞米 10 mg 每天 1 次静脉推注(7 月 17 日—7 月 18 日)。可降低抗凝药物和抗纤溶药物的作用,主要是利尿后血容量下降,致血中凝血因子浓度升高,以及利尿使肝血液供应改善、肝脏合成凝血因子增多有关。

【病例总结】

对于栓塞发生高危患者应及早给予低分子肝素预防栓塞;每日给予维生素 C 1~4 g,

可引起深静脉血栓形成;静脉滴注维生素 K_1 和包含维生素 K_1 的脂溶性维生素,可增加栓塞风险;静脉滴注脂肪乳加速脂肪超载,可增加栓塞风险;呋塞米利尿后血容量不足可增加栓塞风险。

未遵守上述用药注意事项,与患者发生肺栓塞有相关性。

参考文献

［1］ 牛旭,李志霞.普外科腹部手术后肺栓塞的预防研究进展［J］.中华临床医师杂志,2011,5(3)：818~822

［2］ 葛均波,徐永健.内科学 第 8 版.北京：人民卫生出版社,2013,99~106

与甲泼尼龙琥珀酸钠,利尿剂及复方甲氧那明相关的药物性心肌损伤

【概述】

一例老年女性患者因服用中药两个月。1 周前皮肤黄染因药物性肝损入院。入院后肝损伤加重,且发生心肌损伤,治疗效果不佳,患者死亡。通过此病例分析探讨以下问题:① 患者发生心肌损伤的原因;② 患者肺部感染抗菌药治疗方案是否合理。

【病史介绍】

患者 76 岁,女性,经 2～3 年反复腹胀不适,多次中药治疗。近 4 月前因腹胀再次服用中药 2 月。1 周前皮肤黄染来院就诊,查总胆红素 361.3 μmol/L(0～21 μmol/L),直接胆红素 246 μmol/L(0～5 μmol/L),丙氨酸氨基转移酶 739 IU/L(7～40 IU/L),γ 谷氨酰基转移酶 111 IU/L(50～135 IU/L)。拟药物性肝损伤于 2017 年 9 月 2 日入院。

【临床经过】

9 月 2 日,给予 5%葡萄糖注射液 250 mL＋异甘草酸镁 150 mg 每天 1 次静脉滴注(9 月 2 日—9 月 13 日),10%葡萄糖注射液 500 mL＋乙酰半胱氨酸 8 g 每天 1 次静脉滴注(9 月 2 日—9 月 11 日),乳果糖口服溶液 15 mL 每天 3 次口服(9 月 2 日—9 月 8 日),0.9%氯化钠注射液 100 mL＋泮托拉唑钠 40 mg 每天 1 次静脉滴注(9 月 2 日—9 月 19 日),10%氯化钾 10 mL＋生物合成人胰岛素 6 IU＋10%葡萄糖注射液 500 mL 每天 1 次静脉滴注(9 月 2 日—9 月 11 日),熊去氧胆酸胶囊 250 mg 每天 3 次口服(9 月 4 日—10 月 6 日)。

9 月 4 日,D-二聚体 0.820 mg/L(<0.550 mg/L),PT 28 秒(14～21 秒),APTT 41.2 秒(25.0～31.3 秒),高敏肌钙蛋白 0.022 ng/mL(<0.014 ng/mL),血红蛋白 102 g/L(130～175 g/L)。总胆红素 329 μmol/L(0～21 μmol/L),直接胆红素 252 μmol/L(0～5 μmol/L),丙氨酸氨基转移酶 430 IU/L(7～40 IU/L),γ 谷氨酰基转移酶 68 IU/L(50～135 IU/L)。

9月8日,总胆红素322 μmol/L(0~21 μmol/L),直接胆红素263 μmol/L(0~5 μmol/L),丙氨酸氨基转移酶228 IU/L(7~40 IU/L),γ谷氨酰基转移酶63 IU/L(50~135 IU/L)。钾3.14 mmol/L(3.5~5.3 mmol/L),给予氯化钾片0.5 g每天3次口服(9月8日—9月15日)(9月19日—9月25日)。

9月10日16:30 pm,血糖11.9 mmol/L(<7.8 mmol/L)。

9月11日,给予复方氨基酸(20AA)480 mL+丙氨酰谷氨酰胺10 g+10%氯化钾10 mL每天1次静脉滴注(9月11日—9月29日),10%葡萄糖注射液250 mL+丁二磺酸腺苷蛋氨酸1.5 g~1 g每天1次静脉滴注(9月11日—9月29日),甲泼尼龙琥珀酸钠60~40 mg+0.9%氯化钠注射液250 mL每天1次静脉滴注(9月11日—9月19日)。

9月12日,**给予呋塞米40 mg每天1次口服(9月12日—9月26日)**,螺内酯60 mg每天1次口服(9月12日—9月26日),复方甲氧那明胶囊12.5 mg每天3次口服(9月12日—10月6日)。乙肝抗原抗体均阴性。

9月13日,给予5%葡萄糖注射液100 mL+多烯磷脂酰胆碱10 mL每天1次静脉滴注(9月13日—9月28日),乳果糖15 mL每天3次口服(9月13日—9月29日)。

9月18日,D-二聚体3.860 mg/L(<0.550 mg/L),PT 22秒(14~21秒),APTT 30.7秒(25.0~31.3秒),总胆红素136 μmol/L(0~21 μmol/L),直接胆红素113 μmol/L(0~5 μmol/L),丙氨酸氨基转移酶76 IU/L(7~40 IU/L),γ谷氨酰基转移酶81 IU/L(50~135 IU/L)。

9月19日,**改用甲泼尼龙片40 mg每天1次口服(9月19日—9月25日)36 mg每天1次口服(9月25日—9月28日)**,泮托拉唑钠肠溶胶囊40 mg每天2次口服(9月19日—10月6日)。

9月22日,患者心率96次/分,律不齐。

9月26日,心率126次/分,律不齐。钾5.13 mmol/L(3.5~5.3 mmol/L),钠126.8 mmol/L(137~147 mmol/L),总胆红素124 μmol/L(0~21 μmol/L),直接胆红素100 μmol/L(0~5 μmol/L),丙氨酸氨基转移酶48 IU/L(7~40 IU/L),γ谷氨酰基转移酶68 IU/L(50~135 IU/L)。

9月28日,心率102次/分,律不齐。**患者咳嗽咳痰,CT示肺部炎症。血象上升。**给予0.9%氯化钠注射液100 mL+哌拉西林他唑巴坦钠4.5 g每12小时1次静脉滴注(9月28日—10月4日)。13:00 pm,**血糖21.1 mmol/L**。16:30 pm,**血糖23.8**。17:00 pm,钠120 mmol/L(137~147 mmol/L)。予10%葡萄糖注射液250 mL+丁二磺酸腺苷蛋氨酸1.5~1 g+生物合成人胰岛素3 IU每天1次静脉滴注(9月28日—10月4日),0.9%氯化钠注射液100 mL+10%氯化钠30 mL每天2次静脉滴注(9月28日—10月6日)。给予胃管置管(9月28日—10月6日)。

9月29日,**钾5.6 mmol/L(3.5~5.3 mmol/L)**,钠126 mmol/L(137~147 mmol/L),

给予肠内营养混悬液(SP 短肽型)1 000 mL 每天 1 次口服(9 月 29 日—10 月 6 日)。给予聚磺苯乙烯钠散 30 g 口服。13:00 pm,**血糖 23.7 mmol/L**。16:30 pm,**血糖 30.7 mmol/L**。**给予生物合成人胰岛素 30 IU＋0.9%氯化钠注射液 50 mL 静脉推泵**。CKMB 8.12 ng/mL(0.10～4.94 ng/mL),高敏肌钙蛋白 0.129 ng/mL(<0.014 ng/mL),肌红蛋白 120.1(25～58 ng/mL)。

9 月 30 日,**心内科会诊考虑患者阵发性房颤,感染可能导致心肌损伤**。尿素氮 14.3 mmol/L(3.1～8.8 mmol/L),肌酐 59 μmol/L(41～81 μmol/L)。总胆红素 114 μmol/L(0～21 μmol/L),直接胆红素 97 μmol/L(0～5 μmol/L),丙氨酸氨基转移酶 47 IU/L(7～40 IU/L),γ 谷氨酰基转移酶 44 IU/L(50～135 IU/L)。**给予呋塞米 20 mg 每天 1 次静脉推注(9 月 30 日—10 月 1 日)**。13:00 pm,**血糖 21.5 mmol/L**。**给予生物合成人胰岛素 50 u＋0.9%氯化钠注射液 50 mL 静脉推泵(9 月 30 日—10 月 3 日)**。

10 月 1 日 14:00 pm,体温 37.6℃。**给予甲泼尼龙琥珀酸钠 40 mg 静脉推注**。

10 月 3 日,16:50 pm,患者快房颤 130 次/分,血压 90/60 mmHg。心内科会诊考虑**患者既往有房颤房扑史**。白细胞计数 6.67×10⁹/L[(3.5～9.5)×10⁹/L],中性粒细胞百分比 85.1%(40%～75%),血小板计数 66×10⁹/L[(125～350)×10⁹/L],血红蛋白 133 g/L(130～175 g/L)。**给予 10%氯化钾 20 mL 每天 2 次口服(10 月 3 日—10 月 6 日),低分子肝素钙 4 000 IU 每 12 小时 1 次皮下注射(10 月 3 日—10 月 6 日),美托洛尔 12.5 mg 每天 2 次口服(10 月 3 日—10 月 6 日)**。**给予 0.9%氯化钠注射液 50 mL＋呋塞米 100 mg 静脉推泵**。

10 月 4 日,患者呼吸急促,精神状态差,有恶心、呕吐。CRP 35 mg /L(0～8 mg/L)。D-二聚体 6.190 mg/L(<0.550 mg /L),PT 16 秒(14～21 秒),APTT 41.5 秒(25.0～31.3 秒),**停哌拉西林他唑巴坦钠,给予 0.9%氯化钠注射液 100 mL＋比阿培南 0.3 g 每 8 小时 1 次静脉滴注(10 月 4 日—10 月 6 日)**。

10 月 5 日,患者精神状态极差,食欲缺乏,房颤心室率 124 次/分,血压 108/71 mmHg。给予 5%葡萄糖注射液 500 mL＋10%氯化钾 10 mL＋复方维生素(3)注射液 5 mL＋生物合成人胰岛素 4 IU 每天 1 次静脉滴注(10 月 5 日—10 月 6 日),0.9%氯化钠注射液 500 mL＋10%氯化钾 10 mL＋维生素 C 1 g 每天 1 次静脉滴注(10 月 5 日—10 月 6 日)。

10 月 6 日 00:50 am,患者突发意识不清,呼之不应。心电监护示房颤心室率 110 次/分,血压 124/110 mmHg,氧饱和度 90%。约 1 分钟后呼吸心跳骤停。经抢救无效,5:05 am 死亡。

【病例用药分析】

一、患者心肌酶心梗三项上升,提示有心肌损伤,其主要可能原因

(1) 既往有房颤史(入院问诊未能问出),CHA2DS2VAS 评分:年龄≥75 岁(76 岁)

(2 分)＋女性(1 分)＝3 分,有栓塞的高风险;HASBLED 评分:76 岁(1 分)＝1 分。应给予华法林治疗,至少应予低分子肝素钙或阿司匹林[1],但实际上未给予。9 月 22 日开始,患者出现心率不齐,但未引起重视,及时做心电图检查。

(2)给予甲泼尼龙琥珀酸钠 60～40 mg＋0.9％氯化钠注射液 250 mL 每天 1 次静脉滴注(9 月 11 日—9 月 19 日)甲泼尼龙片 40 mg 每天 1 次口服(9 月 19 日—9 月 25 日)36 mg 每天 1 次口服(9 月 25 日—9 月 28 日),10 月 1 日予甲泼尼龙琥珀酸钠 40 mg 静脉推注。甲泼尼龙琥珀酸钠为糖皮质激素,可降低抗凝作用,形成栓塞性脉管炎、血栓;增加儿茶酚胺的血管收缩效应,盐皮质激素样作用引起水钠潴留,使血压升高,左心室负荷加重;还有诱发速发型变态反应致冠状动脉痉挛。糖皮质激素可抑制蛋白质的合成,促进蛋白质的分解,引发类固醇疾病,可延缓甚至阻止急性心梗坏死心肌的修复,可引发心肌梗死后的心肌断裂,引发严重心律失常。糖皮质激素还可引发类固醇糖尿病。9 月 28 日 13:00 pm 血糖 21.1 mmol/L,16:30 pm 血糖 23.8;9 月 29 日 13:00 pm 血糖 23.7 mmol/L,16:30 pm 血糖 30.7 mmol/L;9 月 30 日 13:00 pm 血糖 21.5 mmol/L。极高血糖可增加血黏度,减少心肌的能量供应,加重心肌缺血。给予糖皮质激素的患者应密切监测血糖。

(3)给予呋塞米 40 mg 每天 1 次口服(9 月 12 日—9 月 26 日)。呋塞米为强效利尿剂,可促使血液浓缩,促进肝脏合成凝血因子,并激活凝血因子,使梗死风险增加。

二、患者肺部感染其可能原因及抗菌方案是否合理

患者肺部感染可能与使用糖皮质激素致免疫力低下有关。感染可通过多种途径增加心脏负荷。患者高龄合并肝功能不全,使用糖皮质激素,应及早开始正确的经验性抗生素治疗(通常应在入院后 5 小时之内开始抗生素治疗),早期治疗若不能覆盖所有可能致病菌,会显著增加病死率。为保证早期抗生素治疗的正确性,需要联合应用广谱抗生素,覆盖耐药革兰阴性杆菌和革兰阳性球菌[2]。如果参照社区获得性肺部感染(入 ICU)经验型治疗,可给予抗假单胞菌 β 内酰胺类＋呼吸喹诺酮类(或氨基糖苷类)。估计金葡菌感染可能者联合应用万古霉素、替考拉宁、利奈唑胺,估计真菌感染可能者联合应用抗真菌药物如氟康唑、伏立康唑、伊曲康唑、米卡芬净等[3]。抗感染 2～3 天效果不佳应及时更换抗生素。实际上给予 0.9％氯化钠注射液 100 mL＋哌拉西林他唑巴坦钠 4.5 g 每 12 小时 1 次静脉滴注(9 月 28 日—10 月 4 日)。患者 9 月 30 日肌酐 59 μmol/L,肾功能正常,哌拉西林他唑巴坦钠应至少给予 4.5 g 每 8 小时 1 次静脉滴注。剂量不足可降低抗感染疗效。10 月 4 日停用哌拉西林他唑巴坦钠,给予 0.9％氯化钠注射液 100 mL＋比阿培南 0.3 g 每 8 小时 1 次静脉滴注(10 月 4 日—10 月 6 日)。哌拉西林他唑巴坦钠和比阿培南均对铜绿假单胞菌作用强,哌拉西林他唑巴坦钠抗感染效果不佳,建议改用美罗培南＋万古霉素。

三、患者发生快房颤的主要可能原因

(1)患者 76 岁老年,先前有房颤房扑史,加上入院后发生了肺部感染可增加心脏负荷,有引发房颤的疾病基础[4]。

(2) 糖皮质激素可抑制蛋白质的合成,促进蛋白质的分解,引发类固醇疾病,可增加心脏负荷,导致类固醇糖尿病,引发严重心律失常。

(3) 给予复方甲氧那明胶囊 12.5 mg 每天 3 次口服(9 月 12 日—10 月 6 日)。1 粒复方甲氧那明胶囊包含盐酸甲氧非那明 12.5 mg、那可汀 7 mg、氨茶碱 25 mg、马来酸氯苯那敏 2 mg。相当于每天摄入甲氧非那明 37.5 mg,氨茶碱 75 mg,共 22 天。甲氧非那明成人口服常规剂量每次 50～100 mg,一日 3 次;氨茶碱成人常用量为一日 0.3～0.6 g 口服。患者剂量已接近此剂量的 25%。甲氧非那明作用类似麻黄碱,主要激动肾上腺素 β 受体,对肾上腺素 α 受体作用极弱,也可使心率加快,加重心脏负荷,增加心肌耗氧量[5];茶碱舒张支气管的作用机制之一是促进内源性肾上腺素释放,因此甲氧那明和氨茶碱均有增加心肌氧耗量的作用。因此,不能排除口服复方甲氧那明胶囊与诱发房颤的可能性。复方甲氧那明应禁用于严重心血管疾病患者。

【病例总结】

CHA2DS2VAS 评分 3 分、HASBLED 评分 1 分,应给予华法林、低分子肝素钙或阿司匹林;甲泼尼龙琥珀酸钠可降低抗凝作用形成血栓,升高血糖,应及时控制血糖并预防栓塞;利尿剂也可使梗死风险增加,应注意补充容量;复方甲氧那明应禁用于严重心血管疾病患者。

未遵守上述用药注意事项,与患者病情恶化有相关性。

参考文献

[1] 马长生.心房颤动抗凝治疗的新观点和新指南[J].中国循环杂志,2011,26(5):325～327
[2] 刘洋,孟彦苓,杜斌.呼吸机相关肺炎[J].协和医学杂志,2010,1(1):103～107
[3] Jay P. Sanford.桑德福抗微生物治疗指南.第 43 版.北京:中国协和医科大学出版社,2013,40～42
[4] 葛均波,徐永健.内科学.第 8 版.北京:人民卫生出版社,2013,41～45,188～191
[5] 杨世杰.药理学.北京:人民卫生出版社,2001,194～195

病例 7

阴沟肠杆菌相关的败血症

【概述】

一例老年男性患者因梗阻性黄疸,壶腹部占位,胆囊炎,甲亢性心脏病入院。入院后感染控制较好。通过此病例分析探讨患者梗阻性黄疸继发感染后抗菌方案使用是否合理。

【病史介绍】

患者 69 岁,男性,入院前 2 月体温 40℃,当地医院诊断低位胆系梗阻、壶腹部周围占位,给予抗感染治疗后体温血象正常,但黄疸进行性加重。2018 年 5 月 31 日因梗阻性黄疸:壶腹部占位,胆囊炎,甲亢性心脏病入院。患者体温正常,皮肤巩膜明显黄染。

5 月 31 日,白细胞计数 3.83×10^9/L[$(3.5 \sim 9.5) \times 10^9$/L],中性粒细胞百分比 54.3%(40%~75%),CRP 2.97 mg/L(0~3 mg/L),总胆红素 253.9 μmol/L(0~21 μmol/L),直接胆红素 219.2 μmol/L(0~5 μmol/L)。给予 0.9%氯化钠注射液 100 mL+奥美拉唑钠 40 mg 每天 1 次静脉滴注(5 月 31 日—7 月 5 日),5%葡萄糖注射液 100 mL+多烯磷脂酰胆碱 465 mg 每天 1 次静脉滴注(5 月 31 日—6 月 22 日)(7 月 1 日—9 月 11 日),5%葡萄糖注射液 250 mL+异甘草酸镁 150 mg+10%氯化钾 5 mL 每天 1 次静脉滴注(5 月 31 日—6 月 20 日),美托洛尔 25 mg 每天 2 次口服(5 月 31 日—6 月 12 日),低分子肝素钙 4 000 IU 每 12 小时 1 次皮下注射(5 月 31 日—6 月 5 日)(6 月 7 日—6 月 12 日)。

6 月 1 日,给予 0.9%氯化钠注射液 100 mL+头孢哌酮舒巴坦钠 3 g 每 12 小时 1 次静脉滴注(6 月 1 日—6 月 12 日),5%葡萄糖注射液 500 mL+维生素 C 1 g+10%氯化钾 10 mL 每天 1 次静脉滴注(6 月 1 日—6 月 8 日)。

6 月 5 日,行经内镜逆行性胰胆管造影术(endoswpic retrograde cholangiopancreatography,缩写 ERCP),ERC 插管未成功。予甲硝唑氯化钠 0.5 g 每天 2 次静脉滴注(6 月 5 日—6 月 12 日)。

6 月 6 日,白细胞计数 3.93×10^9/L[$(3.5 \sim 9.5) \times 10^9$/L],中性粒细胞百分比 68.5%

（40%～75%）。超声引导下行胆囊胆管穿刺引流置管（percutaneous transhepatic cholangial drainage，缩写 PTCD）术，引流出棕黄色黏稠液体（6月6日—6月20日）。

6月12日，转肝胆胰外科。给予0.9%氯化钠注射液 100 mL＋维生素 K_1 30 mg 每天1次静脉滴注（6月12日—6月20日）（6月22日—6月30日）（7月3日—8月14日），5%葡萄糖注射液 250 mL＋门冬氨酸鸟氨酸 5 g 每天1次静脉滴注（6月12日—6月20日）（7月1日—9月11日），5%葡萄糖注射液 500 mL＋维生素C 2 g＋10%氯化钾 10 mL＋复方维生素（3）5 mL 每天1次静脉滴注（6月12日—6月16日），5%葡萄糖注射液 500 mL＋维生素C 2 g＋10%氯化钾 10 mL＋复方维生素（3）5 mL＋脂溶性维生素（Ⅱ）1瓶每天1次静脉滴注（6月16日—6月20日）（7月3日—9月11日）。

6月20日，**行十二指肠切除、空肠营养管造瘘术**。白细胞计数 10.67×10^9/L[（3.5～9.5）×10^9/L]，中性粒细胞百分比 88.7%（40%～75%），血小板计数 165×10^9/L[（125～350）×10^9/L]，血红蛋白 108 g/L（130～175 g/L）。**给予0.9%氯化钠注射液 100 mL＋头孢美唑钠 2 g 每12小时1次静脉滴注（6月21日—6月24日），甲硝唑氯化钠 0.5 g 每12小时1次静脉滴注（6月21日—6月22日）**，0.9%氯化钠注射液 50 mL＋生长抑素 3 mg 每12小时1次静脉滴注（6月21日—6月24日），泮托拉唑钠 80 mg＋0.9%氯化钠注射液 50 mL 每12小时1次静脉滴注（6月21日—6月22日）0.9%氯化钠注射液 100 mL＋泮托拉唑钠 40 mg 每天2次静脉滴注（6月22日—6月30日）。

6月21日，体温最高 37.5℃，白细胞计数 13.35×10^9/L[（3.5～9.5）×10^9/L]，中性粒细胞百分比 82.4%（40%～75%），总胆红素 139.6 μmol/L（0～21 μmol/L），直接胆红素 45.9 μmol/L（0～5 μmol/L）。

6月22日，给予10%葡萄糖注射液 500 mL＋50%葡萄糖注射液 300 mL＋生物合成人胰岛素 32 IU＋复方氨基酸（丰诺安）500 mL＋中长链脂肪乳 250 mL＋甘油磷酸钠 10 mL＋多种微量元素Ⅱ 1瓶＋脂溶性维生素Ⅱ 1瓶＋复方维生素（3）5 mL＋门冬氨酸鸟氨酸 5 g＋10%氯化钾 40 mL＋10%氯化钠 40 mL 每天1次静脉滴注（6月22日—6月29日），肠内营养混悬液 1 000 mL 每天1次泵入（6月22日—9月2日），低分子肝素钠 4 250 IU 每天1次皮下注射（6月22日—9月11日）。**停甲硝唑氯化钠。**

6月23日，患者术后恢复良好，引流量较多。肌酐 65 μmol/L（57～111 μmol/L），尿素氮 5 mmol/L（3.6～9.5 mmol/L）。总胆红素 155.3 μmol/L（0～21 μmol/L），直接胆红素 128.5 μmol/L（0～5 μmol/L）。白细胞计数 5.63×10^9/L[（3.5～9.5）×10^9/L]，中性粒细胞百分比 81.0%（40%～75%）。

6月24日，**停头孢美唑钠**。6月25日，病理报告示壶腹部癌（T3N1M0，ⅡB期）。6月26日，白细胞计数 9.03×10^9/L[（3.5～9.5）×10^9/L]，中性粒细胞百分比 70.5%（40%～75%）。

6月28日 10:00 am，患者出现寒战、体温 38.1℃。腹腔引流管两根分别为 100 mL 和

600 mL,均为清亮淡黄色液体,PTCD 管 300 mL 棕色液体。考虑脓毒血症,感染源是深静脉导管或手术部位感染或肺部及尿路感染。重新给予 0.9%氯化钠注射液 100 mL＋头孢美唑钠 2 g 每 12 小时 1 次静脉滴注(6 月 28 日—6 月 30 日)。

6 月 29 日 10:00 am,患者再次出现寒战、发热,给予拔除静脉导管进行培养,另外给予血培养。白细胞计数 8.78×10⁹/L[(3.5～9.5)×10⁹/L],中性粒细胞百分比 79.3%(40%～75%),血小板计数 163×10⁹/L[(125～350)×10⁹/L],血红蛋白 111 g/L(130～175 g/L)。总胆红素 85.2 μmol/L(0～21 μmol/L),直接胆红素 70.0 μmol/L(0～5 μmol/L)。

6 月 30 日 10:30 am,患者再次出现寒战发热,体温 38.9℃。血压 70/40 mmHg,发生快房颤。降钙素原 9.33 ng/mL(0.051～0.5 ng/mL)。17:30 pm,腹部 CT 未见明显液体积聚。21:00 pm,**转 ICU**。患者神志欠清,皮肤湿冷,低血压,考虑革兰阴性杆菌败血症。

7 月 1 日,**予 0.9%氯化钠注射液 100 mL＋美罗培南 1 g 每 8 小时 1 次静脉滴注(7 月 1 日—7 月 21 日)**,0.9%氯化钠注射液 100 mL＋奥美拉唑钠 40 mg 每 12 小时 1 次静脉滴注(7 月 1 日—7 月 3 日),乌司他丁 30 万每 8 小时 1 次静脉推泵(7 月 1 日—7 月 3 日),5%葡萄糖注射液 500 mL＋维生素 C 2 g＋维生素 B₆ 200 mg 每天 1 次静脉滴注(7 月 1 日—7 月 3 日)。

7 月 2 日,CRP 92 mg/L(0～10 mg/L),**降钙素原 28.66 ng/mL(0.051～0.5 ng/mL)**,白细胞计数 37.78×10⁹/L(3.5～9.5×10⁹/L),中性粒细胞百分比 92.1%(40%～75%),血小板计数 99×10⁹/L(125～350×10⁹/L),血红蛋白 87 g/L(130～175 g/L)。总胆红素 69.9 μmol/L(0～21 μmol/L),直接胆红素 59.0 μmol/L(0～5 μmol/L)。输注血浆 400 mL。

7 月 3 日,病情好转回肝胆胰外科。**血和静脉导管同时培养出阴沟肠杆菌(6 月 29 日送检)**,对碳青霉烯类、替加环素、米诺环素、氨基糖苷类等敏感。给予 0.9%氯化钠注射液 100 mL＋泮托拉唑钠 40 mg 每 12 小时 1 次静脉滴注(7 月 3 日—9 月 11 日)。

7 月 6 日,胆汁培养出肠屎球菌,对利奈唑胺、万古霉素敏感。患者一般情况尚可,体温正常,降钙素原 3.33 ng/mL(0.051～0.5 ng/mL),白细胞计数 7.33×10⁹/L[(3.5～9.5)×10⁹/L],中性粒细胞百分比 57.7%(40%～75%),血小板计数 146×10⁹/L[(125～350)×10⁹/L],血红蛋白 107 g/L(130～175 g/L)。

7 月 9 日,白细胞计数 8.83×10⁹/L[(3.5～9.5)×10⁹/L],中性粒细胞百分比 65.6%(40%～75%),降钙素原 0.554 ng/mL(0.051～0.5 ng/mL),总胆红素 39.9 μmol/L(0～21 μmol/L),直接胆红素 32.3 μmol/L(0～5 μmol/L)。

7 月 12 日,**腹腔引流液培养出热带假丝酵母菌(念珠菌)**。

7 月 16 日,白细胞计数 6.98×10⁹/L[(3.5～9.5)×10⁹/L],中性粒细胞百分比 46.1%(40%～75%)。降钙素原 0.117 ng/mL(0.051～0.5 ng/mL)。

7月21日,停美罗培南,给予0.9%氯化钠注射液100 mL＋头孢美唑钠2 g每12小时1次静脉滴注(7月21日—7月25日)。

7月23日,患者出现寒战,体温38℃,给予拔除股静脉导管。

7月30日,**分泌物培养出鲍曼不动杆菌,对包括替加环素在内的所有抗菌药耐药。**

8月6日,白细胞计数$6.15×10^9/L$[$(3.5～9.5)×10^9/L$],中性粒细胞百分比63.2%(40%～75%)。给予拔除肝胆管。

8月7日,患者腹部引流处红肿,自述疼痛,体温38.2℃,**给予0.9%氯化钠注射液100 mL＋美罗培南1 g每8小时1次静脉滴注(8月7日—8月12日)。**

8月20日,总胆红素$11.9 \mu mol/L$($0～21 \mu mol/L$),直接胆红素$7.3 \mu mol/L$($0～5 \mu mol/L$)。

9月2日,腹部引流处红肿,自述疼痛。

9月4日,体温38.1℃,**予0.9%氯化钠注射液100 mL＋美罗培南1 g每8小时1次静脉滴注(9月4日—9月8日)。**

9月10日,白细胞计数$4.41×10^9/L$[$(3.5～9.5)×10^9/L$],中性粒细胞百分比21.6%(40%～75%),血小板计数$163×10^9/L$[$(125～350)×10^9/L$],血红蛋白114 g/L(130～175 g/L)。

9月12日,好转出院。

【病例用药分析】

患者梗阻性黄疸继发感染,其抗菌药物使用方案是否合理

梗阻性黄疸在疾病的发展过程中,胆道菌群的改变可能导致患者发生化脓性胆管炎。良性梗阻性黄疸主要由胆管结石引起,恶性梗阻性黄疸主要由胰腺癌、胆管癌、胆囊癌等恶性肿瘤引起。胆总管下端开口于十二指肠大乳头,当患者发生梗阻性黄疸时,胆总管扩张,肝胰壶腹括约肌功能受损,小肠细菌逆行进入胆总管定植和繁殖,引起胆总管内肠道菌群紊乱。胆汁引流不畅、胆汁淤积,导致侵入胆道的细菌异常繁殖发生感染。随着胆道梗阻程度的加重,发生细菌感染风险进一步提高。当发生细菌感染时,人体白细胞水平会发生变化,白细胞水平越高,预示人体受感染程度越高。高龄、机体免疫力低下、胆汁引流不畅程度大、梗阻性黄疸时间长是发生感染的危险因素[1]。患者因梗阻性黄疸、壶腹部占位、胆囊炎于2018年5月31日入院,白细胞计数$3.83×10^9/L$,中性粒细胞百分比54.3%,CRP 2.97 mg /L,体温正常,没有发生了感染的证据。因此,给予0.9%氯化钠注射液100 mL＋头孢哌酮舒巴坦钠3 g每12小时1次静脉滴注(6月1日—6月12日)不适宜,可能筛选出多重耐药菌,并造成患者菌群失调,增加多重耐药菌定值并感染的风险。

6月5日行ERCP术,加甲硝唑氯化钠0.5 g每天2次静脉滴注(6月5日—6月12日)。按规定ERCP术给予头孢呋辛或头孢曲松1次预防感染[2]。6月6日超声引导下行胆囊胆管穿刺引流置管（PTCD）术，按规定 PTCD 术给予头孢美唑钠预防感染，24 小时内停药[2]。实际上，直到 6 月 12 日才停用头孢哌酮舒巴坦钠和甲硝唑。

6 月 20 日行十二指肠切除、空肠营养管造瘘术。给予 0.9％氯化钠注射液 100 mL＋头孢美唑钠 2 g 每 12 小时 1 次静脉滴注（6 月 21 日—6 月 24 日）＋甲硝唑氯化钠 0.5 g 每 12 小时 1 次静脉滴注（6 月 21 日—6 月 22 日）预防感染。头孢美唑钠严重感染可用至每天 4 g，预防感染只需 1 g 每 12 小时 1 次静脉滴注即可，剂量过大使患者菌群失调的风险增大。6 月 22 日停甲硝唑氯化钠，6 月 24 日停头孢美唑钠。6 月 28 日 10:00 am 患者寒战、发热，考虑脓毒血症，重新给予 0.9％氯化钠注射液 100 mL＋头孢美唑钠 2 g 每 12 小时 1 次静脉滴注（6 月 28 日—6 月 30 日）。6 月 30 日 10:30 am 发生感染性休克，21:00 pm 转 ICU。7 月 1 日予 0.9％氯化钠注射液 100 mL＋美罗培南 1 g 每 8 小时 1 次静脉滴注（7 月 1 日—7 月 21 日）。7 月 3 日血和静脉导管同时培养出阴沟肠杆菌（6 月 29 日送检）。

阴沟肠杆菌是肠道正常菌但属于条件致病菌，随着头孢菌素类的广泛使用阴沟肠杆菌已成为医院感染越来越重要的病原菌。由于阴沟肠杆菌能产生超广谱 β 内酰胺酶（ESBLs）和 Amp C 酶，导致其对多种抗生素高度耐药给临床治疗带来困难。创伤手术、介入性操作造成皮肤黏膜损伤，留置导尿管、静脉穿刺导管内镜检查、机械通气等的应用使得阴沟肠杆菌有了入侵机体的通路，使阴沟肠杆菌易于透过人体屏障而入侵。阴沟肠杆菌败血症多发生在老年人中，并多有寒战患者热型不一，伴低血压或休克患者多表现为白细胞增多。阴沟肠杆菌对亚胺培南的敏感率高达 98.61％，对头孢哌酮-舒巴坦头孢吡肟敏感率只有 60％左右，对阿莫西林/克拉维酸钾、头孢呋辛的敏感率较低均在 25％以下，对氨曲南、头孢噻肟、环丙沙星、阿米卡星的敏感率仅为 35％～55％。如果阴沟肠杆菌产生 ESBLs 则首选碳青霉烯类抗生素如亚胺培南/西司他丁。阴沟肠杆菌对头孢美唑钠、甲硝唑耐药，故不是因为 6 月 22 日停用甲硝唑氯化钠以及 6 月 24 日停头孢美唑钠而引发的阴沟肠杆菌败血症，恰恰相反，更可能是头孢哌酮舒巴坦钠、头孢美唑钠的不合理使用造成患者菌群失调，加上静脉导管消毒不太规范，致使多重耐药菌阴沟肠杆菌侵入患者血液而发生了败血症。

7 月 12 日腹腔引流液培养出热带假丝酵母菌（念珠菌），7 月 30 日分泌物培养出对包括替加环素在内的所有抗菌药耐药的鲍曼不动杆菌，结合患者症状提示是污染菌或定值菌而不是感染，但也说明多重耐药菌、真菌、超级细菌广泛存在于患者身体及周围环境中，给予头孢哌酮舒巴坦钠、头孢美唑钠等预防甚至违规延长使用时间都是预防不了感染的。应做好手卫生、接触隔离、主动筛查、环境表面消毒、去定植等工作[3]。

【病例总结】

梗阻性黄疸如没有合并感染不应使用抗菌药；十二指肠切除、空肠营养管造瘘术应给予头孢美唑钠 1 g 每 12 小时 1 次静脉滴注预防感染,48 小时内应停药;对静脉导管应规范消毒。

　　未遵守上述用药注意事项,可能与患者发生阴沟肠杆菌败血症有相关性。

参考文献

[１]　陆霁,蔡建珊,孙强,等.良恶性梗阻性黄疸患者胆道感染的危险因素分析[J].上海医药,2018 年,39(13):27～30

[２]　抗菌药物临床应用指导原则修订工作组.抗菌药物临床应用指导原则 2015 版.北京:人民卫生出版社,2015,22～28

[３]　王明贵.广泛耐药革兰阴性菌感染的实验诊断、抗菌治疗及医院感染控制:中国专家共识[J].中国感染与化疗杂志,2017,17(1):82～92

病例 *8*

急性胰腺炎肾癌胰腺转移发生肺栓塞

【概述】

一例急性胰腺炎肾癌胰腺转移患者,因急性胰腺炎、胆囊结石伴慢性胆囊炎、肾癌胰腺转移入院,入院治疗后,患者发生肺栓塞。通过此病例分析探讨患者入院后发生肺栓塞的可能相关因素。

【病史介绍】

患者,63 岁,男性,吸烟史 40 多年,每天 20 支。**2 型糖尿病史 10 多年**。心电图提示冠心病可能。2 年前因**肾癌**在仁济医院手术,目前口服培唑帕尼 600 mg,qd,iv,因不良反应明显近 1 周已停药。2019 年 10 月 8 日查肌酐 113 μmol/L(58~110 μmol/L)。12 月 3 日出现中上腹胀伴恶心,12 月 10 日凌晨症状加重,干呕明显,畏寒发热,体温 38℃ 伴大汗,至我院急诊。

【临床过程】

12 月 10 日钾 5.57 mmol/L(3.5~5.1 mmol/L),CRP>150 mg／L(0~8 mg／L),总胆红素 43.4 μmol/L(3~22 μmol/L)。淀粉酶 217 IU/L(30~110 IU/L),钠 121 mmol/L(137~145 mmol/L),身高 173 cm,体重 73 kg,体重指数 24.4 kg/m²,**D－二聚体 4.89 mg/L(<0.55 mg／L)**。因急性胰腺炎、胆囊结石伴慢性胆囊炎、**肾癌胰腺转移**于 10:00 am 入院,**体温 37.9℃**,心率 112 次／分,血压 145/91 mmHg。

予禁食(12 月 10 日—12 月 13 日),0.9%氯化钠注射液 50 mL+生长抑素 3 mg 每 12 小时 1 次静脉滴注(12 月 10 日—12 月 13 日),甲硝唑氯化钠 0.5 g 每天 2 次静脉滴注(12 月 10 日—12 月 16 日)(12 月 21 日—12 月 23 日),0.9%氯化钠注射液 100 mL+头孢唑肟钠 2 g 每天 2 次静脉滴注(12 月 10 日—12 月 16 日)头孢西丁钠 2 g+0.9%氯化钠注射液 100 mL 每天 2 次静脉滴注(12 月 21 日—12 月 23 日)。

13:00 pm,PT 13.5 秒(9.8~12.1 秒),**D－二聚体 5.46 mg／L(<0.55 mg／L)**,降钙素

原 1.57 ng／mL(0.5～2.0 ng／mL 预示脓毒血症)，肌酐 81.2 μmol/L(58～110 μmol/L)，氧分压 77.4 mmHg(83～108 mmHg)。16:00 pm，血糖 13.2 mmol／L。体温 38.1℃。

12 月 11 日 9:00 am，5% 葡萄糖氯化钠注射液 500 mL 每天 1 次静脉滴注(12 月 11 日—12 月 16 日)，5% 葡萄糖注射液 500 mL＋维生素 B$_6$ 0.2 g(12 月 11 日—12 月 14 日)，5% 葡萄糖注射液 500 mL＋维生素 C 2 g＋10% 氯化钾 10 mL 每天 1 次静脉滴注(12 月 11 日—12 月 17 日)。

16:00 pm，血糖 15.9 mmol/L。

12 月 12 日 9:34 am，患者腹痛较前缓解，钠 132 mmol/L(137～145 mmol/L)，钾 4.85 mmol/L(3.5～5.1 mmol/L)。

15:08 pm，胸部 CT 示两侧胸腔积液伴外压性肺不张。血糖 14.7 mmol／L。

22:00 pm，患者突发胸闷气促，大汗淋漓，血压 190/120 mmHg，呼吸 35 次/分，心率 125 次/分。氧饱和度 91%，氧分压 80.5 mmHg，D-二聚体 6.44 mg／L(<0.55 mg／L)。考虑肺栓塞。

22:49 pm 给予低分子肝素钠 4 250 IU 每 12 小时 1 次皮下注射(12 月 12 日—12 月 23 日)。

12 月 13 日，给予奥美拉唑肠溶胶囊 20 mg 每天 2 次(12 月 13 日—12 月 23 日)。

12 月 16 日，给予硝苯地平控释片 30 mg 每天 2 次口服(12 月 16 日—12 月 23 日)。

12 月 23 日，患者静卧，鼻导管吸氧中，氧饱和度 94%。活动后轻微气促，血压 114/76 mmHg，心率 112 次/分。准予出院。

【病例用药分析】

一、患者入院后可能发生了肺栓塞的主要原因

(1) 根据 Pauda 评分[1]：肾癌胰腺转移(3 分)＋急性感染(1 分)＝4 分≥4 分，属于深静脉血栓形成风险高危。根据 Caprini 评估[1]：63 岁(61～74 岁)2 分＋肾癌胰腺转移(2 分)＋卧床患者(1 分)＋肺功能异常(1 分)＋急性感染(1 分)＝6 分≥5 分，属于深静脉血栓形成风险高危。根据内科住院患者出血危险因素评估：患者男性、晚期恶性肿瘤，不属于出血高危[1]。对这样的患者，可给予机械预防，包括间歇充气加压泵、分级加压弹力袜和足底静脉泵等，而实际上未给予。应予低分子肝素预防栓塞，实际上直到 12 月 12 日 22:00 pm 突发肺栓塞史才给予，可增加栓塞风险。

(2) 患者吸烟史 40 多年，20 支/天。2 型糖尿病史 10 多年，给予 5% 葡萄糖氯化钠注射液 500 mL 每天 1 次静脉滴注(12 月 11 日—12 月 16 日)，5% 葡萄糖注射液 500 mL＋维生素 B$_6$ 0.2 g(12 月 11 日—12 月 14 日)，5% 葡萄糖注射液 500 mL＋10% 氯化钾 10 mL 每天 1 次静脉滴注(12 月 11 日—12 月 17 日)，未予胰岛素，致使血糖上升，可增加血黏度，增加栓塞风险。另外，维生素 C 参与胶原蛋白的合成，可降低毛细血

管的通透性,加速血液的凝固,刺激凝血功能。每日予维生素 C 1～4 g,可引起深静脉血栓形成,血管内凝血,可干扰抗凝药的抗凝效果。

【病例总结】

Caprini 评估≥5 分或 Pauda 评分≥4 分,而内科出血评估不属于高危,应给予低分子肝素预防血栓形成,并予机械预防,包括间歇充气加压泵、分级加压弹力袜和足底静脉泵等;2 型糖尿病患者静脉滴注葡萄糖时应给予胰岛素。

未遵守上述用药注意事项,与患者发生肺栓塞有相关性。

参考文献

[1] 中华医学会呼吸病学分会肺栓塞与肺血管病学组、中国医师协会呼吸医师分会肺栓塞与肺血管病工作委员会、全国肺栓塞与肺血管病防治协作组.肺血栓栓塞症诊治与预防指南[J].中华医学杂志,2018,98(14):1060～1087

肝衰竭患者发生肺栓塞可能原因分析

【概述】

一例肝衰竭老年女性患者,因慢性肝功能不全肝硬化、自身免疫性肝炎、卵巢囊肿切除术后、抑郁状态入院。入院后患者发生肺栓塞。通过此病例分析探讨患者发生肺栓塞的可能原因。

【病史介绍】

患者 67 岁,女性,入院前 2 年因巩膜黄染于仁济医院就诊,给予抗感染、利胆、保肝治疗后好转。2 个月前因中上腹疼痛伴发热、黄疸再次于仁济医院就诊,诊断急性胰腺炎、肝硬化、**自身免疫性肝炎**、三系降低,予抗感染、保肝治疗后好转出院。1 周前巩膜黄染加重来院就诊,2020 年 12 月 7 日查总胆红素 130.7 μmol/L(0~21 μmol/L),直接胆红素 72.9 μmol/L(0~8 μmol/L),丙氨酸氨基转移酶 826 IU/L(7~40 IU/L),天冬氨酸氨基转移酶 14.2 IU/L(13~35 IU/L)。因慢性肝功能不全肝硬化、自身免疫性肝炎、卵巢囊肿切除术后、抑郁状态于 11 月 9 日入院。患者身高 155 cm,体重 65 kg,**体重指数 27.06 kg/m²**。

【临床过程】

11 月 9 日,给予 5％葡萄糖注射液 250 mL＋谷胱甘肽 2 g 每天 1 次静脉滴注(11 月 9 日—12 月 3 日),5％葡萄糖注射液 250 mL＋异甘草酸镁 150 mg 每天 1 次静脉滴注(11 月 9 日—12 月 3 日),泮托拉唑肠溶胶囊 40 mg 每天 2 次口服(11 月 9 日—11 月 12 日),替普瑞酮胶囊 50 mg 每天 3 次口服(11 月 9 日—11 月 11 日),帕罗西汀 20 mg 每天 1 次口服(11 月 9 日—11 月 24 日),熊去氧胆酸 0.25 g 每天 3 次口服(11 月 10 日—11 月 12 日)0.5 g 每天 2 次口服(11 月 12 日—11 月 26 日)0.25 g 每天 3 次口服(11 月 26 日—12 月 4 日),利福昔明 0.2 g 每天 3 次口服(11 月 10 日—12 月 4 日)。

11 月 10 日,PT 17.7 秒(9.8~12.1 秒),**D－二聚体 2.64 mg/L**(＜0.55 mg/L),总胆红素 140 μmol/L(0~21 μmol/L),直接胆红素 125 μmol/L(0~8 μmol/L),白蛋白 26 g/L

(40～55 g/L),尿素 6.47 mmol/L(3.1～8.8 mmol/L),肌酐 66 μmol/L(41～81 μmol/L)。CT 示腹腔积液。予禁食(11 月 10 日—11 月 12 日),0.9%氯化钠注射液 50 mL+生长抑素 3 mg 每 12 小时 1 次静脉推泵(11 月 10 日—11 月 11 日)曲酸奥曲肽,乌司他丁 20 万+5%葡萄糖注射液 100 mL 每天 2 次静脉滴注(11 月 10 日—11 月 13 日),5%葡萄糖注射液 500 mL+维生素 C 1 g+10%氯化钾 15 mL+维生素 B_6 0.1 g 每天 1 次静脉滴注(11 月 10 日—11 月 11 日),5%氨基酸 12.5 g 每天 1 次静脉滴注(11 月 10 日—11 月 13 日),5%葡萄糖注射液 500 mL+10%氯化钾 15 mL 每天 1 次静脉滴注(11 月 10 日—11 月 12 日),呋塞米 20 mg 每天 1 次口服(11 月 10 日—11 月 13 日)20 mg 每天 1 次静脉推注(11 月 13 日—11 月 15 日),螺内酯 40 mg 每天 1 次口服(11 月 10 日—11 月 17 日)。

11 月 12 日,抗心磷脂抗体阳性。给予 Ⅰ 级护理(11 月 12 日—12 月 4 日),0.9%氯化钠注射液 100 mL+头孢唑肟钠 2 g 每天 2 次静脉滴注(11 月 12 日—11 月 26 日),给予 0.9%氯化钠注射液 100 mL+甲泼尼龙琥珀酸钠 60 mg 每天 1 次静脉滴注(11 月 12 日—11 月 14 日)40 mg+0.9%氯化钠注射液 100 mL 每天 1 次静脉滴注(11 月 14 日—11 月 18 日)甲泼尼龙片 40 mg 每天 1 次口服(11 月 18 日—11 月 24 日)32 mg 每天 1 次口服(11 月 24 日—12 月 4 日),0.9%氯化钠注射液 100 mL+艾普拉唑钠 10 mg 每天 2 次静脉滴注(11 月 12 日—11 月 20 日)。

11 月 13 日,给予人血白蛋白 10 g 每天 1 次静脉滴注(11 月 13 日—11 月 16 日),10%复方氨基酸 50 g+10%氯化钾 10 mL 每天 1 次静脉滴注(11 月 13 日—12 月 3 日)。

11 月 15 日,患者诉右上腹疼痛,不排除胆囊炎发作。白细胞计数 6.71×10^9/L($3.5\sim9.5\times10^9$/L),中性粒细胞百分率 81.5%(50%～70%),血小板计数 80×10^9/L($125\sim350\times10^9$/L),钾 2.1 mmol/L(3.5～5.1 mmol/L),PT 18.1 秒(9.8～12.1 秒),D-二聚体 6.11 mg/L(<0.55 mg/L),纤维蛋白原 0.94 g/L(1.8～3.5 g/L),总胆红素 163.7 μmol/L(0～21 μmol/L),直接胆红素 71.8 μmol/L(0～8 μmol/L),血红蛋白 104 g/L(115～150 g/L)。白蛋白 30 g/L(40～55 g/L)。尿素 9.1 mmol/L(3.1～8.8 mmol/L),肌酐 60 μmol/L(41～81 μmol/L)。给予胰酶肠溶胶囊 300 mg 每天 3 次口服(11 月 15 日—11 月 26 日)。给予输注血浆 100 mL 每天 1 次静脉滴注(11 月 17 日—11 月 26 日,12 月 1 日—12 月 2 日)。

11 月 16 日,人纤维蛋白原 500 mg 每天 1 次静脉滴注(11 月 16 日—11 月 17 日)500 mg 每天 2 次静脉滴注(11 月 17 日)。

11 月 17 日,患者胸闷气促持续约 1 小时,血氨 122 μmol/L(9～30 μmol/L),血气分析示氧分压 76 mmHg(83～108 mmHg)。肺动脉 CTA 示右肺下叶部分肺动脉分支内可疑低密度充盈缺损,肺动脉栓塞。告病危。给予 5%葡萄糖注射液 250 mL+门冬氨酸鸟氨酸 5 g 每天 2 次静脉滴注(11 月 17 日—12 月 3 日),乳果糖 15 mL 每天 3 次口服(11 月 17 日—11 月 24 日)30 mL 每天 3 次口服(11 月 24 日—12 月 4 日)。

11月18日,给予碳酸钙 D₃ 1片每天1次口服(11月18日—12月4日),喹硫平25 mg每晚1次口服(11月18日—11月24日)75 mg每晚1次口服(11月24日—12月4日)。

11月19日,给予低分子肝素钙4 000 IU每12小时1次皮下注射(11月19日—11月27日)。

11月20日,给予泮托拉唑钠肠溶片40 mg每天2次口服(11月20日—12月4日)。

11月23日,**血氨 90 μmol/L**(9～30 μmol/L),给予呋塞米20 mg每天1次口服(11月23日—12月4日),螺内酯40 mg每天1次口服(11月23日—12月4日)。

11月24日10:00 am,**给予华法林钠2.5 mg每天1次口服(11月24日—11月26日)3.75 mg每天1次口服(11月26日—11月27日)1.88 mg每天1次口服(11月27日—12月1日)。** 14:00 pm,患者出现精神异常,定位及识人错误,随地小便,大喊大叫。神经内科会诊诊断瞻望,精神卫生中心会诊给予奥氮平10 mg每晚1次口服(11月24日—12月1日)。

11月27日,患者神志较前好转,稍有胸闷不适。**血氨 56 μmol/L**(9～30 μmol/L),INR 1.57。血小板计数 46×10⁹/L(125～350×10⁹/L)。

11月30日,头颅 MRI 示双侧额顶叶皮质下、基底节区及半卵圆中心多发陈旧脑梗死。

12月1日,肌酐70 μmol/L,**血氨 102 μmol/L**(9～30 μmol/L),**INR 5.94**,停华法林。给予0.9%氯化钠注射液100 mL+维生素 K₁ 30 mg每天1次静脉滴注(12月1日)。

12月2日,给予华法林钠1.25 mg每天1次口服(12月2日—12月4日)。

12月3日,INR 1.41。12月4日,患者神清、气平,一般情况可,准予出院。

【病例用药分析】

患者11月17日发生了肺栓塞的主要原因:

(1) 根据 Pauda 评分[1]:患者抗心磷脂抗体阳性(3分)+卧床大于72小时(Ⅰ级护理)(3分)+给予甲泼尼龙琥珀酸钠60～40 mg每天1次静脉滴注(11月12日—11月18日)甲泼尼龙片40～32 mg每天1次口服(11月18日—12月4日)(1分)=7分≥4分,属深静脉血栓形成风险高危。根据 Caprini 评估[1]:66岁(61～74岁)(2分)+卧床>72小时(2分)+体重指数27.06 kg/m²>25 kg/m²(1分)+抗心磷脂抗体阳性(3分)+给予甲泼尼龙琥珀酸钠60～40 mg每天1次静脉滴注(11月12日—11月18日)甲泼尼龙片40～32 mg每天1次口服(11月18日—12月4日)(1分)=9分≥5分,属于深静脉血栓形成风险高危。根据内科住院患者出血危险因素评估:患者肝功能不全(INR>1.5),不属于高危[1]。对这样的患者,应给予低分子肝素预防栓塞,并给予机械预防,包括间歇充气加压泵、分级加压弹力袜和足底静脉泵等,而实际上未给予。实际上直到11月17日发生了肺栓塞才给予。

（2）给予呋塞米 20 mg 每天 1 次口服(11 月 10 日—11 月 13 日)20 mg 每天 1 次静脉推注(11 月 13 日—11 月 15 日)。呋塞米可降低抗凝药物和抗纤溶药物的作用,主要是利尿后血容量下降,致血中凝血因子浓度升高,以及利尿使肝血液供应改善、肝脏合成凝血因子增多有关。11 月 10 日尿素 6.47 mmol/L、肌酐 66 μmol/L,尿素/肌酐比值＝0.098。一般情况下,血尿素/肌酐比值为 0.04,当血容量不足时,肾小管重吸收钠和水的同时,对尿素氮的重吸收也显著增多,而肌酐不被重吸收,这样就使血尿素氮/肌酐比值＞0.08[2],患者可能存在血容量相对不足。11 月 15 日尿素 9.1 mmol/L,肌酐 60 μmol/L,尿素/肌酐比值＝0.152＞0.08,提示容量不足进一步加重,脱水加剧可增加血黏度,增加栓塞风险。

【病例总结】

患者 Caprini 评估≥5 分或 Pauda 评分≥4 分,而内科出血评估不属于高危,应给予低分子肝素预防血栓形成,并给予机械预防,包括间歇充气加压泵、分级加压弹力袜和足底静脉泵等;2 型糖尿病患者静脉滴注葡萄糖时应给予胰岛素。

未遵守上述用药注意事项,与患者发生肺栓塞有相关性。

参考文献

［1］ 中华医学会呼吸病学分会肺栓塞与肺血管病学组、中国医师协会呼吸医师分会肺栓塞与肺血管病工作委员会、全国肺栓塞与肺血管病防治协作组.肺血栓栓塞症诊治与预防指南[J].中华医学杂志.2018,98(14);1060～1087
［2］ 王礼振.临床输液学.北京：人民卫生出版社,1998,8～21,46～48,317～321

病例 **10**

胃大部切除术后发生急性心梗及真菌感染后死亡

【概述】

　　一例老年男性患者,因胃窦占位入院,既往扩张性心肌病10年。入院后患者出现急性心肌梗死,继发感染,治疗效果不佳,患者最终死亡。通过此案例分析探讨以下问题: ① 患者6月6日D-二聚体飙升至21.01 mg/L,6月10日患者发生急性高侧壁ST段抬高心肌梗死的可能原因;② 患者肺部感染后其抗菌方案是否合理;③ 患者6月4日行根治性远端胃大部切除术后给予禁食,其肠内营养是否合理;④ 患者质子泵抑制剂预防应激性溃疡方案是否合理;⑤ 患者继发真菌感染,其抗真菌启动时机及方案是否合理。

【病史介绍】

　　患者67岁,男性,确诊扩张性心肌病10年,2018年5月17日因胃窦占位收入消化内科。身高172 cm,体重65 kg,BMI 21.9 kg/m²。糖化血红蛋白8.4%(4%～6%)。

【临床过程】

　　5月17日,白蛋白31 g/L(40～55 g/L),血红蛋白101 g/L(130～175 g/L)。**心电图示S-T段异常(Ⅱ、Ⅲ、aVF、V5、V6水平压低0.5～1 mm)**,CT示主动脉及部分冠脉硬化,肝硬化。给予禁食(5月17日—5月21日),**脂肪乳(10%)氨基酸(15)葡萄糖(20%)(克林维)**1 000 mL+10%氯化钾5 mL 每天1次静脉滴注(5月17日—5月26日),5%葡萄糖注射液250 mL+维生素B₆ 100 mg+10%氯化钾5 mL 每天1次静脉滴注(5月17日—5月30日),5%葡萄糖注射液250 mL+**维生素C 1 g**+10%氯化钾5 mL 每天1次静脉滴注(5月17日—5月26日),5%葡萄糖注射液500 mL+10%氯化钾5 mL 每天1次静脉滴注(5月17日—5月21日),0.9%氯化钠注射液100 mL+奥美拉唑钠40 mg 每天2次静脉滴注(5月17日—6月11日)。

　　5月19日,CT示两肺散在慢性炎症,左侧胸腔积液。5月21日,自备流质(5月21

日—6月4日）。5月23日，胃窦活检病理示低分化腺癌、部分印戒细胞癌。

5月26日，**转胃肠外科**，给予脂肪乳（10％）氨基酸（15）葡萄糖（20％）（克林维）1 000 mL＋脂溶性维生素（Ⅱ）1瓶＋多种微量元素Ⅱ（安达美）10 mL＋10％氯化钾20 mL＋生物合成人胰岛素8 IU每天1次静脉滴注（5月26日—5月28日）。

5月28日，给予肠内营养乳剂200 mL每天1次口服（5月28日—5月30日），8.5％复方氨基酸（18AA-Ⅱ）500 mL＋10％氯化钾40 mL＋10％氯化钠60 mL＋10％葡萄糖500 mL＋甘油磷酸钠10 mL＋**20％中长链脂肪乳**500 mL＋50％葡萄糖200 mL＋生物合成人胰岛素16 IU＋25％硫酸镁5 mL＋**脂溶性维生素（Ⅱ）1瓶**＋多种微量元素Ⅱ（安达美）10 mL每天1次静脉滴注（5月28日—5月30日）。

5月29日，患者**体温38.9℃**，诉头晕乏力。PT 17.2秒（11～13秒），APTT 42.1秒（25～31.3秒），D-二聚体1.47 mg /L（0～0.55 mg /L），纤维蛋白原4.65 g/L（1.8～3.5 g/L）。予0.9％氯化钠注射液100 mL＋头孢噻肟钠3 g每天2次静脉滴注（5月29日—6月1日），甲硝唑氯化钠0.5 g每天2次静脉滴注（5月29日—5月31日），5％葡萄糖注射液500 mL＋**维生素K_1**20 mg＋10％氯化钾10 mL每天1次静脉滴注（5月29日—6月8日），5％葡萄糖氯化钠500 mL＋**维生素C 2 g**＋维生素B_6 200 mg＋10％氯化钾15 mL每天1次静脉滴注（5月29日—6月8日）。

5月31日，CRP 34 mg/L（0～10 mg/L），白细胞计数5.29×10^9/L［（3.5～9.5）×10^9/L］，中性粒细胞百分率76％（50％～70％），血红蛋白83 g/L（115～150 g/L），血小板计数225×10^9/L［（125～350）×10^9/L］。给予0.9％氯化钠注射液100 mL＋蔗糖铁100 mg每天1次静脉滴注（5月31日—6月3日）。输注血浆200 mL（5月31日—6月2日）。

6月1日，体温正常，纤维蛋白原3.6 g/L（1.8～3.5 g/L），PT 14.0秒（9.8～12.1秒），APTT 31.0秒（25～31.3秒）。**停抗菌药**。6月2日，CRP 15 mg /L（0～10 mg /L）。

6月4日，**予禁食（6月4日—6月10日）**，右颈深静脉穿刺护理（6月4日—6月10日）。5％葡萄糖注射液500 mL＋**脂溶性维生素（Ⅱ）1瓶**＋10％氯化钾10 mL＋生物合成人胰岛素6 u每天1次静脉滴注（6月4日—6月8日），头孢美唑钠1.5 g＋0.9％氯化钠注射液100 mL每天2次静脉滴注（6月4日—6月6日）。留置胃管（6月4日—6月7日）。**行根治性远端胃大部切除术，毕Ⅰ式吻合**。术中出血近1 000 mL，输注血浆200 mL，红细胞悬液4 IU。

6月5日，CT示两肺炎症，两侧胸腔积液，左下肺不张。PT 14.4秒（11～13秒），APTT 32.5秒（25～31.3秒），D-二聚体**5.28 mg /L**（0～0.55 mg /L），纤维蛋白原3.53 g/L（1.8～3.5 g/L）。空腹血糖6.8 mmol/L（4.1～5.9 mmol/L），白蛋白25 g/L（35～50 g/L），CRP 43 mg /L（0～10 mg /L），白细胞计数10.8×10^9/L［（3.5～9.5）×10^9/L］，中性粒细胞百分率82％（50％～70％），血红蛋白97 g/L（115～150 g/L），血小板计数246×10^9/L［（125～350）×10^9/L］，肌红蛋白104 ng/mL（28～72 ng/mL）。**给予低分子**

肝素钙 2 000 IU 每天 1 次皮下注射(6 月 5 日—6 月 6 日)4 000 IU 每天 1 次皮下注射(6 月 6 日—6 月 10 日),头孢哌酮舒巴坦钠 1.5 g+0.9%氯化钠注射液 100 mL 每天 2 次静脉滴注(6 月 5 日—6 月 6 日)3 g+0.9%氯化钠注射液 100 mL 每天 2 次静脉滴注(6 月 6 日—6 月 19 日),白蛋白 10 g 每天 2 次静脉滴注(6 月 5 日—6 月 20 日),输注血浆 200 mL(6 月 5 日—6 月 7 日)。

6 月 6 日 9:00 am,患者氧饱和度低 57 mmHg(83～108 mmHg),呼吸内科会诊考虑误吸。给予甲硝唑氯化钠 0.5 g 每天 2 次静脉滴注(6 月 6 日—6 月 19 日)。

12:50 pm,患者输血中突发寒战,心率 150 次/分,体温 38.3℃,诉轻微胸闷。给予卡托普利 12.5 mg 口服。

16:48 pm,CRP 99 mg/L(0～10 mg/L),白细胞计数 13.0×10⁹/L(3.5～9.5×10⁹/L),中性粒细胞百分率 87%(50%～70%),血红蛋白 108 g/L(115～150 g/L),血小板计数 245×10⁹/L[(125～350)×10⁹/L],PT 13.9 秒(11～13 秒),APTT 31.1 秒(25～31.3 秒),D-二聚体 21.01 mg/L(0～0.55 mg/L),纤维蛋白原 4.12 g/L(1.8～3.5 g/L)。

6 月 7 日,给予呋塞米 20 mg 每天 1 次口服(6 月 7 日—6 月 11 日),螺内酯 40 mg 每天 1 次口服(6 月 7 日—6 月 11 日)。

6 月 8 日,给予脂肪乳(10%)氨基酸(15)葡萄糖(20%)(克林维)1 000 mL+脂溶性维生素(Ⅱ)1 瓶+多种微量元素Ⅱ(安达美)10 mL+10%氯化钾 20 mL+生物合成人胰岛素 8 IU 每天 1 次静脉滴注(6 月 8 日—6 月 10 日),5%葡萄糖氯化钠 500 mL+10%氯化钾 15 mL+生物合成人胰岛素 6 IU+维生素 K₁ 20 mg 每天 1 次静脉滴注(6 月 8 日—6 月 11 日),5%葡萄糖注射液 250 mL+异甘草酸镁 150 mg+生物合成人胰岛素 4 IU 每天 1 次静脉滴注(6 月 8 日—6 月 10 日)。

6 月 9 日,白蛋白 22 g/L(35～50 g/L),CRP 58 mg/L(0～10 mg/L),降钙素原 0.596 ng/mL(0.051～0.5 ng/mL),白细胞计数 10.2×10⁹/L[(3.5～9.5)×10⁹/L],中性粒细胞百分率 80%(50%～70%),血红蛋白 106 g/L(115～150 g/L),血小板计数 222×10⁹/L(125～350×10⁹/L)。

6 月 10 日,患者因发生急性高侧壁 ST 段抬高心肌梗死,心功能Ⅱ级(Killip)转心内科,给予流质(6 月 10 日—7 月 4 日),美托洛尔缓释片 23.8 mg 每天 1 次口服(6 月 10 日—6 月 18 日)35.6 mg 每天 1 次口服(6 月 18 日—6 月 22 日)47.5 mg 每天 1 次口服(6 月 22 日—7 月 3 日),低分子肝素钙 4 000 IU 每 12 小时 1 次皮下注射(6 月 10 日—6 月 13 日)。

6 月 11 日,钠 128 mmol/L(137～145 mmol/L)。给予氯吡格雷 75 mg 每天 1 次口服(6 月 11 日—6 月 19 日)50 mg 每天 1 次口服(6 月 19 日—6 月 20 日),呋塞米(6 月 11 日—6 月 20 日)、螺内酯 20 mg 每天 1 次口服(6 月 11 日—6 月 22 日)。托伐普坦 7.5 mg 每天 1 次口服(6 月 11 日—6 月 13 日)15 mg 每天 1 次口服(6 月 13 日—6 月 15 日),

0.9%氯化钠注射液 100 mL＋泮托拉唑钠 40 mg 每天 1 次静脉滴注(6 月 11 日—6 月 13 日)。

6 月 13 日,患者腹腔穿刺引流淡黄色液体 1 200 mL,**解黑色稀便 1 次**。消化内科会诊确诊**肝硬化腹水,Child 分级 B 级**。将低分子肝素钙减量至 4 000 IU 每天 1 次皮下注射(6 月 13 日—6 月 19 日),泮托拉唑钠加量至 40 mg＋0.9%氯化钠注射液 100 mL 每 12 小时 1 次静脉滴注(6 月 13 日—7 月 4 日)。

6 月 19 日,PT 14.8 秒(11～13 秒),APTT 29.6 秒(25～31.3 秒),INR 1.27,**D-二聚体 2.14 mg /L(0～0.55 mg /L)**,纤维蛋白原 4.12 g/L(1.8～3.5 g/L)。停用低分子肝素钙和头孢哌酮舒巴坦钠,**给予华法林钠 1.25 mg 每天 1 次口服(6 月 19 日—6 月 22 日)**。

6 月 20 日,**转消化内科**。INR 1.95,D-二聚体 1.49 mg /L(0～0.55 mg /L)。

6 月 22 日,尿素 5.1 mmol/L(3.2～7.1 mmol/L),肌酐 85 μmol/L(58～110 μmol/L)。CRP 8 mg /L(0～10 mg /L),白细胞计数 14.2×10^9/L(3.5～9.5×10^9/L),中性粒细胞百分率 82%(50%～70%),血红蛋白 123 g/L(115～150 g/L),血小板计数 273×10^9/L[(125～350)×10^9/L],**INR 2.97,停用华法林钠**。予普伐他汀钠 10 mg 每晚 1 次口服(6 月 22 日—7 月 4 日),重新给予 0.9%氯化钠注射液 100 mL＋头孢哌酮舒巴坦钠 3 g 每天 2 次静脉滴注(6 月 22 日—6 月 27 日),甲硝唑氯化钠 0.5 g 每天 2 次静脉滴注(6 月 22 日—6 月 26 日)。

6 月 23 日,给予呋塞米 40 mg 每天 1 次口服(6 月 23 日—6 月 27 日),螺内酯 80 mg 每天 1 次口服(6 月 23 日—6 月 24 日)40 mg 每天 1 次口服(6 月 24 日—6 月 27 日)。

6 月 25 日,体温 37.9℃。尿素 12.8 mmol/L(3.2～7.1 mmol/L),肌酐 103 μmol/L(58～110 μmol/L)。CRP 32 mg /L(0～10 mg /L),白细胞计数 7.5×10^9/L(3.5～9.5×10^9/L),中性粒细胞百分率 86%(50%～70%),血红蛋白 114 g/L(115～150 g/L),血小板计数 197×10^9/L(125～350×10^9/L),INR 1.79。

6 月 27 日,**腹水培养出光滑假丝酵母(念珠菌)**。给予华法林钠 0.63 mg 每天 1 次口服(6 月 27 日—7 月 3 日)0.63 mg 隔天 1 次(7 月 3 日—7 月 4 日),托伐普坦 7.5 mg 每天 1 次口服(6 月 27 日—6 月 28 日)15 mg 每天 1 次口服(6 月 28 日—7 月 2 日)30 mg 每天 1 次口服(7 月 2 日—7 月 4 日),氯吡格雷 50 mg 每天 1 次口服(6 月 27 日—7 月 4 日)。

6 月 28 日,患者诉下腹胀痛,B 超示腹腔积液。**有大量顽固性腹水**。给予复方氨基酸(20AA)500 mL 每天 1 次静脉滴注(6 月 28 日—7 月 4 日)。

6 月 30 日,体温 38℃。白蛋白 24 g/L(35～50 g/L),钾 5.33 mmol/L(3.5～5.1 mmol/L),估算肌酐清除率 58 mL/min,INR 1.32。

7 月 2 日,体温 37.8℃。CRP 25 mg /L(0～10 mg /L),白细胞计数 12.0×10^9/L[(3.5～9.5)×10^9/L],中性粒细胞百分率 86%(50%～70%),血红蛋白 110 g/L(115～150 g/L),血小板计数 307×10^9/L[(125～350)×10^9/L]。给予 0.9%氯化钠注射液

250 mL＋左氧氟沙星 0.3 g 每天 1 次静脉滴注(7 月 2 日—7 月 3 日)。

7 月 3 日 19:00 pm,患者胸闷气促烦躁,体温 37.8℃。心率 110 次/分,血压 72/52 mmHg,四肢皮温低,考虑休克。给予 10％葡萄糖 500 mL＋生物合成人胰岛素 10 IU 每天 1 次静脉滴注(7 月 3 日—7 月 4 日),甲硝唑氯化钠 0.5 g 每天 2 次静脉滴注(7 月 3 日),0.9％氯化钠注射液 100 mL＋亚胺培南西司他丁钠 1 g 每天 2 次静脉滴注(7 月 3 日—7 月 4 日),奥曲肽 0.1 mg 每 8 小时 1 次皮下注射(7 月 3 日—7 月 4 日)。

7 月 4 日 2:38 am,患者喉部有明显痰鸣音,呼吸急促,诉胸闷不适。5:16 am 患者出现昏迷,6:18 am 死亡。

【病例用药分析】

一、患者发生急性心梗的主要原因

患者 6 月 6 日 D-二聚体飙升至 21.01 mg/L,6 月 10 日患者发生急性高侧壁 ST 段抬高心肌梗死。急性心肌梗死的基本病因是交感神经兴奋性增加,血压、心率增高,左心室负荷明显加重;循环量不足等致心排量骤降,冠状动脉灌流量锐减;血黏度增高等因素导致在冠状动脉粥样硬化的基础上斑块破裂出血及血栓形成[1]。

(1)患者确诊扩张性心肌病 10 年,有糖耐量异常,5 月 17 日入院后心电图示 S-T 段异常(Ⅱ、Ⅲ、aVF、V5、V6 水平压低 0.5～1 mm),CT 示主动脉及部分冠脉硬化,存在冠心病等诱发急性心肌梗死的高危因素[1]。

(2)患者术后出现贫血,又发生了肺部感染,可增加心脏负荷,增加心肌耗氧量[1]。

(3)根据 Caprini 评估表[2],患者深静脉血栓形成风险极高危:67 岁(61～74 岁)(2 分)＋恶性肿瘤(2 分)＋卧床＞72 小时(2 分)＋大型开放手术(2 分)＋肺炎(1 分)＋中央静脉置管(2 分)＝11 分≥5 分,可大大增加各种栓塞的风险。

(4)给予 5％葡萄糖注射液 250 mL＋维生素 C 1 g＋10％氯化钾 5 mL 每天 1 次静脉滴注(5 月 17 日—5 月 26 日)、5％葡萄糖氯化钠 500 mL＋维生素 C 2 g＋维生素 B$_6$ 200 mg＋10％氯化钾 15 mL 每天 1 次静脉滴注(5 月 29 日—6 月 8 日)。维生素 C 参与胶原蛋白的合成,可降低毛细血管的通透性,加速血液的凝固,刺激凝血功能。每日给予维生素 C 1～4 g,可引起深静脉血栓形成,血管内凝血,可干扰抗凝药的抗凝效果。

(5)给予 5％葡萄糖注射液 500 mL＋维生素 K$_1$ 20 mg＋10％氯化钾 10 mL 每天 1 次静脉滴注(5 月 29 日—6 月 8 日)、5％葡萄糖氯化钠 500 mL＋10％氯化钾 15 mL＋生物合成人胰岛素 6 IU＋维生素 K$_1$ 20 mg 每天 1 次静脉滴注(6 月 8 日—6 月 11 日)、5％葡萄糖注射液 500 mL＋脂溶性维生素(Ⅱ)1 瓶＋10％氯化钾 10 mL＋生物合成人胰岛素 6 IU 每天 1 次静脉滴注(6 月 4 日—6 月 8 日)、脂肪乳(10％)氨基酸(15)葡萄糖(20％)(克林维)1 000 mL＋脂溶性维生素(Ⅱ)1 瓶＋多种微量元素Ⅱ(安达美)10 mL＋10％氯化钾 20 mL＋生物合成人胰岛素 8 IU 每天 1 次静脉滴注(6 月 8 日—6 月 10 日)。脂溶性维生素 1 瓶含维生素 A 0.69 mg；维生素 D 210 μg；维生素 E 6.4 mg；维生素 K_1 0.20 mg。INR 为 5～9 出血危险性较高的患者规定给予口服维生素 K_1（1～2.5 mg），由此可见静脉滴注维生素 K_1 20.20 mg 可显著缩短 PT、APTT 时间，尤其是 6 月 6 日 PT 13.9 秒、APTT 31.1 秒，D-二聚体飙升至 21.01 mg／L 时，仍给予维生素 K_1 0.20 mg，就存在诱发栓塞或使栓塞加重的风险。

（6）予 5％葡萄糖注射液 250 mL＋异甘草酸镁 150 mg＋生物合成人胰岛素 4 IU 每天 1 次静脉滴注（6 月 8 日—6 月 10 日）。异甘草酸镁可导致假性醛固酮症，可使血压上升，钠、体液潴留、水肿等，增加心脏负荷。

（7）6 月 6 日患者 D-二聚体飙升至 21.01 mg／L 时，6 月 8 日**予脂肪乳（10％）氨基酸（15）葡萄糖（20％）（克林维）1 000 mL＋脂溶性维生素（Ⅱ）1 瓶**＋多种微量元素Ⅱ（安达美）10 mL＋10％氯化钾 20 mL＋生物合成人胰岛素 8 IU 每天 1 次静脉滴注（6 月 8 日—6 月 10 日）。患者老年，加上肝硬化，使脂肪廓清能力可能降低，因此尽管患者总胆固醇、三酰甘油在正常范围，但仍有可能在滴注脂肪乳时发生脂肪超载，在血管内形成泥状物，使血黏度增高，甚至损伤血管内皮，形成血栓。

二、患者 5 月 29 日患者体温 38.9℃，结合影像学可能存在肺部感染，其用药方案是否合理

患者肺部感染后予 0.9％氯化钠注射液 100 mL＋头孢噻肟钠 3 g 每天 2 次静脉滴注（5 月 29 日—6 月 1 日）、甲硝唑氯化钠 0.5 g 每天 2 次静脉滴注（5 月 29 日—5 月 31 日）。5 月 31 日体温正常，血象正常，而 CRP 34 mg／L，当日即停用抗菌药。按规定，社区获得性肺炎抗菌药疗程一般 7～10 天，有基础疾病、年老者为 7～14 天。院内获得性肺炎抗菌药疗程一般 10～14 天，金葡菌感染根据情况延长疗程。肺脓肿、吸入性肺炎抗菌药疗程至少 1～2 月。有 MDR 菌感染风险的推荐 14 天的疗程[3]。该患者抗菌药使用了 4 天，疗程不足可能使肺部感染复发。6 月 4 日行根治性远端胃大部切除术，毕Ⅰ式吻合。6 月 5 日 CT 示两肺炎症，两侧胸腔积液，左下肺不张，有可能是肺部感染复发。

三、患者 6 月 4 日行根治性远端胃大部切除术，毕Ⅰ式吻合，予禁食（6 月 4 日—6 月 10 日）后，其肠内营养是否合理

根据 NRS2002 营养风险筛查表，患者肝硬化（1 分）＋胃癌（1 分）＋肺部感染（1 分）＋腹部大手术（2 分）＋白蛋白<30 g/L（3 分）＝8 分≥3 分：患者处于严重的营养风险，需要营养支持，结合临床，制定营养治疗计划[4]。患者禁食 5 天以上应予肠外营养，患者体重 65 kg，每天予 2 000 千卡。实际上从 6 月 4 日—6 月 8 日，予 5％葡萄糖注射液 500 mL＋**维生素 K_1 20 mg**＋10％氯化钾 10 mL 每天 1 次静脉滴注（5 月 29 日—6 月 8 日）、5％葡萄糖氯化钠 500 mL＋**维生素 C 2 g**＋维生素 B_6 200 mg＋10％氯化钾 15 mL 每天 1 次静脉滴注（5 月 29 日—6 月 8 日）、5％葡萄糖注射液 500 mL＋**脂溶性维生素（Ⅱ）1 瓶**＋10％氯化钾 10 mL＋生物合成人胰岛素 6 IU 每天 1 次静脉滴注（6 月 4 日—6 月 8 日），每天予

5%葡萄糖注射液 1 500 mL 共 75 g 葡萄糖,合 1 254 kJ(300 kcal)热量,显然是不足的。从 6 月 8 日—6 月 10 日,**予脂肪乳(10%)氨基酸(15)葡萄糖(20%)(克林维)1 000 mL＋脂溶性维生素(Ⅱ)1 瓶**＋多种微量元素Ⅱ(安达美)10 mL＋10%氯化钾 20 mL＋生物合成人胰岛素 8 IU 每天 1 次静脉滴注(6 月 8 日—6 月 10 日),5%葡萄糖氯化钠 500 mL＋10%氯化钾 15 mL＋生物合成人胰岛素 6 IU＋**维生素 K₁ 20 mg 每天 1 次静脉滴注**(6 月 8 日—6 月 11 日),5%葡萄糖注射液 250 mL＋**异甘草酸镁 150 mg**＋生物合成人胰岛素 4 IU 每天 1 次静脉滴注(6 月 8 日—6 月 10 日)。克林维 1 000 mL 合 540 千卡热量,5%葡萄糖注射液 750 mL 包含 37.5 g 葡萄糖,合 627 kJ(150 kacl)。患者每天予 2 884 kJ(690 kcal)热量,仍然不足。能量摄入不足与 6 月 9 日白蛋白下降至 22 g/L 有相关性。

四、患者质子泵抑制剂预防应急性溃疡方案是否合理

根据 2018 版应急性溃疡防治专家建议提到常见的应激源如下[5]:① 严重颅脑、颈脊髓外伤(又称 Cushing 溃疡);② 严重烧伤,烧伤面积＞30%(又称 Curling 溃疡);③ 严重创伤、多发伤;④ 各种困难、复杂的手术;⑤ 脓毒症;⑥ 多脏器功能障碍综合征(MODS);⑦ 休克,心、肺、脑复苏后;⑧ 严重心理应激,如精神创伤、过度紧张等;⑨ **心脑血管意外**等。在上述应激源存在的情况下,以下危险因素会增加 SU 并发出血的风险:① 机械通气超过 48 h 或接受体外生命支持;② 凝血机制障碍或使用**抗凝抗血小板药**;③ 原有消化道溃疡或出血病史;④ 大剂量使用糖皮质激素或合并使用非甾体抗炎药;⑤ 急性肾功能衰竭;⑥ 急性肝功能衰竭或**慢性肝病**;⑦ 急性呼吸窘迫综合征(ARDS);⑧ 器官移植等。

质子泵抑制剂预防性应用专家共识(2018),抗凝血小板药物可以增加患者溃疡性胃黏膜损伤的危险,对于双联抗血小板用药,或者长期吸烟、饮酒,或者有消化道溃疡史的患者,应预防性使用质子泵抑制剂[6]。

6 月 13 日,患者**解黑色稀便 1 次**,发生上消化道出血的原因:① 患者 6 月 10 日发生急性高侧壁 ST 段抬高心肌梗死(**心脑血管意外**一个应激源),予低分子肝素钙 4 000 IU 每 12 小时 1 次皮下注射(6 月 10 日—6 月 13 日)(一个危险因素),予氯吡格雷 75 mg 每天 1 次口服(6 月 11 日—6 月 19 日)(一个危险因素),肝硬化腹水 Child 分级 B 级(一个危险因素)。② 具备一个应激源＋3 个危险因素,应予奥美拉唑 40 mg,每 12 小时 1 次;泮托拉唑 80 mg 每天 1 次或 40 mg,每 12 小时 1 次;兰索拉唑 30 mg,每 12 小时 1 次;埃索美拉唑 40 mg 每 12 小时 1 次[6]。实际上予 0.9%氯化钠注射液 100 mL＋泮托拉唑钠 40 mg 每天 1 次静脉滴注(6 月 11 日—6 月 13 日),质子泵抑制剂剂量不足可增加上消化道出血的风险。

五、患者抗真菌方案是否合理

患者 6 月 27 日**腹水培养出光滑假丝酵母菌(念珠菌)**,6 月 28 日患者诉下腹胀痛,B 超示大量顽固性腹水。存在腹腔感染。应考虑深部真菌感染的可能性。WVUH 深部真菌感染的危险因素评估为广谱抗生素治疗≥4 天(5 分)＋胃肠道手术(5 分)＋抗生素≥4 天体温仍 38℃以上(5 分)＋实体肿瘤(3 分)＋留置导管(3 分)＋白细胞计数＞10 000/mm³(3 分)＋腹水培养出光滑念珠菌(1 分)＝25 分。非 ICU 病人＞25 分,立即投用抗真菌药;15～25 分,加强监测;＜15 分,维持和监护[7]。因此,应立即使用抗真菌药。实际上未予氟康唑等抗真菌药,可能与患者腹腔感染加重有相关性。

【病例总结】

在此需要指出的是,每日予维生素 C 1～4 g,可引起深静脉血栓形成,血管内凝血,可干扰抗凝药的抗凝效果;D-二聚体飙升仍予维生素 K_1,可诱发栓塞或使栓塞加重;异甘草酸镁可导致假性醛固酮症,增加心脏负荷;社区获得性肺炎抗菌药疗程一般 7～10 天,有基础疾病、年老者为 7～14 天,院内获得性肺炎抗菌药疗程一般 10～14 天;NRS2002营养风险筛查 8 分≥3 分处于严重的营养风险,需要营养支持,禁食 5 天以上应予肠外营养至少 125 kJ(30 kcal/kg);WVUH 深部真菌感染的危险因素评估非 ICU 病人＞25 分,立即投用抗真菌药。

未遵守上述用药注意事项,可能与患者病情恶化有相关性。

参考文献

[1] 陆再英,钟南山.内科学.第 7 版.北京：人民卫生出版社,2008,212～220,593～595,646～652

[2] 中华医学会呼吸病学分会肺栓塞与肺血管病学组,中国医师协会呼吸医师分会肺栓塞与肺血管病工作委员会,全国肺栓塞与肺血管病防治协作组.肺血栓栓塞症诊治与预防指南[J].中华医学杂志,2018,98(14)：1060～1087

[3] 刘琳,张湘燕.加拿大成人医院获得性肺炎和呼吸机相关肺炎临床诊治指南要点和解读[J].临床内科杂志,2016,33(1)：21～22

[4] 中华医学会肠外肠内营养学分会.住院患者肠外营养支持的适应证临床指南(2015 年 12 月版)[J].中华外科杂志,2006,44(23)：1596～1598

[5] 应激性溃疡防治专家组.应激性溃疡防治专家建议(2015 版)[J].中华医学杂志,2015,95(20)：1555～1557

[6] 质子泵抑制剂预防性应用专家共识写作组.质子泵抑制剂预防性应用专家共识(2018)[J].中国医师杂志,2018,20(12)：1775～1781

[7] 王静恩,王志华,蔡金芳.两性霉素 B 加血必净注射液早期经验性治疗 ICU 侵袭性真菌感染观察[J].中国医药导刊,2012,12(11)：1923～1924

无痛胃镜术后发生感染性休克死亡

【概述】

一例老年女性患者,因食欲缺乏 4 月多,加重伴腹痛腹泻腹胀 10 多天入院。入院后临床诊断胃恶性肿瘤,胰腺恶性肿瘤,右下肺不张、胸腔积液、冠心病、胆囊结石并胆囊炎。后发生了严重肺部感染,导致了感染性休克,患者最终死亡。通过此病例分析探讨以下几个问题:① 患者发生感染后其抗菌方案是否合理;② 患者突发昏迷、呼吸衰竭的可能原因。

【病史介绍】

患者 69 岁,女性,冠心病史 5 年多,口服阿托伐他汀钙。因食欲缺乏 4 月多,加重伴腹痛腹泻腹胀 10 多天于 2020 年 5 月 19 日就诊。白细胞 15.89×10^9/L($3.5 \sim 9.5 \times 10^9$/L),中性粒细胞百分比 42.8%(40%~75%),血小板计数 466×10^9/L($125 \sim 350 \times 10^9$/L),**血红蛋白 107 g**/L(115~150 g/L),CRP 75 mg/L(0~10 mg/L)。心电图示 ST 段异常。胃镜示胃十二指肠多发溃疡、肿物(神经内分泌肿瘤癌变,性质待病理)。超声示胰腺体部站位,右肾旁占位,胆囊炎并胆结石。5 月 21 日,CT 示两肺少许炎症,右侧胸腔积液;胃周、肝门及腹膜后多发肿大淋巴结,中纵隔占位,考虑恶性可能。5 月 22 日 14:45 pm 收入消化内科,临床诊断胃恶性肿瘤,胰腺恶性肿瘤,右下肺不张、胸腔积液、冠心病、胆囊结石并胆囊炎。患者身高 164 cm,体重 49 kg,BMI 18.2 kg/m^2。

【临床过程】

5 月 22 日,血压 119/75 mmHg,心率 95 次/分。白细胞 16.36×10^9/L($3.5 \sim 9.5 \times 10^9$/L),中性粒细胞百分比 50.5%(40%~75%),血小板计数 409×10^9/L($125 \sim 350 \times 10^9$/L),**血红蛋白 107 g**/L(115~150 g/L),CRP 96 mg/L(0~10 mg/L),白蛋白 25 g/L(40~55 g/L)。予禁食(5 月 22 日—5 月 29 日),阿托伐他汀钙 20 mg 每晚 1 次口服(5 月 22 日—6 月 1 日),银杏片 40 mg 每天 3 次口服(5 月 22 日—6 月 1 日),0.9%氯化钠注射

液 100 mL＋泮托拉唑钠 40 mg 每天 2 次静脉滴注(5 月 22 日—5 月 23 日)0.9％氯化钠注射液 100 mL＋奥美拉唑钠 40 mg 每天 2 次静脉滴注(5 月 23 日—6 月 1 日),(克林维)脂肪乳(10％)氨基酸(15)葡萄糖(20％)1 000 mL＋10％氯化钾 10 mL＋脂溶性维生素(Ⅱ) 1 瓶每天 1 次静脉滴注(5 月 22 日—5 月 29 日),5％葡萄糖氯化钠注射液 500 mL＋维生素 C 1 g＋10％氯化钾 15 mL 每天 1 次静脉滴注(5 月 22 日—5 月 28 日),螺内酯 40 mg 每天 1 次口服(5 月 22 日—5 月 29 日),呋塞米 20 mg 每天 1 次口服(5 月 22 日,5 月 28 日—5 月 29 日)。

5 月 23 日,予 10％葡萄糖注射液 250 mL＋10％氯化钾 5 mL 每天 1 次静脉滴注(5 月 23 日—5 月 28 日)。

5 月 24 日,患者心率 88 次/分,血压 102/64 mmHg。

5 月 25 日,体温 38℃,血压 105/74 mmHg,心率 98 次/分。予 0.9％氯化钠注射液 100 mL＋头孢唑肟钠 2 g 每天 2 次静脉滴注(5 月 25 日—6 月 1 日)。

5 月 27 日,无痛超声内镜见胃体黏膜粗糙,可见溃疡,覆盖血痂,予活检。诊断淋巴瘤。D-二聚体 5.74 mg／L(＜0.55 mg／L),PT 13 秒(9.4～12.5 秒)。白细胞 14.55×10⁹/L(3.5～9.5×10⁹/L),中性粒细胞百分比 52.2％(40％～75％),血小板计数 209×10⁹/L(125～350×10⁹/L),血红蛋白 102 g／L(115～150 g／L),CRP 108 mg／L(0～10 mg／L)。血气分析示剩余碱－9.6 mmol/L(－3 mmol/L～＋3 mmol/L),碳酸氢根 14.4 mmol/L(22～27 mmol/L)。

5 月 28 日,病理示非霍奇金淋巴瘤。心率 121 次/分,血压 117/65 mmHg。予低分子肝素钠 4 250 IU 每天 1 次皮下注射(5 月 28 日—6 月 1 日),氨溴索 30 mg＋0.9％氯化钠注射液 100 mL 每天 2 次静脉滴注(5 月 28 日—6 月 1 日)。

5 月 29 日 9:00 am,患者诉上腹部疼痛。予半流质(5 月 29 日—6 月 1 日)。

5 月 30 日,患者仍感心悸,心率 101 次/分。PET～CT 示淋巴瘤广泛浸润。

6 月 1 日 15:00 pm,转血液科。20:00 pm,心率 128 次/分,呼吸 26 次/分,血压 126/83 mmHg。21:00 pm,心率 132 次/分,呼吸 28 次/分,血压 133/82 mmHg。22:00 pm,体温 37.6℃,心率 144 次/分,呼吸 34 次/分,血压 149/90 mmHg。予甲泼尼龙琥珀酸钠 40 mg 静脉推注,二羟丙茶碱 0.25 g＋5％葡萄糖注射液 100 mL 静脉滴注。23:00 pm,体温 37.8℃,心率 150 次/分,呼吸 31 次/分,血压 174/94 mmHg。5％葡萄糖氯化钠注射液 500 mL 静脉滴注。

6 月 2 日 0:00 am,体温 38℃,血压 173/85 mmHg,心率 143 次/分,呼吸 31 次/分。2:00 am,血压 104/57 mmHg,心率 140 次/分,呼吸 32 次/分。5:00 am,血压 98/53 mmHg,心率 136 次/分,呼吸 36 次/分。7:00 am,血压 83/49 mmHg,心率 126 次/分,呼吸 37 次/分,氧饱和度降至 73％。予乳酸钠林格液 500 mL 静脉滴注,地塞米松磷酸钠 5 mg 静脉推注,托拉塞米 10 mg 静脉推注。多巴胺 200 mg＋0.9％氯化钠注射液

50 mL 静脉滴注。9：00 am，白细胞 26.3×10⁹/L(3.5～9.5×10⁹/L)，中性粒细胞百分比 72.7%(40%～75%)，血小板计数 271×10⁹/L(125～350×10⁹/L)，**血红蛋白 110 g/L** (115～150 g/L)，CRP 71 mg/L(0～10 mg/L)。D-二聚体 4.18 mg/L(0～0.50 mg/L)。**尿素 15.4 mmol/L(3.1～8.8 mmol/L)，肌酐 123 μmol/L(41～81 μmol/L)**。10：00 am，**体温 39.8℃**。

11：00 am，转 ICU。患者昏迷，点头样呼吸。予 0.9%氯化钠注射液 100 mL＋兰索拉唑 30 mg 每天 1 次静脉滴注(6 月 2 日—6 月 4 日)，**比阿培南 0.6 g＋0.9%氯化钠注射液 100 mL 每 12 小时 1 次静脉滴注(6 月 2 日—6 月 4 日)**，10%葡萄糖注射液 500 mL＋复方维生素(3)10 mL＋生物合成人胰岛素 10 IU 每天 1 次静脉滴注(6 月 2 日—6 月 4 日)，5%葡萄糖氯化钠注射液 500 mL＋维生素 C 2 g＋生物合成人胰岛素 6 IU 每天 1 次静脉滴注(6 月 2 日—6 月 4 日)，氨溴索 45 mg 每 8 小时 1 次静脉推注(6 月 2 日—6 月 4 日)，乌司他丁 30 万每 12 小时 1 次静脉推注(6 月 2 日—6 月 4 日)，血必净 50 mL＋0.9%氯化钠注射液 100 mL 每 12 小时 1 次静脉滴注(6 月 2 日—6 月 4 日)，还原性谷胱甘肽 2 g＋0.9%氯化钠注射液 100 mL 每天 1 次静脉滴注(6 月 2 日—6 月 4 日)。

13：10 pm，予留置导尿(6 月 2 日—6 月 4 日)，气管插管呼吸机辅助通气(6 月 2 日—6 月 4 日)。血气分析示 pH7.121(7.35～7.45)，剩余碱－14.6 mmol/L(－3 mmol/L～＋3 mmol/L)，乳酸 10.5 mmol/L(0.5～1.6 mmol/L)。降钙素原 2.82 ng/mL(2.0 ng/mL 预示高风险脓毒血症)，糖化血红蛋白 7.2(4%～6%)，尿素 15.2 mmol/L(3.1～8.8 mmol/L)，**肌酐 183 μmol/L(41～81 μmol/L)**。床旁胸片示右肺炎症，两侧胸腔积液。**心电图示房颤**、快室率。心超示**肺动脉收缩压 65 mmHg**(10～30 mmHg)，三尖瓣大量反流。

6 月 3 日 6：00 am，体温 39.2℃。9：47 am，患者呼之可应，查体欠合作。心率 134 次/分，血压 96/52 mmHg，氧饱和度 94%。

6 月 4 日 3：00 am，心电监护示心率 157 次/分，呼吸 36 次/分，多巴胺维持下血压降至 82/47 mmHg，氧饱和度 85%(SIMV，FiO₂100%)，钠 150 mmol/L(137～145 mmol/L)。6：00 am，体温 38.8℃。8：11 am 死亡。

【病例用药分析】

一、患者发生感染后其抗菌方案是否合理

6 月 2 日 0：00 am 体温 38℃，9：00 am 白细胞 26.3×10⁹/L，10：00 am 体温 39.8℃。11：00 am 患者发生昏迷、呼吸衰竭、点头样呼吸转 ICU，结合降钙素原 2.82 ng/mL、5 月 27 日行无痛超声内镜＋活检、非霍奇金淋巴瘤广泛浸润、5 月 29 日诉上腹部疼痛，患者发生了严重肺部感染，不能排除发生了胃穿孔引发腹膜炎，最终导致了感染性休克。

患者为非霍奇金淋巴瘤广泛浸润基础上并发的肺部感染，可危及生命。通常应在感

染发生后 4 到 5 小时之内使用抗菌药。为保证早期抗生素治疗的正确性,需要联合应用广谱抗生素,覆盖耐药革兰阴性杆菌和革兰阳性球菌。该患者常见致病菌可能有铜绿假单胞菌,耐甲氧西林金葡菌(MRSA),不动杆菌,肠杆菌属细菌和厌氧菌等。可选择氟喹诺酮类或氨基糖苷类联合下列药物之一:① 抗假单胞菌 β 内酰胺酶类,如头孢他啶,头孢哌酮,哌拉西林等;② 广谱 β 内酰胺类/β 内酰胺酶抑制药,如头孢哌酮/舒巴坦钠,哌拉西林/三唑巴坦等;③ 碳青霉烯类如亚胺培南/西司他丁钠和美罗培南。估计金葡菌感染可能者联合应用万古霉素、替考拉宁、利耐唑胺,估计真菌感染可能者联合应用抗真菌药物如氟康唑、伏立康唑、伊曲康唑、米卡芬净等[1]。抗感染 2~3 天效果不佳及时调整抗菌药[1]。

5 月 25 日体温 38℃,予头孢唑肟钠 2 g 每天 2 次静脉滴注(5 月 25 日—6 月 1 日)。6 月 1 日 15:00 pm 转血液科,22:00 pm 体温 37.6℃,心率 144 次/分,呼吸 34 次/分,血压 149/90 mmHg。此时应及时升级抗菌药但未能做到,直到 6 月 2 日 11:00 am 转 ICU,才予比阿培南 0.6 g 每 12 小时 1 次静脉滴注(6 月 2 日—6 月 4 日),且未联合使用氟喹诺酮类或氨基糖苷类。可使感染得不到控制。

二、患者突发昏迷、呼吸衰竭的可能原因

(1) 患者不能排除发生了脑梗。① 6 月 2 日 13:10 pm 心电图示房颤快室率,提示患者有阵发性房颤。CHA_2DS_2VASc 评分=69 岁(65~74 岁)(1 分)+2+血管疾病(1 分)+女性(1 分)=3 分[2],栓塞发生风险高;HAS-BLED 评分=69 岁>65 岁(1 分)=1 分[2],出血风险不高。尽管予低分子肝素钠 4 250 IU 每天 1 次皮下注射(5 月 28 日—6 月 1 日),但脑梗死风险仍存在;② 患者 69 岁女性,有冠心病史,可能存在脑动脉、颈动脉粥样硬化,有脑血栓形成的疾病基础[3];③ 患者因严重疾病,食欲缺乏饮食饮水很少,加上因肺部感染使呼吸急促,从呼吸道排出水分可超过 1 000 mL,高热使通过皮肤蒸发蒸发较多水分,每天经非肾脏途径排出的水分可在 2 000 mL 以上[4],还加上予呋塞米 20 mg 每天 1 次口服(5 月 22 日,5 月 28 日—5 月 29 日),可引发容量不足。6 月 1 日 20:00 pm **心率 128 次/分,血压 126/83 mmHg**;21:00 pm 心率 132 次/分,血压 133/82 mmHg;22:00 pm 心率 144 次/分,血压 149/90 mmHg。休克指数>1,提示存在脱水容量不足,可增加血黏度,使脑梗死的风险增加。

(2) 患者突发昏迷、呼吸衰竭,结合肺动脉收缩压 65 mmHg,D-二聚体 4.18 mg /L,不能排除发生了肺栓塞。根据栓塞风险评估表(Caprini 评估表):69 岁(61~74 岁)(2 分)+卧床患者(1 分)+肺部感染(1 分)+非霍奇金淋巴瘤广泛浸润(2 分)=6 分≥5 分,患者深静脉血栓形成风险极高危。Pauda 评估:非霍奇金淋巴瘤广泛浸润(3 分)+肺部感染(1 分)=4 分≥4 分,也属于血栓形成高危。加上患者出血风险不高,按规定应予低分子肝素抗血栓形成,再联合机械预防[4]。尽管予低分子肝素钠 4 250 IU 每天 1 次皮下注射(5 月 28 日—6 月 1 日),但肺栓塞风险仍存在。5% 葡萄糖氯化钠注射液 500 mL+

维生素 C 1 g＋10％氯化钾 15 mL 每天 1 次静脉滴注(5 月 22 日—5 月 28 日)、5％葡萄糖氯化钠注射液 500 mL＋维生素 C 2 g＋生物合成人胰岛素 6 IU 每天 1 次静脉滴注(6 月 2 日—6 月 4 日),维生素 C 参与胶原蛋白的合成,可降低毛细血管的通透性,加速血液的凝固,刺激凝血功能。每日予维生素 C 1～4 g,可引起深静脉血栓形成,血管内凝血,可干扰抗凝药的抗凝效果。患者存在脱水容量不足,可增加血黏度,使梗死风险增加。

【病例总结】

无痛超声内镜＋活检术后诉上腹部疼痛,应注意及时观察,警惕胃穿孔;危及生命的感染,通常应在感染发生后 4～5 小时之内使用强力抗菌药,需要联合应用广谱抗生素,覆盖耐药革兰阴性杆菌和革兰阳性球菌,抗感染 2～3 天效果不佳及时调整抗菌药;栓塞风险高的患者,加上食欲缺乏,应注意维持容量平衡;每日予维生素 C 1～4 g,可引起深静脉血栓形成。

未遵守上述用药注意事项,可能与患者病情恶化有相关性。

参考文献

[1] 梁德雄.重症肺炎抗生素降阶梯治疗使用策略[J].中国医学文摘.内科学,2005,26(4):484～487
[2] 马长生.心房颤动抗凝治疗的新观点和新指南[J].中国循环杂志[J].2011,26(5):3～5
[3] 贾建平,陈生弟.神经病学.第 7 版.北京:人民卫生出版社,2014,170～186
[4] 王礼振.临床输液学.北京:人民卫生出版社,1998,8～21,46～48,143～158
[5] 中华医学会呼吸病学分会肺栓塞与肺血管病学组,中国医师协会呼吸医师分会肺栓塞与肺血管病工作委员会,全国肺栓塞与肺血管病防治协作组.肺血栓栓塞症诊治与预防指南[J].中华医学杂志,2018,98(14):1060～1087

消化道出血患者发生猝死

【概述】

一例老年女性患者,合并高血压,帕金森,甲减,冠心病史。因解不成形黑便入院。入院后消化道出血加重,治疗效果不佳,患者死亡。通过此病例分析探讨以下问题:① 患者发生消化道出血的部位及原因;② 患者此次再入院后 10 月 21 日猝死的可能原因。

【病史介绍】

患者 83 岁女性,高血压病史 20 余年,血压最高 160/90 mmHg,平素予氨氯地平5 mg 每天 1 次口服,血压控制不详。帕金森病史 5 年余,目前予多巴丝肼 0.125 mg 每天3 次口服。甲状腺功能减退病史 40 余年,长期予左甲状腺素钠 50 μg 每天 2 次口服。**2年前消化道出血病史,呕褐色液体。**2018 年 6 月 7 日于东方医院行冠脉造影提示冠心病,予美托洛尔、单硝酸异山梨酯缓释胶囊、阿托伐他汀钙片、氯吡格雷口服治疗。出院后继续予美托洛尔缓释片 47.5 mg 每天 1 次口服、单硝酸异山梨酯缓释胶囊 50 mg 每天 1次口服、阿托伐他汀钙片 20 mg 每晚 1 次口服、**氯吡格雷 25 mg 每天 2 次口服**。10 月 10日解不成形黑便,每次量为 100~200 g,去医院就诊。

【临床过程】

10 月 16 日,查血红蛋白 87 g/L(115~150 g/L),红细胞比积 25.2%(35%~45%)。心电图示窦性心律、Ⅰ度房室传导阻滞、T 波改变(Ⅱ、Ⅲ、aVF、V3 低平)。予抑酸护胃、营养支等治疗后未见明显好转。10 月 16 日 15:05 pm 因消化道出血,消化性溃疡? 冠心病、心功能Ⅱ级(NYHA)、高血压 2 级(很高危组)、甲状腺功能减退、帕金森病收住入院。查体神清气平,**血压 103/55 mmHg**,心率 74 次/分,律齐,双下肢无浮肿。予 **0.9% 氯化钠注射液 100 mL + 泮托拉唑钠 40 mg 每 12 小时 1 次静脉滴注(10 月 16 日—10 月 21 日)**,凝血酶冻干粉 2 000 IU q6h 口服(10 月 16 日—10 月 21 日),脂肪乳(10%)氨基酸(15)葡萄糖(20%)(克林维)1 000 mL + 10% 氯化钾 10 mL 每天 1 次静脉滴注(10 月 16 日—10

月 19 日),0.9％氯化钠注射液 500 mL＋维生素 C 2 g＋维生素 B₆ 0.2 g＋10％氯化钾 10 mL 每天 1 次静脉滴注(10 月 16 日—10 月 21 日),**单硝酸异山梨酯缓释片 40 mg 每天 1 次口服(10 月 16 日—10 月 19 日),氨氯地平 5 mg 每天 1 次口服(10 月 16 日—10 月 19 日),美托洛尔缓释片 47.5 mg 每天 1 次口服(10 月 16 日—10 月 21 日),**多巴丝肼 0.125 mg 每天 3 次口服(10 月 16 日—10 月 21 日),左甲状腺素钠 50 μg 每天 2 次口服 (10 月 16 日—10 月 21 日),阿托伐他汀钙 20 mg 每晚 1 次口服(10 月 16 日—10 月 21 日)。

10 月 17 日,患者神清气平,血压 101/68 mmHg,心率 70 次/分,律齐,双下肢无水肿。心电图示窦性心律、T 波改变(Ⅱ、aVF 低平、Ⅲ 倒置,V2、V3 倒置,V4、V5、V6 低平)。心超示左房增大、室间隔中上段局部增厚、二尖瓣三尖瓣少量反流、左室舒张功能减低。D-二聚体 0.55 mg /L(＜0.55 mg /L),血红蛋白 95 g/L(115～150 g/L),红细胞比积 28.5％(35％～45％),肌酐 88 μmol/L(41～81 μmol/L)。

10 月 18 日,患者禁食中,神清、气平,血压 96/57 mmHg,心率 76 次/分,律齐,双下肢无水肿。

10 月 19 日 9:00 am,患者神清气平,血压 78/45 mmHg,心率 64 次/分。**停单硝酸异山梨酯缓释片及氨氯地平。**14:00 pm,血压 74/46 mmHg,心率 61 次/分。15:00 pm,血压 79/48 mmHg,心率 60 次/分。磁控胶囊胃镜报告示慢性浅表-萎缩性胃窦炎,**空肠上段憩室,回肠下段多发小息肉样隆起。**予复方氨基酸(20AA 丰诺安)500 mL＋10％氯化钾 10 mL 每天 1 次静脉滴注(10 月 19 日—10 月 21 日)。

10 月 20 日 8:00 am～9:00 am,血压 79/50 mmHg,心率 57～66 次/分。**血红蛋白 79 g /L(115～150 g /L),红细胞比积 24.2%(35%～45%),肌酐 151 μmol /L(41～81 μmol /L),钠 134 mmol/L(137～145 mmol/L)。**14:00 pm～23:00 pm,血压 77～84/36～53 mmHg。测 CVP 10～14 cmH₂O。**心内科会诊停美托洛尔缓释片。**20:00 pm,**予呋塞米 20 mg 静脉推注。**

10 月 21 日 8:00 am～11:00 am,血压 80～82/41～57 mmHg。13:00 pm,患者诉感腹胀,小便量少。神清、气平,血压 91/45 mmHg,左手轻、中度水肿。

14:00 pm,血压 90/41 mmHg,予呋塞米 10 mg 静脉推注。14:20 pm,血压 75/48 mmHg,心率 59 次/分。0.9％氯化钠注射液 100 mL＋头孢噻肟钠 2 g 静脉滴注。15:00 pm,血压 78/38 mmHg,心率 51 次/分。15:20 pm,患者如厕后回躺病床,出现胸闷气促、血压、心率进行性下降至 50/29 mmHg,伴口吐白沫,急予多巴胺 100 mg＋氯化钠 100 mL 等血管活性药物升血压,患者血压、心率无明显好转。心电监测示 46/22 mmHg,心率 40 次/分。颈动脉搏动未触及,考虑心脏骤停。经抢救无效,19:06 pm 宣布临床死亡。

【病例用药分析】

一、患者发生消化道出血的部位及原因

患者发生消化道出血但不能确定部位,如果是胃十二指肠溃疡出血,根据2015版应激性溃疡防治专家共识:

(1) 诱发SU的基础疾病称为应激源:① 严重颅脑、颈脊髓外伤(又称Cushing溃疡);② 严重烧伤,烧伤面积>30%(又称Curling溃疡);③ 严重创伤、多发伤;④ 各种困难、复杂的手术;⑤ 脓毒症;⑥ 多脏器功能障碍综合征(MODS);⑦ 休克,心、肺、脑复苏后;⑧ 严重心理应激,如精神创伤、过度紧张等;⑨ 心脑血管意外等。

(2) 在上述应激源存在的情况下,以下危险因素会增加SU并发出血的风险:① 机械通气超过48 h;② 凝血机制障碍(INR>1.5或血小板<$50×10^9 \cdot L^{-1}$或APTT>正常值2倍);③ 原有消化道溃疡或出血病史;④ 大剂量使用糖皮质激素或合并使用非甾体抗炎药;⑤ 急性肾功能衰竭;⑥ 急性肝功能衰竭;⑦ 急性呼吸窘迫综合征(ARDS);⑧ 器官移植等[1]。

2018年6月患者出院后予氯吡格雷25 mg每天2次口服,可能有凝血机制障碍(危险因素);2年前消化道出血病史,呕褐色液体,有消化道溃疡或出血病史(危险因素)。存在两个应激性溃疡的危险因素,却未给予质子泵抑制剂或其他胃黏膜保护剂,这是患者2018年10月10日再发消化道出血的原因。

如出血部位是在小肠,则患者2018年10月10日再发消化道出血的原因:① 空肠上段憩室,回肠下段多发小息肉样隆起。② 因冠心病等予氯吡格雷25 mg每天2次口服。

如果是胃十二指肠溃疡出血,根据Rockall评分[2]:患者83岁≥80岁(2分)+缺血性心脏病(2分)+低血压(2分)=6分≥5分,属于高危。根据Blatchford评分[2]:收缩压90～99 mmHg(2分)+血红蛋白95 g/L<100 g/L(6分)+黑便(1分)=9分≥6分,属于中高危。对内镜止血治疗后的高危患者,给予静脉大剂量PPI(如埃索美拉唑)72 h,并可适当延长大剂量PPI疗程,然后改为标准剂量PPI静脉输注,每日2次,3～5天,此后口服标准剂量PPI至溃疡愈合[2]。实际上予0.9%氯化钠注射液100 mL+泮托拉唑钠40 mg每12小时1次静脉滴注(10月16日—10月21日),可能降低止血效果。如出血部位是在小肠,对经胶囊内镜或小肠镜发现活动性出血灶,且同时存在进行性贫血加重或活动性出血的患者,应采取内镜下止血治疗。如果存在持续性或复发性出血,或无法定位出血病灶,则推荐补铁治疗、生长抑素或抗血管生成药物(沙利度胺)治疗[3]。实际上未做到,可能降低止血效果。

二、患者再入院后猝死的可能原因

(1) 10月17日血红蛋白95 g/L、血细胞比容28.5%。10月20日血红蛋白79 g/L、血细胞比容24.2%,贫血加重,提示消化道出血未能止住,可加重贫血;

（2）患者 10 月 16 日入院时血压 103/55 mmHg,仍予单硝酸异山梨酯缓释片 40 mg 每天 1 次口服（10 月 16 日—10 月 19 日）、氨氯地平 5 mg 每天 1 次口服（10 月 16 日—10 月 19 日）、美托洛尔缓释片 47.5 mg 每天 1 次口服（10 月 16 日—10 月 21 日）,加上消化道出血可能未能止住使贫血进行性加重导致低血容量,使 10 月 19 日之后的发生严重低血压,加上未能予多巴胺等升压药维持住血压,患者下床走动去厕所,可使心、脑供血骤减;

（3）患者因消化道出血被迫停用氯吡格雷,加上予 0.9%氯化钠注射液 500 mL＋维生素 C 2 g＋维生素 B$_6$ 0.2 g＋10%氯化钾 10 mL 每天 1 次静脉滴注（10 月 16 日—10 月 21 日）。维生素 C 参与胶原蛋白的合成,可降低毛细血管的通透性,加速血液的凝固,刺激凝血功能。每日予维生素 C 1～4 g,可引起深静脉血栓形成,血管内凝血,可干扰抗凝药的抗凝效果,再加上严重低血压,可引发冠状动脉或脑动脉缺血及栓塞。

【病例总结】

在此需要指出的是,有消化道出血史的病人在予氯吡格雷之前应查明原因,予适当措施以减少再次出血风险;对胃十二指肠溃疡出血高危患者应予大剂量质子泵抑制剂;对小肠活动性出血且同时存在进行性贫血加重患者,应采取内镜下止血治疗,推荐生长抑素或沙利度胺治疗;每日予维生素 C 1～4 g 加速血液的凝固;血压偏低患者不宜使用降压药;长时间低血压患者除予补充容量外,应予多巴胺等升压药维持血压。

未遵守上述用药注意事项,可能与患者病情恶化有相关性。

参考文献

［1］ 应激性溃疡防治专家组.应激性溃疡防治专家建议（2015 版）[J].中华医学杂志,2015,95（20）: 1555～1557

［2］ 《中华内科杂志》《中华医学杂志》《中华消化杂志》《中华内镜杂志》中华医学会消化内镜分会.急性非静脉曲张性上消化道出血诊治指南（2015 年,南昌）.中华医学杂志,2016,96（4）:254～258

［3］ 陈慧敏,戈之铮.解读 2015ACG 小肠出血诊治指南[J].浙江医学,2015,37（22）:1804,1815

病例 *13*

入院后发生脑梗加重肺性脑病高钠血症

【概述】

一例高龄女性患者,合并右侧股骨颈骨折行髋关节置换术后,脑梗死,阿尔茨海默病,因吞咽困难、肺部感染入院。入院后发生脑梗、浓缩性高钠血症、肺性脑病。通过此病例分析探讨以下几个问题:① 患者发生脑梗死且加重可能原因;② 患者发生肺性脑病的可能原因;③ 患者发生高钠血症的可能原因。

【病史介绍】

患者 95 岁高龄女性,2003 年因右侧股骨颈骨折行髋关节置换术;2007 年发现胃溃疡,经抑酸止血治疗后好转;数年前发生脑梗死,现予血栓通口服;有阿尔兹海默病史 4 年,近半年来出现吞咽困难,予碎食饮食。因咳嗽、咳痰,体温 38℃于 2015 年 2 月 14 日长海医院就诊,经治疗未好转,拟肺部感染 2 月 25 日收入东方医院。

【临床过程】

查体神清气平,体温 36.2℃,双肺未闻及明显干、湿啰音,心率 78 次/分,血压 176/78 mmHg。白细胞计数 $4.33×10^9$($3.5～9.5×10^9$),中性粒细胞百分率 73.1%(40%～75%),血红蛋白 122 g/L(115～150 g/L),血细胞比容 38.8%(35%～45%),血小板计数 $361×10^9$[($125～350$)$×10^9$],CRP 40.4 mg/L(0～3 mg/L)。**尿素氮 5 mmol/L**(2.5～6.1 mmol/L),**肌酐 49 μmol/L**(46～92 μmol/L)。钾 3.4 mmol/L(3.5～5.1 mmol/L),钠 140 mmol/L(137～145 mmol/L)。予半流质少渣饮食(2 月 25 日—4 月 3 日),**5%葡萄糖注射液 250 mL＋左氧氟沙星 0.3 g** 每天 1 次静脉滴注(2 月 25 日—3 月 10 日)、**0.9%氯化钠注射液 100 mL＋克林霉素 0.6 g** 每天 2 次静脉滴注(2 月 25 日—3 月 10 日)抗感染,复方消化酶胶囊 2 粒每天 3 次口服(2 月 25 日—4 月 1 日)助消化。自备**血塞通、雷洛昔芬、富马酸喹硫平**口服。

2 月 26 日,心率 79 次/分,血压 212/80 mmHg,予培哚普利 4 mg 每天 1 次口服(2 月

26 日—3 月 28 日)降压,人血丙种球蛋白 5 g 每天 1 次静脉滴注(3 月 2 日—3 月 11 日)增强免疫,予肠内营养粉剂 TP(安素)800 g 口服(2 月 26 日)。2 月 28 日,心率 98 次/分,血压 154/77 mmHg。

3 月 2 日 10:00 am,患者一般情况可,神清气平,心率 70 次/分,血压 143/55 mmHg。16:00 pm,心率 83 次/分,血压 126/53 mmHg。

17:30 pm,患者嗜睡不易唤醒,呼之不应,查体不配合,血压 118/58 mmHg,心率 89 次/分,氧饱和度 98%,血糖 5.6 mmol/L。18:55 pm,血红蛋白 95 g/L(115～150 g/L)。**钾 3.4 mmol/L(3.5～5.1 mmol/L),钠 135 mmol/L(137～145 mmol/L)。予 5%葡萄糖氯化钠注射液 500 mL 静脉滴注。头颅 CT 平扫显示双侧基底节区、半卵圆中心多发腔隙性梗死。**胸部 CT 示两肺散在慢性炎症、右肺下叶小肺大泡,两侧胸腔、心包少量积液。22:00 pm,患者嗜睡易唤醒,不能言语,查体不配合,血压 117/53 mmHg,心率 76 次/分。予 5%葡萄糖氯化钠注射液 250 mL+10%氯化钾 5 mL+10%氯化钠 10 mL 静脉滴注。

3 月 3 日 9:30 am,患者无嗜睡,呼叫有反应,不能言语,不配合查体。家属拒绝行头颅 MRI。血压 160/88 mmHg,心率 86 次/分。白细胞计数 $6.61×10^9(3.5～9.5×10^9)$,中性粒细胞百分率 72.0%(40%～75%),血红蛋白 101 g/L(115～150 g/L),红细胞比积 32.1%(35%～45%),血小板计数 $315×10^9(125～350×10^9)$,CRP 37.9 mg/L(0～3 mg/L)。

3 月 8 日,钾 3.8 mmol/L(3.5～5.1 mmol/L),钠 141 mmol/L(137～145 mmol/L)。

3 月 10 日,患者精神可,嗜睡,血象、体温正常,**停克林霉素和左氧氟沙星**,予坦洛新缓释胶囊 0.2 mg 每晚 1 次口服(3 月 10 日—4 月 3 日),8.5%复方氨基酸 250 mL+5%氯化钾 5 mL 每天 1 次静脉滴注(3 月 10 日—4 月 2 日),5%葡萄糖氯化钠注射液 250 mL+维生素 C 1 g+维生素 B_6 0.1 g+10%氯化钾 5 mL 每天 1 次静脉滴注(3 月 10 日—3 月 16 日)。22:50 pm,血压 212/70 mmHg,心率 90 次/分,予硝苯地平 10 mg qd 口服。

3 月 16 日,**钠 157 mmol/L(137～145 mmol/L),氯 117 mmol/L(98～107 mmol/L)。尿素氮 15 mmol/L(2.5～6.1 mmol/L),肌酐 56 μmol/L(46～92 μmol/L)**,血红蛋白 111 g/L(115～150 g/L),红细胞比积 36.5%(35%～45%),**二氧化碳分压 47.4 mmHg(35～45 mmHg)**。

3 月 17 日,予左氧氟沙星 0.2 g 每天 2 次口服(3 月 17 日—4 月 3 日),5%葡萄糖注射液 250 mL+水溶性维生素 1 瓶+10%氯化钾 5 mL 每天 1 次静脉滴注(3 月 17 日—4 月 2 日),5%葡萄糖注射液 250 mL+10%氯化钾 5 mL 每天 1 次静脉滴注(3 月 18 日—4 月 2 日)。

3 月 18 日 17:10 pm,血压 171/79 mmHg,心率 89 次/分,予硝苯地平 10 mg 口服。

3 月 26 日,**钠 137 mmol/L(137～145 mmol/L),氯 105 mmol/L(98～107 mmol/L)。尿素氮 10.7 mmol/L(2.5～6.1 mmol/L),肌酐 56 μmol/L(46～92 μmol/L)。钾 4.3 mmol/L(3.5～5.1 mmol/L)。**血红蛋白 103 g/L(115～150 g/L),红细胞比积 33.4%

$(35\%\sim45\%)$，血小板计数 $244\times10^{9}(125\sim350\times10^{9})$，CRP 2.07 mg /L $(0\sim3$ mg /L)。

二氧化碳分压 48.1 mmHg $(35\sim45$ mmHg)。

3 月 28 日，患者神清、嗜睡，家属拒绝头颅 MRI 检查。

4 月 2 日，患者神清气平，对答切题，一般情况可，予出院。

【病例用药分析】

一、患者发生脑梗且加重的可能原因

在脑血管闭塞后的最初 4～6 小时，缺血区开始出现脑水肿，此时脑 CT 扫描均为阴性，称为绝对潜伏期；12～24 小时缺血区脑细胞坏死，但其密度尚无变化，此时多数病例 CT 无阳性发现，称相对潜伏期；2～5 天，脑水肿达高峰，CT 表现为低密度影像，称水肿坏死期。颅脑 CT 正常的病人并不能完全排除脑梗死的存在，首次 CT 扫描阴性者，一般应复查 CT（但应避免潜伏期和模糊效应期），若仍为阴性可做 CT 增强或磁共振检查，有助于进一步明确诊断。

3 月 2 日 17:30 pm，患者出现嗜睡，神志不清，头颅 CT 平扫显示双侧基底节区、半卵圆中心多发腔梗，之后患者拒绝头颅 MRI 复查，故不能完全排除脑梗可能。

（1）患者 95 岁高龄，有脑梗死病史，入院后血压偏高，提示有高血压。有发生脑梗死的疾病基础[1]。

（2）有阿尔茨海默病史 4 年，近半年来出现吞咽困难，可因摄入不足而引发容量不足。2 月 25 日尿素氮 5 mmol/L，肌酐 49 μmol/L，尿素氮/肌酐＝0.102＞0.08，提示容量不足；3 月 2 日 17:30 pm 钠 135 mmol/L，患者无心衰、肝肾功能不全等疾病故稀释性低钠血症的可能性较小，故低钠血症提示有效循环血量不足[2]。3 月 2 日 17:30 pm 血压 118/58 mmHg，22:00 pm 血压 117/53 mmHg。予 5％葡萄糖氯化钠注射液 250 mL＋10％氯化钾 5 mL＋10％氯化钠 10 mL 静脉滴注后，3 月 3 日 9:30 am 血压回升至 160/88 mmHg，也在一定程度上提示当时可能存在容量不足。容量不足可使原有的基础血压下降幅度过大过快，高血压患者血压只要较平时降低 30％，就有可能超出脑血流自动调节的下限，使脑血流量减少，脑血管易发生痉挛，造成脑组织缺血缺氧，特别是有脑动脉粥样硬化、脑部血管原有狭窄，则血压下降后容易导致狭窄远端血流灌注不足，导致脑梗死的发生或加重[3]。

（3）长期予富马酸喹硫平片口服，阻断中枢多巴胺 D_2 受体和 5-HT_2 受体，对组胺 H1 和 α1 受体也有阻断作用。可引发血压下降，尤其是在血容量不足时。故规定可能诱发低血压的状态（脱水、低血容量、抗高血压药物治疗）禁用，脑血管疾病患者禁用。

（4）长期予雷洛昔芬片口服，对雌激素作用的组织有选择性的激动或拮抗活性，可增加血黏度，使血液呈高凝状态，可增加静脉血栓栓塞事件的危险性，也有可能增加脑梗的风险。雷洛昔芬既往患有静脉血栓栓塞性疾病者（VTE），包括深静脉血栓、肺栓塞和视

网膜静脉血栓者禁用。

二、患者发生肺性脑病的可能原因

3月2日17:30 pm,患者出现嗜睡,神志不清,因患者拒绝进一步予MRI、增强CT等检查,故未能证实脑梗死。当时未予血气分析,而3月16日二氧化碳分压47.4 mmHg,有轻度二氧化碳潴留,故用肺性脑病来解释。

(1)患者95岁高龄,有肺部感染,CT示右肺下叶小肺大泡,两侧胸腔、心包少量积液。有引发呼吸衰竭的疾病基础[4]。

(2)予左氧氟沙星0.3 g每天1次静脉滴注+克林霉素0.6 g每天2次静脉滴注(2月25日—3月10日)。左氧氟沙星具有神经肌肉阻滞作用,而克林霉素也有神经肌肉阻断作用,两药应慎重联合使用;加上3月2日18:55 pm钾3.4 mmol/L,钠135 mmol/L。低钾血症可使神经肌肉接头静息膜电位增大,造成四肢无力、软瘫、呼吸肌麻痹;同时伴有低钠血症可使静息膜电位进一步增大,使神经肌肉应激性低下症状包括肌张力低下,加上左氧氟沙星+克林霉素。可使呼吸肌麻痹的风险增加[5]。患者95岁高龄,肺部感染并伴有基础疾病,长海医院治疗10多天无好转。若根据社区获得性肺炎,一般首选二、三代头孢±大环内酯类,β内酰胺类/β内酰胺酶抑制剂±大环内酯类,备选方案为氟喹诺酮类±大环内酯类[6]。

三、患者发生浓缩性高钠血症的可能原因

患者3月16日钠157 mmol/L,氯117 mmol/L,尿素氮15 mmol/L,肌酐56 μmol/L。尿素氮/肌酐比值=0.267>0.09,提示血容量不足加剧[2]。缺水量(L)=患者体重(kg)×0.6×(1−140/157)=3.9 L(以60 kg体重计),加上生理需求量1.5 L,共需入量为5.4 L[2]。

患者发生浓缩性高钠血症与补充容量不足有关,还可能与脑梗影响下丘脑和垂体的内分泌功能,导致肾脏排钠减少有关[7]。另外,予8.5%复方氨基酸250 mL+5%氯化钾5 mL每天1次静脉滴注(3月10日—4月2日),8.5%复方氨基酸为血渗透压的3倍,属于高渗液。予5%葡萄糖氯化钠注射液250 mL+维生素C 1 g+维生素B$_6$ 0.1 g+10%氯化钾5 mL每天1次静脉滴注(3月10日—3月16日),5%葡萄糖氯化钠注射液250 mL为血渗透压的2倍。

【病例总结】

富马酸喹硫平可诱发低血压的状态患者禁用、脑血管疾病患者禁用;雷洛昔芬既往患有静脉血栓栓塞性疾病者(VTE),包括深静脉血栓、肺栓塞和视网膜静脉血栓者禁用;低钠血症,加上左氧氟沙星+克林霉素,可使呼吸肌麻痹的风险增加;高钠血症患者应估算出缺水量,并及时补充;8.5%复方氨基酸为血渗透压的3倍,5%葡萄糖氯化钠注射液250 mL为血渗透压的2倍,高渗患者不宜使用。

未遵守上述用药注意事项，与患者病情恶化有相关性。

参考文献

［1］ 贾建平,陈生弟.神经病学.第 7 版.北京：人民卫生出版社,2014,175～188
［2］ 王礼振.临床输液学.北京：人民卫生出版社,1998,8～21,46～48
［3］ 苏庆杰,陈志斌,蔡美华,等.院内降压过度诱发急性脑梗死 7 例分析[J].中国误诊学杂志,2007,7(1)：174～175
［4］ 葛均波,徐永健.内科学.第 8 版.北京：人民卫生出版社,2013,138～149
［5］ 朱大年,王庭槐.生理学.第 8 版.北京：人民卫生出版社,2013,26～29
［6］ Gilbert D N，Moellering R C，Sande M A. The sanford guide to antimicrobial therapy, 43th edition. Antimicrobial Therapy Inc. USA：2013,39～40
［7］ 王建枝,殷莲华.病理生理学.第 8 版.北京：人民卫生出版社,2013,15～21,246～259

病例 *14*

肝性脑病加重高钾血症肺部感染

【概述】

一例老年女性患者,合并肝硬化,2型糖尿病,糖尿病肾病,因肝硬化失代偿期、门脉高压、脾功能亢进、食管胃底静脉曲张、肝性脑病(昏迷前期)、糖尿病肾病CKD 3期入院。入院后肝性脑病加重,最终导致死亡。通过此病例分析探讨以下问题:① 患者因肝性脑病(昏迷前期)的发生原因;② 患者肝性脑病用药是否合理;③ 患者继发肺部感染,其抗感染方案是否合理。

【病史介绍】

患者82岁,女性,有肝硬化史14年,有多次腹水、多次肝性脑病、多次黑便史;有2型糖尿病史10多年。因肝硬化失代偿期、门脉高压、脾功能亢进、食管胃底静脉曲张、肝性脑病(昏迷前期)、糖尿病肾病CKD 3期于2016年3月15日入院。神志欠清、对答不切题,双下肢重度水肿。

【临床过程】

3月15日,凝血酶原时间测定14.4秒(9.0~13.0秒),肌酐181 μmol/L(45~84 μmol/L)。白蛋白26 g/L(35~50 g/L),总胆红素31.4 μmol/L(3~22 μmol/L),非结合胆红素21.3 μmol/L(0~19 μmol/L)。血氨78 μmol/L(9~30 μmol/L)。血红蛋白94 g/L(115~150 g/L),血小板计数99×10^9/L(125~350×10^9/L)。头颅CT示双侧基底节区、半卵圆中心多发腔隙性梗死。予门冬氨酸鸟氨酸2.5 g+5%葡萄糖注射液250 mL+生物合成人胰岛素3 IU每天1次静脉滴注(3月15日—3月21日),**8.5%复方氨基酸(乐凡命)250 mL+丙氨酰谷氨酰胺5 g每天2次静脉滴注(3月15日—3月16日)8.5%复方氨基酸(乐凡命)250 mL每天1次静脉滴注(3月16日—3月17日)**,乳果糖90 mL每天1次口服(3月15日—3月19日)30 mL每天3次口服(3月19日—3月30日),0.9%氯化钠注射液100 mL+泮托拉唑钠40 mg每天1次静脉滴注(3月15日—

3月24日),精蛋白生物合成人胰岛素(诺和灵30R)22 IU H早餐22 IU H晚餐(3月15日—3月22日)16~18 IU早餐(3月24日—3月28日)10~16 IU晚餐(3月24日—3月30日),**呋塞米80 mg每天1次口服(3月15日—3月17日)40 mg每天1次口服(3月17日—3月20日),螺内酯160 mg每天1次口服(3月15日—3月17日)80 mg每天1次口服(3月17日—3月26日)。**

3月16日,嗜睡、意识不清,神经内科会诊**予脂肪乳(10%)氨基酸(15)葡萄糖(20%)(克林维)**1 000 mL+脂溶性维生素Ⅱ1瓶+**丙氨酰谷氨酰胺10 g**+胰岛素14 IU每天1次静脉滴注(3月16日—3月20日),醒脑静10 mL+5%葡萄糖注射液100 mL每天1次静脉滴注(3月16日—3月26日)。3月17日,予丁苯酞100 mL每天2次静脉滴注(3月17日—3月23日)。

3月19日,血红蛋白71 g/L(115~150 g/L),血小板计数90×10⁹/L(125~350×10⁹/L)。

3月21日,患者神志差,反应迟钝,**血氨**107 μmol/L(9~30 μmol/L)。予门冬氨酸鸟氨酸7.5 g+5%葡萄糖注射液250 mL+生物合成人胰岛素3 IU每天1次静脉滴注(3月21日—3月30日)。

3月22日,**予8.5%复方氨基酸(乐凡命)250 mL+丙氨酰谷氨酰胺5 g每天2次静脉滴注(3月22日—3月23日)**,中长链脂肪乳250 mL每天1次静脉滴注(3月22日—3月23日),0.9%氯化钠注射液100 mL+蔗糖铁100 mg隔天1次(3月22日—3月30日)。予呋塞米20 mg静脉推注。

3月23日,白细胞计数4.03×10⁹/L(3.5~9.5×10⁹/L),中性粒细胞百分率83.9%(40%~75%),血红蛋白61 g/L(115~150 g/L),血小板计数60×10⁹/L[(125~350)×10⁹/L]。CRP 5.26 mg/L(0~3 mg/L)。予托拉塞米10 mg静脉推注(3月23日—3月25日)。

3月24日9:00 am,患者痰咳不出,反应迟钝,两肺底可及少许哮鸣音。钾4.7 mmol/L(3.5~5.1 mmol/L),**血氨**122 μmol/L(9~30 μmol/L)。肌酐156 μmol/L(46~92 μmol/L)。予肠内营养混悬液(SP短肽型)(百普力)500 mL(3月24日—3月25日)1 000 mL胃管内注入(3月24日—3月29日)500 mL(3月29日—3月30人)。**予莫西沙星氯化钠0.4 g每天1次静脉滴注(3月24日—3月30日)。**20:10 pm,予输红细胞悬液。突发叫不醒,口腔可见较多分泌物,氧饱和度85%。考虑痰液和胃内容物阻塞所致。

3月26日2:20 am,CVP 26.5 cmH₂O,钾5.5 mmol/L(3.5~5.1 mmol/L),**血氨**73 μmol/L(9~30 μmol/L)。血气分析示pH7.19(7.35~7.45),二氧化碳分压57 mmHg(35~45 mmHg)。予呋塞米20 mg静脉推注,5%碳酸氢钠125 mL静脉滴注。

3月28日,钾6.1 mmol/L(3.5~5.1 mmol/L),**血氨**136 μmol/L(9~30 μmol/L)。

降钙素原 1.93 ng/mL(0.051～0.5 ng/mL),白细胞 6 28.4 ng/L(0～7 ng/L),予呋塞米 40 mg 每天 1 次口服(3 月 28 日—3 月 30 日),螺内酯 60 mg 每天 1 次口服(3 月 28 日—3 月 30 日)。再查钾 6.5 mmol/L(3.5～5.1 mmol/L)。予聚磺苯乙烯钠散 15 g 口服。

3 月 29 日 14:20 pm,白细胞计数 5.06×10⁹/L[(3.5～9.5)×10⁹/L],中性粒细胞百分率 81.2%(40%～75%),血红蛋白 64 g/L(115～150 g/L),血小板计数 76×10⁹/L [(125～350)×10⁹/L]。钾 5.2 mmol/L(3.5～5.1 mmol/L),**血氨 210 μmol/L(9～30 μmol/L)**。患者氧饱和度下降至 60%,呼之不应。22:55 pm,予气管插管,呼吸肌辅助通气。

3 月 30 日 9:30 am,患者呕吐少许咖啡色液体,予亚胺培南西司他丁钠 1 g 每天 2 次静脉滴注,呋塞米 20 mg 每天 1 次静脉滴注,埃索美拉唑 40 mg 每 8 小时 1 次静脉滴注,脂肪乳(10%)氨基酸(15)葡萄糖(20%)(克林维)1 000 mL+脂溶性维生素Ⅱ1 瓶+丙氨酰谷氨酰胺 10 g+胰岛素 14 IU 每天 1 次静脉滴注,人血白蛋白 10 g 静脉滴注。输红细胞悬液。19:12 pm 死亡。

【病例用药分析】

一、患者因肝性脑病(昏迷前期)的发生原因

2016 年 3 月 15 日入院,ChilD‐Pugh 分级[1]=总胆红素<34.2(31.4 μmol/L)(1 分)+人血白蛋白<28(26 g/L)(3 分)+凝血酶原时间延长 1～3 秒(14.4 秒)(1 分)+腹水(少量易控制)(2 分)+肝性脑病(中度以上)(3 分)=10 分,属于 C 级。

予 8.5%复方氨基酸(乐凡命)250 mL+丙氨酰谷氨酰胺 5 g 每天 2 次静脉滴注(3 月 15 日—3 月 16 日)(3 月 22 日—3 月 23 日),8.5%复方氨基酸(乐凡命)250 mL 每天 1 次静脉滴注(3 月 16 日—3 月 17 日),脂肪乳(10%)氨基酸(15)葡萄糖(20%)(克林维)1 000 mL+脂溶性维生素Ⅱ1 瓶+丙氨酰谷氨酰胺 10 g+胰岛素 14 IU 每天 1 次静脉滴注(3 月 16 日—3 月 20 日)(3 月 30 日)。

氨中毒是肝性脑病的重要发病机制,消化道是氨产生的重要部位,除了肠道细菌对蛋白质或尿素的分解产生氨外,谷氨酰胺在肠上皮细胞代谢后产生氨是重要来源(谷氨酰胺→NH₃+谷氨酸)。氨可透过血脑屏障干扰脑细胞三羧酸循环,使大脑细胞的能量供应不足;可增加对脑功能有抑制作用的酪氨酸、苯丙氨酸、色氨酸的摄取;可促进脑内合成谷氨酰胺,为很强的细胞渗透剂,造成脑水肿。酪氨酸和苯丙氨酸可在脑内形成假性神经递质,使神经传导发生障碍;色氨酸可在脑内形成 5‐羟色胺,为抑制性递质,均参与肝性脑病的发生[2]。

二、患者肝性脑病用药是否合理

丙氨酰谷氨酰胺严重肝功能不全患者禁用,对于代偿性肝功能不全的患者建议定期监测肝功能。患者 82 岁高龄女性,188 μmol/L,体重以 60 kg 计可估算出肌酐清除率为

20 mL/min,而丙氨酰谷氨酰胺肌酐清除率<25 mL/min 患者禁用。

支链氨基酸包括亮氨酸、异亮氨酸、缬氨酸,可竞争性抑制芳香族氨基酸进入大脑,减少假性神经递质的形成。鸟氨酸可促进尿素合成而降低血氨,门冬氨酸可增加谷氨酰胺合成酶活性,因促进谷氨酰胺合成而降低血氨。

8.5%复方氨基酸(18AA-Ⅱ乐凡命)1 000 mL 包含酪氨酸 0.2 g、苯丙氨酸 5.9 g、色氨酸 1.4 g;包含亮氨酸 5.9 g、异亮氨酸 4.2 g、缬氨酸 5.5 g、门冬氨酸 2.5 g;鸟氨酸为 0。因此规定肝昏迷患者禁用。

脂肪乳(10%)氨基酸(15)葡萄糖(20%)(克林维)1 000 mL 包含酪氨酸 0.22 g、苯丙氨酸 3.08 g、色氨酸 0.99 g;包含亮氨酸 4.02 g、异亮氨酸 3.3 g、缬氨酸 3.19 g、门冬氨酸为 0;鸟氨酸为 0。规定严重肝脏功能不全患者禁用,另外因渗透压为 810 mOsm/L,故失代偿的心功能不全、肺水肿和水肿患者禁用。

复方氨基酸(20AA 丰诺安)1 000 mL 包含酪氨酸为 0、苯丙氨酸 1.6 g、色氨酸 1.5 g;包含亮氨酸 13.6 g、异亮氨酸 8.8 g、缬氨酸 10.6 g、门冬氨酸 2.5 g;鸟氨酸为 1.66 g。规定用于预防和治疗肝性脑病。

	酪氨酸	苯丙氨酸	色氨酸	亮氨酸	异亮氨酸	缬氨酸	门冬氨酸	鸟氨酸
乐凡命 1 L	0.2 g	5.9 g	1.4 g	5.9 g	4.2 g	5.5 g	2.5 g	0
克林维 1 L	0.22 g	3.08 g	0.99 g	4.02 g	3.3 g	3.19 g	0	0
丰诺安 1 L	0	1.6 g	1.5 g	13.6 g	8.8 g	10.6 g	2.5 g	1.66 g

乐凡命、克林维与丰诺安比较,芳香族氨基酸含量较多而支链氨基酸含量较少,降氨氨基酸几乎为 0。患者已有肝性脑病,因此予乐凡命和克林维静脉滴注可能加重肝性脑病。

肝功能不全和肝硬化病人丧失了部分单核-吞噬细胞系统功能,经肠外输注大剂量脂肪乳将导致该系统功能障碍。游离脂肪酸和甘油有堆积的倾向,与肝病的严重程度成正比[3]。脂肪乳(10%)氨基酸(15)葡萄糖(20%)(克林维)1 000 mL 包含精制大豆油 20 g、卵磷脂 1.2 g、甘油 2.5 g。20%中长链脂肪乳 250 mL 包含大豆油 25 g、卵磷脂 3 g、甘油 6.25 g、中链三酰甘油 25 g。静脉滴注中长链脂肪乳可引发脂肪浸润、肝脏肿大、胆汁淤积性黄疸,规定肝功能不全或者严重肝损伤患者禁用。

对严重肝功能不全患者可考虑予肠内营养粉剂(TP)(安素)和肠内营养混悬液(SP短肽型)(百普力)。

三、患者发生高钾血症原因

3 月 28 日钾飙升至 6.5 mmol/L,其主要原因:

(1) 呋塞米 80 mg 每天 1 次口服(3 月 15 日—3 月 17 日)40 mg 每天 1 次口服(3 月

17 日—3 月 20 日),螺内酯 160 mg 每天 1 次口服(3 月 15 日—3 月 17 日)80 mg 每天 1 次口服(3 月 17 日—3 月 26 日)。3 月 20 日之后停呋塞米而仍予螺内酯 80 mg 每天 1 次口服。3 月 21 日未用排钾利尿剂,3 月 22 予呋塞米 20 mg,qd,iv,3 月 23 日予托拉塞米 10 mg 每天 1 次静脉推注(3 月 23 日—3 月 25 日),3 月 26 日 2:20 am 钾 5.5 mmol/L,予呋塞米 20 mg,qd iv,但 3 月 27 日未予托拉塞米或呋塞米。对肾功能正常的肝硬化腹水患者,饮食正常且无额外补钾的情况下,呋塞米:螺内酯=1:2 对钾的影响最小[2]。该患者螺内酯:呋塞米=2:1 时血钾处于正常范围,3 月 23 日—3 月 25 日予托拉塞米 10 mg 每天 1 次静脉推注,相当于呋塞米 20～30 mg,并且相对于呋塞米其排钾作用小。

(2) 存在肾功能不全并有加重,肾小球滤过率减少,肾小管排钾功能障碍;缺氧使 ATP 生成不足,使细胞膜上 Na^+-K^+ 泵转运障碍,再加上酸中毒而导致钾不能进入细胞内[4]。

四、患者继发肺部感染,其抗感染方案是否合理

3 月 23 日中性粒细胞百分率 83.9%,3 月 24 日 9:00 am,患者痰咳不出,两肺底可及少许哮鸣音,提示可能存在肺部感染。

患者 82 岁高龄,合并有肝硬化失代偿期、门脉高压、脾功能亢进、食管胃底静脉曲张、肝性脑病(昏迷前期)、糖尿病肾病 CKD 3 期、2 型糖尿病等多种严重基础疾病。病原菌可能来自腹腔内或肠道内,可能是革兰阳性球菌、革兰阴性需氧杆菌、厌氧菌。在细菌培养+药敏结果出来之前,首选 β 内酰胺类/β 内酰胺酶抑制剂或碳青霉烯类,可联合抗 MASA 的万古霉素、利奈唑胺等。备选方案为三、四代头孢菌素+克林霉素(或甲硝唑),还有氟喹诺酮类+克林霉素[5]。另外不能除外自发性腹膜炎等感染,病原体通常为肠杆菌科、肠球菌、拟杆菌等。在细菌培养+药敏结果出来之前,按经验用药应首选 β 内酰胺类/β 内酰胺酶抑制剂、碳青霉烯类。备选方案为第三代头孢菌素+克林霉素(或甲硝唑)、莫西沙星+甲硝唑等。如感染可能危及生命,则应首选碳青霉烯类,并且应加用万古霉素以覆盖革兰阳性菌[5]。

实际予莫西沙星氯化钠 0.4 g 每天 1 次静脉滴注(3 月 24 日—3 月 30 日)。由于缺乏 Child Pugh C 级患者和 GPT 升高大于 5 倍正常值上限患者使用莫西沙星的临床数据,加上莫西沙星常见不良反应为 GPT 升高,可能加重肝功能损害,故规定上述患者禁用莫西沙星。故该患者可选用哌拉西林他唑巴坦钠、头孢哌酮舒巴坦钠、亚胺培南西司他丁钠等。

【病例总结】

患者入院时神志欠清为肝性脑病(昏迷前期),丙氨酰谷氨酰胺严重肝功能不全患者禁用,8.5%复方氨基酸肝昏迷患者禁用,中长链脂肪乳肝功能不全或者严重肝损伤患者禁用;对肾功能正常的肝硬化腹水患者,饮食正常且无额外补钾的情况下,呋塞米:螺内酯=1∶2对钾的影响最小;Child Pugh C 级患者和 GPT 升高大于 5 倍正常值上限患者禁用莫西沙星。

　　未遵守上述用药注意事项,与患者病情恶化有相关性。

参考文献

[1]　陈孝平,汪建平.外科学.第 8 版.北京:人民卫生出版社,2013,437~443

[2]　葛均波,徐永健.内科学.第 8 版.北京:人民卫生出版社,2014,434~438

[3]　伍晓汀.合并肝功能不全外科病人的营养支持[J].中国实用外科杂志,2005,(25):715~717

[4]　王建枝,殷莲华.病理生理学.第 8 版.北京:人民卫生出版社,2013,26~31,72~74

[5]　Jay P. Sanford.桑德福抗微生物治疗指南.北京:中国协和医科大学出版社,2011,15~16,35~41

病例 15

上消化道出血 DIC 复发
引起血钾紊乱后死亡

【概述】

　　一例老年男性患者,既往高血压,腮腺瘤,慢性支气管炎史,脑梗死史,冠心病。因解黑便入院,诊断为上消化道出血、冠心病 PCI 术后、心功能Ⅲ级(NYHA)、慢性阻塞性肺疾病、肺动脉高压。入院后上消化道出血 DIC 复发后血钾紊乱,患者最终死亡。通过此病例分析探讨问题: ① 5 月 12 日开始出现呼吸急促,并且不断加重,结合 D-二聚体显著升高,不能排除发生了肺栓塞[1]。② 2015 年 4 月 18 日因消化道出血再次入院,经治疗4 月 24 日出血基本停止。4 月 29 日之后再次发生消化道出血,并且未能被控制甚至加重。③ 患者发生血钾紊乱的可能原因。

【病史介绍】

　　患者 79 岁,男性,有高血压史 40 多年,腮腺腺瘤 30 多年,慢性支气管炎史 7 年,脑梗死史 5 年。11 年因冠心病植入支架 2 枚,此后长期口服阿司匹林肠溶片 100 mg 每天 1 次口服＋氯吡格雷 75 mg 每天 1 次口服。2013 年因两次消化道出血停阿司匹林,予氯吡格雷 50 mg 每天 1 次口服,2015 年 2 月停氯吡格雷。2014 年 9 月 CT 示腹主动脉瘤,B 超示颈动脉粥样硬化斑块(9.5×3.0 mm)。2015 年 4 月 18 日因解黑便 130 g 于 19 日收入院,诊断为上消化道出血、冠心病 PCI 术后、心功能Ⅲ级(NYHA)、慢性阻塞性肺疾病、肺动脉高压。查体腹部可触及 10 cm×6 cm 肿块,心电图示异常 Q 波。

【临床经过】

　　4 月 19 日,予 0.9％氯化钠注射液 100 mL＋兰索拉唑钠 30 mg 每天 2 次静脉滴注(4 月 19 日—4 月 27 日),10％氯化钾 10 mL＋5％葡萄糖注射液 500 mL 每天 1 次静脉滴注(4 月 19 日—4 月 20 日),10％氯化钾 10 mL＋维生素 C 1 g＋维生素 B₆ 0.1 g＋5％葡萄糖注射液 500 mL 每天 1 次静脉滴注(4 月 19 日—4 月 22 日),10％氯化钾 10 mL＋10％

葡萄糖注射液 500 mL 每天 1 次静脉滴注(4 月 19 日—4 月 28 日),8.5％复方氨基酸 250 mL 每天 1 次静脉滴注(4 月 19 日—4 月 27 日),凝血酶冻干粉 2 000 IU,q6h,口服(4 月 19 日—4 月 22 日),氨氯地平 2.5 mg 每天 1 次口服(4 月 19 日—5 月 14 日),单硝酸异山梨酯缓释片 40 mg 每天 1 次口服(4 月 20 日,4 月 23 日—5 月 19 日),**白眉蛇毒血凝酶 1 Ku 每 8 小时 1 次静脉推注(4 月 20 日—4 月 23 日)**。

4 月 20 日,**钾** 5.65 mmol/L(3.5～5.3 mmol/L),血红蛋白 55 g/L(130～175 g/L),尿素氮 21.5 mmol/L(2.5～6.1 mmol/L),肌酐 158 μmol/L(46～92 μmol/L)。粪隐血＋＋＋。输红细胞悬液 2 IU。4 月 21 日,CVP 4.7 cmH₂O,输红细胞悬液 1 IU。

4 月 22 日,予流质饮食(4 月 22 日—4 月 27 日),**氨溴索 60 mg 每天 2 次静脉推注(4 月 22 日—5 月 21 日)**,输红细胞悬液 2 IU。

4 月 23 日 17:00 pm,患者咳嗽咳痰,体温升高达 38.5℃,诊断肺部感染。钾 4.1 mmol/L(3.5～5.3 mmol/L),尿素氮 8.4 mmol/L(2.5～6.1 mmol/L),肌酐 112 μmol/L(46～92 μmol/L)。白细胞计数 10.9×10⁹/L[(3.69～9.16)×10⁹/L],中性粒细胞百分比 81.7％(50％～70％)。予 0.9％氯化钠注射液 250 mL＋左氧氟沙星 0.3 g 每天 1 次静脉滴注(4 月 23 日—5 月 1 日),**予吲哚美辛栓 30 mg 纳肛**。

4 月 24 日,解大便 1 次,无黑便。4 月 26 日,予铝碳酸镁 0.5 g 每天 3 次口服(4 月 26 日—5 月 14 日)。

4 月 27 日,患者频发房早室早,粪隐血＋。自备少渣低脂半流质饮食(4 月 27 日—5 月 8 日),予 0.9％氯化钠注射液 100 mL＋兰索拉唑 30 mg 每天 1 次静脉滴注(4 月 27 日—5 月 4 日),埃索美拉唑镁肠溶片 20 mg 每晚 1 次口服(4 月 27 日—5 月 4 日),美托洛尔 6.25 mg 每天 2 次口服(4 月 27 日—5 月 1 日)6.25 mg 每 8 小时 1 次口服(5 月 1 日—5 月 8 日)6.25 mg 每天 2 次口服(5 月 8 日—5 月 19 日)。

4 月 28 日,血小板 188×10⁹/L[(125～350)×10⁹/L]。**予复方消化酶胶囊 2 粒每天 1 次口服(4 月 28 日—5 月 4 日)**。

4 月 29 日,粪隐血＋＋,食物残渣＋＋。双肺未闻及干湿啰音,双下肢不肿。4 月 30 日,**予呋塞米 20 mg 每天 1 次口服(4 月 30 日—5 月 1 日)、螺内酯 40 mg 每天 1 次口服(4 月 30 日—5 月 1 日),予氨溴索 30 mg 每天 2 次雾化吸入(4 月 29 日—5 月 10 日)**。

5 月 1 日,患者精神萎靡,诉胃纳不佳,仍解黑便,诉咳嗽咳痰,痰不易咳出。**钾 2.9 mmol/L(3.5～5.1 mmol/L)**,尿素氮 4.6 mmol/L(2.5～6.1 mmol/L),肌酐 85 μmol/L(46～92 μmol/L)。BNP10913 ng/L(＜450 ng/L)。予左氧氟沙星 0.3 g＋10％氯化钾 7.5 mL＋0.9％氯化钠注射液 250 mL 每天 2 次静脉滴注(5 月 1 日—5 月 2 日),8.5％复方氨基酸 250 mL＋10％氯化钾 7.5 mL 每天 1 次静脉滴注(5 月 1 日—5 月 2 日),10％氯化钾 10 mL 每天 3 次口服(5 月 1 日—5 月 2 日),门冬氨酸钾镁口服液 10 mL 每天 3 次口服(5 月 1 日—5 月 2 日)。

5月2日，粪隐血＋，镜检红细胞＋＋/HPF，**钾 5.9 mmol/L（3.5～5.1 mmol/L）**。CVP 3 cmH$_2$O，予 8.5％复方氨基酸 250 mL 每天 1 次静脉滴注（5月2日—5月20日），0.9％氯化钠注射液 250 mL＋左氧氟沙星 0.3 g 每天 1 次静脉滴注（5月2日—5月13日）。

5月3日，粪隐血＋＋，食物残渣＋＋。

5月4日，解黑便 1 次。予埃索美拉唑钠 40 mg＋0.9％氯化钠注射液 50 mL 每天 2 次静脉滴注（5月4日—5月14日）埃索美拉唑钠 40 mg＋0.9％氯化钠注射液 50 mL 每 8 小时 1 次静脉滴注（5月14日—5月21日），凝血酶冻干粉 4 000 IU，q4h 口服（5月4日—5月21日），**白眉蛇毒血凝酶 1 Ku 每 8 小时 1 次静脉推注（5月4日—5月6日）**，醋酸奥曲肽 0.3 mg＋0.9％氯化钠注射液 50 mL 每 12 小时 1 次静脉滴注（5月6日—5月18日）。5月5日，CVP 3 cmH$_2$O。

5月6日，钾 4.0 mmol/L（3.5～5.1 mmol/L），输红细胞悬液 1 IU。

5月7日，解黑色大便 2 次约 200 g，CVP 3 cmH$_2$O。

5月8日，仍反复解黑便，血红蛋白 77 g/L（130～175 g/L），**血小板 52×10^9/L[（125～350)×10^9/L]**，予 10％氯化钾 10 mL＋10％葡萄糖注射液 500 mL 每天 1 次静脉滴注（5月8日—5月10日），10％氯化钾 10 mL＋10％葡萄糖注射液 500 mL 每天 1 次静脉滴注（5月8日—5月9日），10％氯化钾 10 mL＋5％葡萄糖注射液 500 mL 每天 1 次静脉滴注（5月8日—5月10日）。

5月9日—10日，反复解黑便，粪隐血（＋＋＋＋），输红细胞悬液 1 IU。

5月11日，CVP 2 cmH$_2$O，10％氯化钾 15 mL＋胰岛素 10 IU＋10％葡萄糖注射液 500 mL 每天 1 次静脉滴注（5月11日—5月12日）。

5月12日 5:40 am，突发胸闷心慌，心电监护示心率 120～130 次/分，血压 102/60 mmHg，呼吸 26 次/分。6:15 am，血压降至 75/49 mmHg，心率 95～100 次/分，予乳酸林格液 500 mL 静脉滴注。6:30 am，血压升至 107/59 mmHg。

10:00 am，血红蛋白 79 g/L（130～175 g/L），**血小板 34×10^9/L（125～350×10^9/L）**，**纤维蛋白原 0.86 g/L（1.8～3.5 g/L）**，D-二聚体 10.8 mg/L（＜0.55 mg/L）。尿素氮 13.4 mmol/L（2.5～6.1 mmol/L），肌酐 92 μmol/L（46～92 μmol/L）。

5月14日，体温 37.5℃，突发呼吸困难，呼吸 34 次/分，双肺闻及明显干啰音，**予 0.9％氯化钠注射液 100 mL＋头孢哌酮舒巴坦钠 3 g 每天 2 次静脉滴注（5月14日—5月18日）**。

5月15日，反复解黑便，输红细胞悬液 2 IU，血浆 100 mL。

5月16日，解黑便 2 次，体温 37.6℃，予 5％葡萄糖注射液 500 mL 每天 1 次静脉滴注（5月16日—5月17日）。

5月17日，白细胞计数 5.3×10^9/L（3.69～9.16×10^9/L），中性粒细胞百分比 77％（50％～70％），血红蛋白 86 g/L（130～175 g/L），**血小板 71×10^9/L（125～350×10^9/L）**，

PT 16.4 秒(9～13 秒)，APTT 46 秒(20～40 秒)，**纤维蛋白原 2.8 g／L(1.8～3.5 g／L)**，D-二聚体 14.2 mg／L(＜0.55 mg／L)。**钾 2.8 mmol／L(3.5～5.1 mmol／L)**，予 10%氯化钾 10 mL＋5%葡萄糖注射液 500 mL 每天 1 次静脉滴注(5 月 17 日—5 月 18 日)。

5 月 18 日 21:00 pm，患者讲胡话、频发面部潮红不适，查体神志清楚，呼吸平稳，对答切题。血压 143/80 mmHg，心率 103 次/分，律不齐。家属认为与奥曲肽有关，因要求予以停用。

5 月 19 日 3:00 am～7:40 am，患者诉心慌，房颤心室率 80～130 次/分，呼吸 30～40 次/分，血压 82～90/130～140 mmHg，心内科会诊予胺碘酮 600 mg 静脉滴注。

10:40 am，**血小板 38×10⁹/L(125～350×10⁹/L)，PT 21.6 秒(9～13 秒)**，APTT 42 秒(20～40 秒)，**纤维蛋白原 1.81 g／L(1.8～3.5 g／L)**，D-二聚体 9.3 mg／L(＜0.55 mg／L)。BNP＞35 000 ng/L(＜450 ng/L)。CRP 77 mg／L(0～3 mg／L)，血红蛋白 84 g/L(130～175 g/L)，**呼吸内科会诊考虑肺栓塞**。

11:30 am，嗜睡状态，张口呼吸 30～40 次/分，血压 130～160/70～90 mmHg，**测 CVP 1 cmH₂O**。16:40 pm，粪隐血(＋＋)至(＋＋＋＋)，输红细胞悬液 1 IU。

5 月 20 日 9:00 am，血压 157/94 mmHg，心率 100 次/分。脐周腹主动脉瘤体积缩小，下方腹主动脉瘤有增大，二尖瓣闻及 3/6 收缩期吹风样杂音。

11:00 am，胸片示慢支伴感染。20:00 pm，血压突然下降至 98/49 mmHg，呼吸 32 次/分，心率 102 次/分，CVP 6 cmH₂O，予 10%葡萄糖注射液 750 mL 静脉滴注。

5 月 21 日 5:30 am，双侧瞳孔对光反射迟钝，针尖样。7:50 am，出现室颤，家属拒绝抢救，7:52 am 宣告死亡。

【病例用药分析】

一、**2015 年 4 月 18 日因消化道出血再次入院，经治疗 4 月 24 日出血基本停止。4 月 29 日之后再次发生消化道出血，并且未能被控制甚至加重，其主要原因：**

(1)患者 2011 年行冠脉 PCI 术后长期口服阿司匹林肠溶片 100 mg 每天 1 次口服＋氯吡格雷 75 mg 每天 1 次口服，因反复发生消化道出血(未做胃镜肠镜)而多次住院治疗并停用阿司匹林和氯吡格雷，有消化道出血的疾病基础[1]。

(2)患者心功能Ⅲ级(NYHA)、慢性阻塞性肺疾病、肺动脉高压，4 月 23 日体温升高达 38.5℃并发了肺部感染，存在应激原[1]。

(3)4 月 23 日予吲哚美辛栓 30 mg 纳肛，为非甾体抗炎药，因抑制前列腺素合成而可诱发或加重胃肠道出血。患者肾功能不全使吲哚美辛可能在体内蓄积，从而加重胃肠道毒副反应。吲哚美辛栓胃肠道溃疡者禁用，肝、肾功能不全者禁用。

(4)予复方消化酶胶囊 2 粒每天 1 次口服(4 月 28 日—5 月 4 日)，每粒含胃蛋白酶 25 mg、胰蛋白酶 2550 美国药典单位、胰淀粉酶 2550 美国药典单位、胰脂肪酶 412 美国药典单位。木瓜酶 50 mg、淀粉酶 15 mg、熊去氧胆酸 25 mg、纤维素酶 15 mg。其中胃蛋白酶对胃刺激性较大,规定消化道溃疡者慎用或禁用[2];胰酶可能引发消化道任何部位出血,特别是胰蛋白酶对胃肠道刺激大,规定有消化道出血倾向患者禁用[2]。

(5)予氨溴索 60 mg 每天 2 次静脉推注(4 月 22 日—5 月 21 日)+氨溴索 30 mg 每天 2 次雾化吸入(4 月 29 日—5 月 10 日)。氨溴索成人通常 30 mg 每天 2 次静脉推注,实际已超量使用。氨溴索对胃肠道有刺激性,可引发胃不适、胃痛、恶心、呕吐等。氨溴索胃溃疡患者慎用。

(6)予呋塞米 20 mg 每天 1 次口服(4 月 30 日—5 月 1 日)、螺内酯 40 mg 每天 1 次口服(4 月 30 日—5 月 1 日)。螺内酯对胃肠道刺激较大,可引发恶心、呕吐、胃痉挛,尚有报道可致消化性溃疡;呋塞米对胃肠道也有刺激性,可能引发恶心、长期应用可致胃及十二指肠溃疡[2]。患者双肺未闻及湿啰音,双下肢无水肿,CVP 监测多次提醒存在容量不足。因此予利尿剂适应证不是很明确,并且老年人应用呋塞米时发生容量不足、凝血因子浓度及活性升高致血栓形成的机会增多。

(7)患者入院后 4 月 23 日并发肺部感染,予左氧氟沙星静脉滴注后好转,但 5 月 14 日体温再度升高并出现呼吸困难,可能肺部感染加重;CVP 监测多次低于 5 cmH$_2$O,尿素氮/肌酐>0.08,提示患者存在血容量不足;予白眉蛇毒血凝酶 1 Ku 每 8 小时 1 次静脉推注(4 月 20 日—4 月 23 日)(5 月 4 日—5 月 6 日)可输入促凝物质。上述因素均为引发 DIC 的疾病基础[1]。4 月 28 日,血小板 188×10^9/L,5 月 8 日 52×10^9/L,5 月 12 日 34×10^9/L,患者血小板有进行性下降的趋势;5 月 12 日纤维蛋白原 0.86 g/L,D-二聚体 10.8 mg/L;5 月 19 日血小板 38×10^9/L,PT 21.6 秒(9~13 秒),APTT 42 秒(20~40 秒),D-二聚体 9.3 mg /L(<0.55 mg /L),PT 延长了 3 秒以上,ARTT 显著延长,D-二聚体显著升高,已经符合 DIC 实验室诊断标准[1]。加上患者有严重出血倾向、低血压休克、呼吸功能衰竭等临床表现,不能除外已经发生了 DIC[1]。

二、5 月 12 日开始出现呼吸急促,并且不断加重,结合 D-二聚体显著升高,不能排除发生了肺栓塞[1],其主要原因:

(1)患者 79 岁高龄,有脑梗死史,中心静脉插管,长期卧床,心衰,属于肺栓塞高位因素[1]。

(2)患者入院后因摄入不足,予利尿剂等原因,导致长时间低血容量状态(CVP 很多次<5 cmH$_2$O,有时仅 2 cmH$_2$O),可使血液处于高凝状态[1]。

(3)入院后因消化道出血反复而未能予抗凝、抗血小板治疗。

(4)5 月 12 日之后发生了房颤,可增加栓塞风险[1]。

(5)予白眉蛇毒血凝酶 1 Ku 每 8 小时 1 次静脉推注(4 月 20 日—4 月 23 日)(5 月 4 日—5 月 6 日)可输入促凝物质。

三、患者发生血钾紊乱的可能原因

患者每天生理性需要摄入氯化钾约 5.7 g,非少尿性肾功能不全患者常有良好的钾适应能力而维持钾平衡,但若增加钾负荷可能导致高钾血症[3]。

4月19日—4月20日患者禁食状态,每天静脉补充氯化钾3g后,4月20日发生高钾血症(钾5.65 mmol/L)。4月20日肌酐158 μmol/L,提示患者在禁食而肾功能不全状态下,静脉补充3g氯化钾可能过多。

4月27日开始自备少渣低脂半流质饮食(4月27日—5月8日),4月28日停止静脉补钾,4月30日予呋塞米20 mg每天1次口服(4月30日—5月1日)、螺内酯40 mg每天1次口服(4月30日—5月1日),5月1日发生低钾血症(钾2.9 mmol/L),5月1日肌酐85 μmol/L。在心衰而肾功能正常情况下,螺内酯:呋塞米=2:1对血钾影响最小,因此螺内酯40 mg每天1次口服联合呋塞米20 mg每天1次口服通常不会引发高钾血症[4]。因此在肾功能正常的情况下,不静脉或口服补充氯化钾,而患者又胃食欲缺乏进食少,可引发低钾血症。5月1日钾2.9 mmol/L。

5月1日钾2.9 mmol/L,发生了低钾血症后,5月1日—5月2日每天静脉补充氯化钾3.75 g,口服氯化钾3 g,口服门冬氨酸钾镁30 mL(含钾0.309 g合0.6 g氯化钾),因此每天共补充氯化钾7.35 g。轻度低钾血症需补充氯化钾3 g,若禁食则需另外补氯化钾5.7 g,共8.7 g,照此计算每天予7.35 g不算多。但患者没有禁食,故每天予7.35 g剂量可能偏大,与5月2日发生高钾血症(钾5.9 mmol/L)有相关性。

5月12日之后停止补充氯化钾,5月17日再次发生低钾血症(钾2.8 mmol/L),说明患者在胃食欲缺乏摄入少的情况下,尚需静脉或口服补充氯化钾(2~3 g),不然容易引发低钾血症,如同5月1日发生低钾血症一样。

【病例总结】

吲哚美辛栓胃肠道溃疡者禁用,肝、肾功能不全者禁用;复方消化酶胶囊有消化道出血倾向患者禁用;因消化道出血等严重疾病使摄入不足患者,予呋塞米等利尿应及时补充容量,防止因低血容量而使血液处于高凝状态;患者每天生理性需要摄入氯化钾约5.7 g,应根据肾功能、是否禁食而调整。

未遵守上述用药注意事项,与患者病情加重有相关性。

参考文献

[1] 葛均波,徐永健.内科学.第8版.北京:人民卫生出版社,2014,99~106,369~374,634~637
[2] 贾公孚,李涛,许莉.药物毒副反应防治手册.北京:中国协和医科大学出版社,2004,527~528
[3] 王礼振.临床输液学.北京:人民卫生出版社,1998,54~56,67~72
[4] 代铁成、赵月.不同剂量利尿剂联合应用对心衰患者血钾的影响[J].心血管康复医学杂志,2010,19
(6):636~638

病例 16

胆源性继发感染大肠埃希菌
导致败血症后死亡

【概述】

一例高龄女性患者,既往高血压,糖尿病,胆囊结石,冠心病。因腔隙性脑梗死、急性胆囊炎胆囊结石、低钾血症、肝功能不全、冠心病入院。入院后感染加重,治疗效果不佳,患者最终死亡。通过此病例分析探讨以下几个问题:① 患者是否有栓塞可能;② 患者发生产 ESBL(+)大肠埃希菌败血症原因。

【病史介绍】

患者 85 岁,高龄女性,体重 50 kg。高血压史 20 多年,现予氨氯地平 5 mg 每天 1 次口服;2 型糖尿病史多年,口服二甲双胍;冠心病史 20 多年,予阿司匹林肠溶片 100 mg 每天 1 次口服;2016 年 10 月因急性胆囊炎胆囊结石住院保守治疗。2018 年 8 月 1 日开始头晕,8 月 3 日早晨体温 39.4℃,8:46 am 因腔隙性脑梗死、急性胆囊炎胆囊结石、低钾血症、肝功能不全、冠心病入院。总胆红素 95 μmol/L(0～21 μmol/L),直接胆红素 37 μmol/L(0～5 μmol/L),GPT 352 IU/L(9～50 IU/L)。D-二聚体 3.9 mg/L(<0.55 mg/L)。白细胞计数 11.64×10⁹/L[(3.5～9.5)×10⁹/L],中性粒细胞百分率 92.4%(40%～75%),CRP 23 mg/L(0～3 mg/L),血红蛋白 110 g/L(115～150 g/L)。16:20 pm 转消化内科。

【临床过程】

8 月 3 日,予禁食(8 月 3 日—8 月 5 日),0.9%氯化钠注射液 250 mL+头孢哌酮舒巴坦钠 3 g 每 12 小时 1 次静脉滴注(8 月 3 日—8 月 10 日),甲硝唑氯化钠 0.5 g 每天 2 次静脉滴注(8 月 3 日—8 月 10 日),5%葡萄糖注射液 250 mL+多烯磷脂酰胆碱 465 mg+生物合成人胰岛素 4 IU 每天 1 次静脉滴注(8 月 3 日—8 月 10 日),0.9%氯化钠注射液 100 mL+泮托拉唑钠 40 mg 每天 1 次静脉滴注(8 月 3 日—8 月 15 日),复方氨基酸

(20AA)500 mL＋10％氯化钾 10 mL 每天 1 次静脉滴注(8 月 3 日—8 月 5 日)(8 月 10 日—8 月 15 日),5％葡萄糖注射液 500 mL＋10％氯化钾 10 mL＋维生素 B$_6$ 0.1 g＋生物合成人胰岛素 6 IU 每天 1 次静脉滴注(8 月 3 日—8 月 15 日),氨氯地平 5 mg 每天 1 次口服(8 月 3 日—8 月 13 日)。

8 月 4 日,CRP 111 mg /L(0～3 mg /L),降钙素原 7.22 ng/mL(0.051～0.5 ng/mL),白细胞计数 10.01×10^9/L(3.5～9.5×10^9/L),中性粒细胞百分率 91.5％(40％～75％),血红蛋白 99 g/L(115～150 g/L),血小板计数 121×10^9/L(125～350×10^9/L),D－二聚体 4.2 mg /L(＜0.55 mg /L),肌酐 49 μmol/(41～81 μmol/L)。

8 月 7 日,患者神情气平,体温 36.2℃,心率 72 次/分,血压 102/64 mmHg,双肺未闻及明显干、湿啰音。

8 月 9 日,患者神清气平,体温 36.3℃,心率 77 次/分,血压 108/62 mmHg,双肺未闻及明显干湿啰音。白细胞计数 6.36×10^9/L[(3.5～9.5)×10^9/L],中性粒细胞百分率 61.2％(40％～75.0),血红蛋白 102 g/L(115～150 g/L),血小板计数 200×10^9/L(125～350×10^9/L),钾 3.09 mmol/L(3.5～5.3 mmol/L),总胆红素 20.1 μmol/L(0～21 μmol/L),直接胆红素 14.9 μmol/L(0～5 μmol/L),GPT 36 IU/L(9～50 IU/L)。

8 月 10 日 11:50 am,患者突发嗜睡,**头颅 CT 示腔隙性脑梗死,未见明显新发病灶**。胸部 CT 示两肺少许慢性炎症,主动脉硬化。CRP 64 mg /L(0～3 mg/L),降钙素原 19.8 ng/mL(0.051～0.5 ng/mL),白细胞计数 30.35×10^9/L[(3.5～9.5)×10^9/L],中性粒细胞百分率 97.5％(40％～75％),血红蛋白 111 g/L(115～150 g/L),血小板计数 195×10^9/L[(125～350)×10^9/L],钾 2.2 mmol/L(3.5～5.3 mmol/L)。总胆红素 101 μmol/L(0～21 μmol/L),直接胆红素 57 μmol/L(0～5 μmol/L)。予 0.9％氯化钠注射液 50 mL＋生长抑素 3 mg 每 12 小时 1 次静脉推泵(8 月 10 日—8 月 14 日),氨溴索 30 mg 每天 2 次静脉推注(8 月 10 日—8 月 15 日)。

16:00 pm,患者心率 120～130 次/分,体温 38℃,心内科会诊考虑心肌酶异常考虑感染引起。

19:08 pm,**停头孢哌酮舒巴坦钠和甲硝唑,予 0.9％氯化钠注射液 100 mL＋亚胺培南西司他丁钠 1 g 每 8 小时 1 次静脉滴注(8 月 10 日—8 月 15 日)**。

8 月 11 日 1:45 am,体温 37.6℃,血压 54/34 mmHg,予多巴胺 180 mg 静脉滴注。乳酸钠林格氏液 500 mL 静脉滴注。9:00 am,体温 38.2℃,降钙素原 31.9 ng/mL(0.051～0.5 ng/mL),**D－二聚体 16.7 mg /L(＜0.55 mg /L)**。白细胞计数 41.17×10^9/L(3.5～9.5×10^9/L),中性粒细胞百分率 97％(40％～75％),血红蛋白 124 g/L(115～150 g/L),血小板计数 82×10^9/L[(125～350)×10^9/L],CRP 137 mg/L(0～3 mg/L)。

8 月 13 日,患者昏睡,呼之不应,体温 37.5℃。心率 115 次/分,双肺闻及痰鸣音。胸片示两肺散在慢性炎症,左肺透亮度降低。总胆红素 37.6 μmol/L(0～21 μmol/L),降钙素原 8.49 ng/mL(0.051~0.5 ng/mL)。**血培养出大肠埃希菌 ESBL(+)，对头孢哌酮舒巴坦钠耐药，对碳青霉烯类敏感。**

8月14日22:10 pm，患者氧饱和度下降至85%，予加强氧流量吸痰后好转。

8月15日10:00 am，患者呼之不应，体温37.9℃。降钙素原5.17 ng/mL(0.051~0.5 ng/mL)，白细胞计数11.15×10⁹/L[(3.5~9.5)×10⁹/L]，中性粒细胞百分率97.0%(40%~75%)，CRP 31 mg/L(0~3 mg/L)，血红蛋白97 g/L(115~150 g/L)，血小板计数71×10⁹/L[(125~350)×10⁹/L]，钠155 mmol/L(135~145 mmol/L)。

22:20 pm，患者血压降至测不出，心率逐渐减慢，22:48 pm死亡。

【病例用药分析】

一、患者是否有栓塞可能

在脑血管闭塞后的最初4~6小时，缺血区开始出现脑水肿，此时脑CT扫描均为阴性，称为绝对潜伏期；12~24小时缺血区脑细胞坏死，但其密度尚无变化，此时多数病例CT无阳性发现，称相对潜伏期；2~5天，脑水肿达高峰，CT表现为低密度影像，称水肿坏死期。颅脑CT正常的病人并不能完全排除脑梗死的存在，首次CT扫描阴性者，一般应复查CT(但应避免潜伏期和模糊效应期)，若仍为阴性可做CT增强或磁共振检查，有助于进一步明确诊断。8月10日11:50 am患者突发嗜睡，固然与脓毒血症感染性休克有关，但脑梗死不能完全排除，尽管头颅CT示腔隙性脑梗死未见明显新发病灶。

根据非手术患者VTE风险评估表(Pauda评分表)：患者卧床>72小时(3分)+85岁≥70岁(1分)+腔隙性脑梗死(1分)+急性感染(1分)=6分≥4分，属于栓塞极高危。根据内科患者出血风险评估：85岁(1分)+肝功能不全(1分)=2分<3分，不属于出血高危。按规定应予低分子肝素、普通肝素等预防[1]。实际未给予，可增加栓塞风险。患者冠心病、2型糖尿病、高血压，长期予阿司匹林肠溶片100 mg每天1次口服，加上腔隙性脑梗死，但入院后却停用了阿司匹林，可增加栓塞风险。

二、患者继发感染后抗菌方案是否合理

胆源性感染病原体通常为肠杆菌科、肠球菌、拟杆菌等。在细菌培养+药敏结果出来之前，按经验用药应首选哌拉西林他唑巴坦钠、替卡西林克拉维酸、头孢哌酮舒巴坦钠、碳青霉烯类。备选方案为第三代头孢菌素+克林霉素(或甲硝唑)、莫西沙星+甲硝唑等。如感染可能危及生命，则应首选碳青霉烯类，并且应加用万古霉素以覆盖革兰阳性菌[1]。因此2018年8月3日予0.9%氯化钠注射液250 mL+头孢哌酮舒巴坦钠3 g每12小时1次静脉滴注(8月3日—8月10日)、甲硝唑氯化钠0.5 g每天2次静脉滴注(8月3日—8月10日)是适宜的，患者体温降至正常，8月9日血象降至正常，胆红素降低，提示抗感染有效。8月10日，患者血象、CRP、降钙素原、体温再次上升，发生感染性休克，8月13日血培养出大肠埃希菌ESBL(+)，对头孢哌酮舒巴坦钠耐药，对碳青霉烯类敏感。患者

85 岁高龄女性,有 2 型糖尿病、急性胆囊炎等疾病,使用广谱抗菌药物氟喹诺酮类和 β 内酰胺类 β 内酰胺酶抑制剂,有留置导管及引流管,是 XDR 肠杆菌科细菌感染的高危因素。

【病例总结】

Pauda 评分 6 分≥4 分、内科患者出血风险评估 2 分,按规定应予低分子肝素、普通肝素等预防;冠心病、2 型糖尿病、高血压、腔隙性脑梗死,不应停用阿司匹林肠溶片;应做好手卫生、引流管、导尿管等消毒工作。

未遵守上述用药注意事项,与患者病情加重有相关性。

参考文献

[1] 中华医学会呼吸病学分会肺栓塞与肺血管病学组,中国医师协会呼吸医师分会肺栓塞与肺血管病工作委员会,全国肺栓塞与肺血管病防治协作组.肺血栓栓塞症诊治与预防指南[J].中华医学杂志,2018,98(14):1060～1087

[2] 王明贵译.广泛耐药革兰阴性菌感染的实验诊断、抗菌治疗及医院感染控制:中国专家共识[J].中国感染与化疗杂志,2017,17(1):82～92

未予阿司匹林、ACEI、β受体阻滞剂可能引发急性左心衰

【概述】

一例高龄男性患者，因慢性胃炎、高血压2级（极高危组）、膀胱癌术后、脑梗死后、心功能Ⅲ级入院。入院后未予ACEI和阿司匹林肠溶片，患者发生急性左心衰。通过此病例分析探讨问题：患者10月27日入院后，11月2日6:30 pm发生急性左心衰的主要原因。

【病史介绍】

患者90岁男性，因慢性胃炎、高血压2级（极高危组）、膀胱癌术后、脑梗死后、心功能Ⅲ级于2015年10月27日入院。查体神清气平，血压120/80 mmHg，双肺未闻及干湿啰音，双下肢不肿。

【临床过程】

10月27日，血红蛋白75 g/L（130～175 g/L），红细胞体积90.9 fL（82～100 fL），BNP5764 ng/L（<450 ng/L），肌钙蛋白0.044 ng/mL（0～0.014 ng/mL），肌红蛋白80.34 ng/mL（28～72 ng/mL），CRP 50.7 mg/L（0～3 mg/L），二氧化碳分压56.4 mmHg（35～45 mmHg），肌酐75 μmol/L（58～110 μmol/L），D-二聚体6.72 mg/L（<0.55 mg/L）。予0.9%氯化钠注射液100 mL＋泮托拉唑钠80 mg每天2次静脉滴注（1月27日—10月30日）80 mg＋0.9%氯化钠注射液100 mL每天1次静脉滴注（10月30日—11月2日），复方氨基酸[20AA]500 mL每天1次静脉滴注（10月27日—11月1日），0.9%氯化钠注射液100 mL＋蔗糖铁100 mg隔天1次（10月27日—11月16日），丙戊酸钠缓释片0.5 g每天2次口服（10月27日—11月16日）。

10月28日，心率61次/分，血压157/60 mmHg。因心肌酶、BNP等偏高，结合10多年前出现心衰症状一直予药物控制，考虑患者为冠心病、急性冠脉综合征、心功能Ⅲ级。

10 月 30 日,患者体温正常,偶有咳嗽咳白痰,心率 59 次/分,血压 178/52 mmHg。考虑可能存在肺部感染,予 0.9%氯化钠注射液 100 mL＋头孢噻肟钠 2 g 每天 2 次静脉滴注(10 月 30 日—11 月 2 日),5%葡萄糖注射液 100 mL＋克林霉素 0.6 g 每天 2 次静脉滴注(10 月 30 日—11 月 2 日),予缬沙坦 80 mg 每天 1 次口服(10 月 30 日—11 月 2 日)。

10 月 31 日,心率 57 次/分,血压 155/60 mmHg。

11 月 2 日 8:00 am,患者嗜睡,意识水平较前下降,心率 71 次/分,血压 188/66 mmHg。14:00 pm,心率 76 次/分,血压 164/63 mmHg。

16:12 pm,呼吸内科会诊嘱复查二聚体,**予低分子肝素钙 4 000 IU 每 12 小时 1 次 H(11 月 2 日—11 月 11 日)**抗凝。

16:30 pm,患者突发气促、端坐位,口唇发绀,心率 144 次/分,血压 150/80 mmHg,氧饱和度 77%。神志欠清,两肺满布痰鸣音。考虑肺动脉栓塞,急性左心衰,予面罩吸氧,甲泼尼龙琥珀酸钠 40 mg 静脉推注。19:22 pm 转 ICU。

11 月 3 日,CT 示右肺门区团片影,左侧胸腔积液可能。诊断为肺部感染,慢性心衰急性加重。停头孢噻肟钠和克林霉素,予 0.9%氯化钠注射液 100 mL＋头孢唑肟钠 2 g 每 12 小时 1 次静脉滴注(11 月 3 日—11 月 11 日),前列地尔 10 μg 每天 1 次静脉推注(11 月 3 日—11 月 11 日),呋塞米 20 mg 每天 2 次口服(11 月 3 日—11 月 11 日),螺内酯 20 mg 每天 2 次口服(11 月 3 日—11 月 11 日)。

11 月 11 日病情好转回消化内科,予培垛普利 4 mg 每天 1 次口服(11 月 11 日—11 月 16 日)。11 月 16 日出院。

【病例用药分析】

患者 10 月 27 日入院后,11 月 2 日 6:30 pm 发生急性左心衰,其主要原因

(1) 高血压 2 级(极高危组)、膀胱癌术后、脑梗死后、冠心病、心功能 Ⅱ～Ⅲ 级,有发生急性左心衰的疾病基础[1]。

(2) 患者高血压合并冠心病、心衰、脑梗死后,应予阿司匹林(75～100 mg/d),阿司匹林不能耐受者可以应用氯吡格雷(75 mg/d)代替。但实际上未给予阿司匹林或氯吡格雷,可能增加冠状动脉血栓形成的风险,加重心肌缺血,可诱发急性左心衰[2]。

(3) 患者高血压合并冠心病、心功能 Ⅲ 级,入院后血压偏高,有使用 ACEI 的强适应证,可显著降低死亡率及改善预后,只要没有禁忌证就应该给予[3];β 受体阻滞剂(美托洛尔和比索洛尔)也可显著改善预后,也有强适应证,只要没有禁忌证就应该给予[3]。实际上没有给予 ACEI(或 ARB)和 β 受体阻滞剂,可能使血压控制不佳,加大心脏负荷,冠心病心肌缺血加重,从而诱发急性左心衰。

(4) 可能发生了肺动脉栓塞(未予抗血小板和抗凝药可能为诱发因素之一,另外还有高龄脑梗死后长期卧床等因素),加上肺部感染,可诱发和加重急性左心衰[4]。

【病例总结】

患者高血压 2 级(极高危组)、膀胱癌术后、脑梗死后、冠心病、心功能 III 级,有发生急性左心衰的疾病基础,应予阿司匹林(75～100 mg/d),阿司匹林不能耐受者可以应用氯吡格雷(75 mg/d)代替;有使用 ACEI 的强适应证,只要没有禁忌证就应该给予;有 β-受体阻滞剂的强适应证,只要没有禁忌证就应该给予。

未遵守上述用药注意事项,与患者病情加重有相关性。

参考文献

［1］ 中华医学会心血管病学分会,中华心血管病杂志编辑委员会.2007 中国慢性心力衰竭诊断和治疗指南.中华心血管病杂志,2007,35(12):1～28
［2］ 中国高血压防治指南修订委员会.中国高血压防治指南 2010.中华心血管病杂志,2011,39(7):579～616
［3］ 陈灏珠,钟南山,陆再英主审.内科学.第 8 版.北京:人民卫生出版社,2013,174～176,236～256
［4］ 王建枝,殷莲华.病理生理学.第 8 版.北京:人民卫生出版社,2013,47～51

病例 18

未予阿司匹林、ACEI、β受体阻滞剂肺部感染可能引发急性左心衰

【概述】

一例老年女性患者,合并高血压、糖尿病、冠心病。因急性胰腺炎(胆源性)、高血压3级(极高危)、2型糖尿病、冠心病、心功能Ⅱ级、脑梗死后入院。入院后患者急性胰腺炎(胆源性)好转,后又发生急性左心衰。通过此病例分析探讨问题:患者7月23日21:50 pm发生急性左心衰的可能原因。

【病史介绍】

患者80岁女性,有高血压史30多年,最高216/89 mmHg,平素予氨氯地平50 mg每天1次口服;有2型糖尿病史10多年,予格列吡嗪10 mg每天1次口服血糖控制不佳;10年和12年有2次脑梗死病史,留有后遗症(饮水易呛咳);有冠心病史数年。自诉有3次慢性胰腺炎急性发史。因急性胰腺炎(胆源性)、高血压3级(极高危)、2型糖尿病、冠心病、心功能Ⅱ级、脑梗死后于2015年7月15日入院。

【临床过程】

7月16日,肌酐63 μmol/L(45~84 μmol/L),总胆红素22 μmol/L(0~21 μmol/L),直接胆红素9.8 μmol/L(0~5 μmol/L),GPT 27 U/L(7~40 IU/L)。糖化血红蛋白8%(4%~6%)。血红蛋白127 g/L(115~150 g/L),白细胞计数11.06×10^9/L[(3.5~9.5)×10^9/L],中性粒细胞百分率76.9%(40%~75%)。心电图示S~T段异常,T波倒置。予禁食,予0.9%氯化钠注射液100 mL+奥美拉唑钠40 mg每天2次静脉滴注(7月15日—7月23日),生长抑素3 mg+生物合成人胰岛素4 IU+10%氯化钾5~7.5 mL+5%葡萄糖注射液250 mL每12小时1次静脉滴注(7月15日—7月19日)生长抑素3 mg+生物合成人胰岛素10 IU+10%氯化钾15 mL每天1次静脉滴注(7月19日—7月21日),甲磺酸加贝酯0.3 g+物合成人胰岛素3 IU+10%氯化钾5 mL+5%葡萄糖

注射液 250 mL 每天 1 次静脉滴注(7 月 15 日—7 月 19 日),8.5%复方氨基酸 250 mL 每天 1 次静脉滴注(7 月 15 日—7 月 16 日),硝苯地平控释片 30 mg 每天 1 次口服(7 月 16日—8 月 2 日),环丙沙星氯化钠 0.4 g 每天 2 次静脉滴注(7 月 16 日—7 月 23 日),甲硝唑氯化钠 0.5 g 每天 2 次静脉滴注(7 月 16 日—7 月 23 日)。

7 月 19 日,患者腹痛明显好转,心率 59 次/分,血压 124/72 mmHg,双肺未闻及干湿啰音。血红蛋白 119 g/L(115～150 g/L),白细胞计数 9.17×10⁹/L(3.5～9.5×10⁹/L),中性粒细胞百分率 75.3%(40%～75%)。

7 月 22 日,患者神清气平,双肺未闻及干湿啰音,心率 64 次/分,血压 184/79 mmHg。

7 月 23 日 6:00 am,体温 37.2℃。8:00 am,心率 82 次/分,血压 170/76 mmHg。12:00 am,心率 80 次/分,血压 151/68 mmHg。血红蛋白 116 g/L(115～150 g/L),白细胞计数 4.65×10⁹/L[(3.5～9.5)×10⁹/L],中性粒细胞百分率 65.7%(40%～75%)。14:00 pm,体温 38℃。18:00 pm,体温 38.2℃,心率 86 次/分,血压 169/74 mmHg。

21:50 pm,患者出现胸闷气促,不能平卧,咳嗽咳白色黏痰,体温达 39℃,查体双肺布满哮鸣音,心率 103 次/分,血压 184/77 mmHg。考虑急性左心衰发作,予硝酸甘油静脉推泵、呋塞米静脉推注。予酚麻美敏 1 片口服降体温。

7 月 24 日 9:06 am,患者气促稍有缓解,自诉平卧困难,心率 68 次/分,血压 144/78 mmHg。10:21 am,停甲硝唑和环丙沙星,予 5%葡萄糖注射液 100 mL＋克林霉素 0.6 g 每天 2 次静脉滴注(7 月 24 日—7 月 30 日),美洛西林钠舒巴坦钠 2.5 g 每天 2 次静脉滴注(7 月 24 日—7 月 30 日)。

7 月 27 日,患者仍有胸闷气促,不能平卧,双肺可闻及干湿啰音,心率 88 次/分,血压 169/71 mmHg。血红蛋白 123 g/L(115～150 g/L),白细胞计数 3.84×10⁹/L(3.5～9.5×10⁹/L),中性粒细胞百分率 45.3%(40%～75%)。予氯沙坦钾 100 mg 每天 1 次口服(7 月 27 日—8 月 2 日),单硝酸异山梨酯缓释片 40 mg 每天 1 次口服(7 月 28 日—8 月 2日),复方甲氧那明 25 mg 每天 3 次口服(7 月 27 日—8 月 2 日)。

7 月 30 日,患者气促较前缓解,能平卧,双肺可闻及少量干性啰音,心率 78 次/分,血压 148/45 mmHg。

8 月 1 日,好转出院。

【病例用药讨论】

一、患者 7 月 15 日入院后,在急性胰腺炎(胆源性)好转情况下,7 月 23 日 21:50 pm 发生急性左心衰,其主要原因:

(1)患者急性胰腺炎(胆源性)、高血压 3 级(极高危)、2 型糖尿病、冠心病、心功能 Ⅱ 级、脑梗死后,有发生急性左心衰的疾病基础[1]。

(2)患者高血压合并冠心病、2 型糖尿病、脑梗死后,应予阿司匹林(75～100 mg/d),

阿司匹林不能耐受者可以应用氯吡格雷(75 mg/d)代替。但实际上因消化道出血未服用阿司匹林或氯吡格雷,可能增加冠状动脉血栓形成的风险,加重心肌缺血,可诱发急性左心衰[2]。

(3) 患者高血压合并冠心病、2 型糖尿病、心功能Ⅱ级,血压偏高,有使用 ACEI(或 ARB)的强适应证,可显著降低死亡率及改善预后,只要没有禁忌证就应该给予[3];β受体阻滞剂(美托洛尔和比索洛尔)也可显著改善预后,也有强适应证,只要没有禁忌证就应该给予[3]。实际上没有给予 ACEI(或 ARB)和β受体阻滞剂,可能使血压控制不佳,加大心脏负荷,冠心病心肌缺血加重,从而诱发急性左心衰。7 月 23 日发生急性左心衰之后,患者心衰缓解不显著,7 月 27 日予氯沙坦钾 100 mg 每天 1 次口服(7 月 27 日—8 月 2 日)后,心衰得到控制,在一定程度上提示 ARB 的作用。

(4) 7 月 23 日 14:00 pm 体温 38℃,18:00 pm 体温 38.2℃,21:50 pm 体温达 39℃,可能发生了肺部感染,可诱发和加重急性左心衰[4]。在感染得到控制后,心衰得到缓解。

二、患者抗感染方案是否合理

胆囊炎、胆管炎、胆道阻塞,其可能致病菌为肠杆菌科、肠球菌属、类杆菌属、梭状芽孢杆菌属,首选哌拉西林他唑巴坦钠、氨苄西林舒巴坦钠,有生命危险可选碳青霉烯类;备选第三代头孢菌素+甲硝唑或喹诺酮类+甲硝唑[5]。因此,患者入院后予环丙沙星+甲硝唑是正确的。

7 月 23 日可能发生了肺部感染,属于院内获得性肺炎,存在急性左心衰、胆源性胰腺炎等危险因素,致病菌主要有肠杆菌科细菌、金葡菌(MRSA)、厌氧菌等。首选β内酰胺类/β内酰胺酶抑制剂,备选氟喹诺酮类+克林霉素[5]。因此改用美洛西林钠舒巴坦钠+克林霉素也是正确的。

【病例总结】

患者急性胰腺炎(胆源性)、高血压 3 级(极高危)、2 型糖尿病、冠心病、心功能Ⅱ级、脑梗死后,应予阿司匹林(75~100 mg/d),阿司匹林不能耐受者可以应用氯吡格雷(75 mg/d)代替;患者高血压合并冠心病、2 型糖尿病、心功能Ⅱ级,血压偏高,有使用 ACEI(或 ARB)的强适应证,只要没有禁忌证就应该给予;有β受体阻滞剂的强适应证,只要没有禁忌证就应该给予。

未遵守上述用药注意事项,与患者发生急性左心衰有相关性。

参考文献

[1] 中华医学会心血管病学分会,中华心血管病杂志编辑委员会.2007 中国慢性心力衰竭诊断和治疗指南.中华心血管病杂志,2007,35(12):1~28

[2] 中国高血压防治指南修订委员会.中国高血压防治指南 2010.中华心血管病杂志,2011,39(7):

579～616

［3］ 陈灏珠、钟南山、陆再英.内科学.第 8 版.北京：人民卫生出版社,2013,174～176,236～256

［4］ 王建枝、殷莲华.病理生理学.第 8 版.北京：人民卫生出版社,2013,47～51

［5］ Jay P. Sanford.桑德福抗微生物治疗指南.北京：中国协和医科大学出版社,2011,15～16,35～41

病例 *19*

消化道出血未予阿司匹林予蛇毒血凝酶、异甘草酸镁导致急性左心衰后死亡

【概述】

一例高龄女性患者,既往高血压、2 型糖尿病、冠心病史、脑梗死、甲减。因上消化道出血、贫血、心功能Ⅲ级入院。入院后发生急性左心衰,治疗效果不佳,患者死亡。通过此病例分析探讨以下几个问题:① 发生代谢性酸中毒的可能原因;② 7 月 29 日转消化内科后发生急性左心衰的可能原因;③ 患者感染后,其抗菌方案是否合理。

【病史介绍】

患者 85 岁高龄女性,既往有高血压、2 型糖尿病、冠心病史 10 多年。长期卧床。6 年前有脑梗死史,甲减史 5 年。长期口服阿司匹林等。因上消化道出血、贫血、心功能Ⅲ级于 2015 年 7 月 21 日入院。

【临床过程】

7 月 21 日,查体神清气尚平,两肺未闻及干湿啰音,心率 90 次/分,血压 165/75 mmHg。查血红蛋白 83 g/L(115～150 g/L),白细胞计数 6.61×10^9/L($3.5 \sim 9.5 \times 10^9$/L),中性粒细胞百分率 79.2%(40%～75%)。D-二聚体 1.4 mg /L(<0.55 mg /L),BNP6380 ng/L(<450 ng/L),肌酐 71 μmol/L(46～92 μmol/L),尿素氮 8.12 mmol/L(2.5～6.1 mmol/L)。总胆红素 8.4 μmol/L(3～22 μmol/L),结合胆红素 4.6 μmol/L(0～19 μmol/L),GPT 22 IU/L(9～52 IU/L),γ-GT21 IU/L(12～43 IU/L),AKP76 IU/L(38～126 IU/L)。

7 月 22 日,予禁食(7 月 21 日—7 月 23 日),0.9%氯化钠注射液 100 mL+泮托拉唑钠 40 mg 每天 2 次静脉滴注(7 月 21 日—7 月 27 日),0.9%氯化钠注射液 50 mL+生长抑素 6 mg 每天 1 次静脉滴注(7 月 21 日—7 月 27 日),凝血酶冻干粉 4 000 IU 每天 3 次口服(7 月 21 日—7 月 28 日),生长抑素 6 mg+0.9%氯化钠注射液 50 mL 每天 1 次静脉滴

注(7月21日—7月29日),甲磺酸加贝酯0.3 g＋生物合成人胰岛素2 IU＋5％葡萄糖注射液100 mL每天1次静脉滴注(7月21日—7月29日),左卡尼丁1 g每天2次静脉推注,**异甘草酸镁150 mg＋生物合成人胰岛素2 IU＋5％葡萄糖注射液100 mL每天1次静脉滴注(7月21日—7月29日),蛇毒血凝酶1 IU每天1次肌内注射(7月21日—7月29日)**,甲状腺片40 mg每天2次口服(7月21日—7月30日),氯沙坦钾100 mg每天1次口服(7月21日—7月30日),单硝酸异山梨酯缓释片40 mg每天1次口服(7月21日—7月30日),还原型谷胱甘肽1.2 g＋复合磷酸氢钾2 mL＋10％氯化钾4 mL＋**果糖250 mL每天1次静脉滴注(7月21日—7月22日)**,输注红细胞2 IU。

7月23日,查体神清气尚平,两肺未闻及干湿啰音,心率80次/分,血压138/64 mmHg。予米汤1 000 mL(7月23日—7月29日),还原型谷胱甘肽1.2 g＋复合磷酸氢钾2 mL＋生物合成人胰岛素2 IU＋5％葡萄糖注射液100 mL每天1次静脉滴注(7月23日—7月29日),纳洛酮2 mg每天1次静脉推注(7月23日—7月29日)。

7月24日,D-二聚体1.73 mg/L(<0.55 mg/L),血红蛋白89 g/L(115~150 g/L),白细胞计数$6.18×10^9$/L($3.5~9.5×10^9$/L),中性粒细胞百分率83.5％(40％~75％)。血气分析示pH7.29(7.35~7.45),HCO_3^- 15.4 mmol/L(21.5~26.9 mmol/L),剩余碱－10.1 mmol/L(－3.0~3.0 mmol/L)。肌酐87 μmol/L(46~92 μmol/L),肝功能基本正常。粪隐血阴性(－)。CRP 39.2 mg/L(0~3 mg/L)。BNP10 109 ng/L(<450 ng/L)。Tmax 38℃,血压134/60 mmHg,心率80次/分,两肺未闻及干湿啰音。总胆红素13.3 μmol/L(3~22 μmol/L),结合胆红素5.9 μmol/L(0~19 μmol/L),GPT 16 IU/L(9~52 IU/L),γ-GT63 IU/L(12~43 IU/L),AKP63 IU/L(38~126 IU/L)。**予果糖250 mL＋甲氯芬酯0.5 g每天1次静脉滴注(7月24日—7月27日)**,甲氧氯普胺10 mg每天1次肌内注射(7月24日—7月29日),0.9％氯化钠注射液100 mL＋头孢唑肟钠2 g每天2次静脉滴注(7月24日—7月29日),莫西沙星0.4 g＋生物合成人胰岛素4 IU＋5％250 mL每天1次静脉滴注(7月24日—7月29日)。

7月27日,Tmax 37.5℃,神清气尚平,两肺未闻及干湿啰音,心率80次/分,血压134/60 mmHg。粪隐血＋。予法舒地尔60 mg＋5％葡萄糖注射液100 mL每天1次静脉滴注(7月27日—7月29日)。

7月28日6:42 am,钾2.6 mmol/L(3.5~5.1 mmol/L),予10％氯化钾20 mL每天3次口服(7月28日—7月29日)。

8:42 am,肌酐81 μmol/L(46~92 μmol/L),血红蛋白93 g/L(115~150 g/L),白细胞计数$10.23×10^9$/L[($3.5~9.5)×10^9$/L],中性粒细胞百分率79.1％(40％~75％)。

7月29日10:45 am,转消化内科。予0.9％氯化钠注射液100 mL＋奥美拉唑钠40 mg每天2次静脉滴注(7月29日—7月30日),0.9％氯化钠注射液100 mL＋蔗糖铁100 mg隔天1次静脉滴注(7月29日—7月30日),丙氨酰谷氨酰胺10 g＋5％葡萄糖注射液 250 mL＋10％氯化钾 5 mL 每天 1 次静脉滴注(7 月 29 日—7 月 30 日)。

13:10 pm,BNP32 823 ng/L(＜450 ng/L)。

14:05 pm,停头孢唑肟钠和莫西沙星,改用 0.9％氯化钠注射液 100 mL＋头孢噻肟钠 2 g 每天 2 次静脉滴注(7 月 29 日—7 月 30 日)。

14:06 pm,心电监护示血压 180/100 mmHg,心率 90 次/分,CVP 19 cmH_2O。予呋塞米 20 mg 静脉推注。

18:00 pm,心电监护示血压 160/114 mmHg,心率 90 次/分,体温 38.5℃。予物理降温。

19:11 pm,氧饱和度进行性下降,呼吸内科会诊同意本科治疗。

20:21 pm—7 月 30 日 2:00 am,患者急性左心衰发作,氧饱和度 84％,呼吸 23～28 次/分,心率 130～200 次/分。查 BNP＞35 000 ng/L(＜450 ng/L),予去乙酰毛花苷 C、胺碘酮、呋塞米等静脉推注。00:33 pm 血气分析示严重代谢性酸中毒,予 5％碳酸氢钠静脉滴注。

7 月 30 日 6:00 am,血压 60/38 mmHg,心率 114～145 次/分,呼吸 25 次/分。予多巴胺、胺碘酮、5％碳酸氢钠静脉滴注。

9:33 am,肌酸激酶同工酶 6.86 ng/mL(0.10～4.94 ng/mL),肌红蛋白 1 633 ng/mL (25～58 ng/mL),肌钙蛋白 1.09 ng/mL(0～0.01 ng/mL)。血红蛋白 90 g/L(115～ 150 g/L),白细胞计数 28.22×10^9/L(3.5～9.5×10^9/L),中性粒细胞百分率 91.5％ (40％～75％)。

15:30 pm,患者血压、氧饱和度、心率、进行性下降至 0,心电图示一直线。16:00 pm 死亡。

【病例用药分析】

一、患者 7 月 24 日,血气分析示 pH7.29(7.35～7.45),HCO$_3$－15.4 mmol/L(21.5～ 26.9 mmol/L),剩余碱－10.1 mmol/L(－3.0～3.0 mmol/L),发生代谢性酸中毒的主要可能原因

(1) 患者心功能Ⅲ级、心衰,入院后发生了院内感染,可引发组织低灌流,使细胞内糖的无氧酵解增强而引发乳酸性酸中毒[1]。

(2) 予果糖 250 mL 每天 1 次静脉滴注(7 月 21 日—7 月 22 日,7 月 24 日—7 月 27 日)。果糖比葡萄糖更易形成糖原,主要在肝脏通过果糖激酶代谢,易于代谢为乳酸,迅速转化为能量。如滴速过快(≥1 g/kg/hr)可引起乳酸性酸中毒。

二、7 月 29 日转消化内科后发生急性左心衰,其主要原因

(1) 患者消化道出血、贫血、心功能Ⅲ级、高血压 3 级(极高危)、2 型糖尿病、冠心病、脑梗死后,有发生急性左心衰的疾病基础[2]。

（2）患者高血压合并冠心病、2型糖尿病、脑梗死后，应予阿司匹林（75～100 mg/d），阿司匹林不能耐受者可以应用氯吡格雷（75 mg/d）代替。但实际上因消化道出血未服用阿司匹林或氯吡格雷，可能增加冠状动脉血栓形成的风险，加重心肌缺血，可诱发急性左心衰、急性心肌梗死、致死性心律失常[3]。建议该类患者在消化道出血基本被控制后应尽快予氯吡格雷。

（3）予蛇毒血凝酶1 IU每天1次肌内注射（7月21日—7月29日）。其中含有类凝血酶和类凝血激酶，在Ca^{2+}存在下，能活化因子Ⅴ、Ⅶ和Ⅷ，并刺激血小板的凝集；类凝血激酶在血小板因子Ⅲ存在下，可促使凝血酶原变成凝血酶，也可活化因子Ⅴ，并影响因子X。可促进血栓形成，有血栓病史者禁用。患者有脑梗死史，因此予蛇毒血凝酶违反了禁忌证。能增加冠状动脉血栓形成的风险，加重心肌缺血，可诱发急性左心衰、急性心肌梗死、致死性心律失常[3]。

（4）予异甘草酸镁150 mg＋生物合成人胰岛素2 IU＋5％葡萄糖注射液100 mL每天1次静脉滴注（7月21日—7月29日）。甘草酸制剂有假性醛固酮症作用，存在使血压上升，钠、体液潴留、浮肿的危险，可增加心脏负荷，诱发急性左心衰。7月28日6:42 am钾2.6 mmol/L出现低钾血症也与异甘草酸镁有关。患者肝功能正常，因此予异甘草酸镁适应证不适宜。另外，患者哪有高血压合并心衰，因此予异甘草酸镁又违反了禁忌证。

（5）7月24日白细胞计数$6.18×10^9/L$（$3.5～9.5×10^9/L$），中性粒细胞百分率83.5％（40％～75％），Tmax 38℃。予头孢唑肟钠2 g每天2次静脉滴注（7月24日—7月29日）＋莫西沙星0.4 g每天1次静脉滴注（7月24日—7月29日）。7月28日白细胞计数$10.23×10^9/L$［$(3.5～9.5)×10^9/L$］，中性粒细胞百分率79.1％（40％～75％）。7月29日转消化内科后停头孢唑肟钠和莫西沙星，改用头孢噻肟钠2 g每天2次静脉滴注（7月29日—7月30日）。但当日18:00 pm体温达38.5℃，提示抗感染无效，感染加重，可诱发急性左心衰[4]。

三、患者抗菌药物使用是否合理

头孢唑肟钠为第三代头孢菌素，对大肠埃希菌、肺炎克雷伯菌、奇异变形杆菌等肠杆菌科细菌有强大抗菌作用，铜绿假单胞菌等假单胞菌属和不动杆菌属对该品敏感性差。头孢噻肟为第三代头孢菌素，对大肠埃希菌、奇异变形杆菌、克雷伯菌属和沙门菌属等肠杆菌科细菌等革兰阴性菌有强大活性。对阴沟肠杆菌、产气肠杆菌对本品比较耐药，对铜绿假单胞菌和产碱杆菌无抗菌活性。因此，头孢唑肟和头孢噻肟抗菌谱相似，予头孢唑肟＋莫西沙星抗感染效果不佳，而更换为头孢噻肟不适宜。

【病例总结】

患者上消化道出血、贫血、心功能Ⅲ级、高血压3级（极高危）、2型糖尿病、冠心病、脑梗死后，有发生急性左心衰的疾病基础，建议该类患者在消化道出血基本被控制后应尽快予氯吡格雷;患者有脑梗死史,予蛇毒血凝酶能增加冠状动脉血栓形成的风险,加重心肌缺血,可诱发急性左心衰,违反了禁忌证;予异甘草酸镁高血压、心衰患者禁用;头孢唑肟和头孢噻肟抗菌谱相似,予头孢唑肟＋莫西沙星抗感染效果不佳,而更换为头孢噻肟不适宜。

未遵守上述用药注意事项,与患者病情加重有相关性。

参考文献

［1］ 王建枝,殷莲华.病理生理学.第 8 版.北京:人民卫生出版社,2013,47～51
［2］ 中华医学会心血管病学分会,中华心血管病杂志编辑委员会.2007 中国慢性心力衰竭诊断和治疗指南.中华心血管病杂志,2007,35(12):1～28
［3］ 中国高血压防治指南修订委员会.中国高血压防治指南 2010.中华心血管病杂志,2011,39(7):579～616
［4］ 陈灏珠、钟南山、陆再英.内科学.第 8 版.北京:人民卫生出版社,2013,174～176,236～256

病例 20

肝衰竭后感染性休克，抗菌药选择不适宜

【概述】

一例高龄男性患者，合并阿尔茨海默病，肺栓塞。因肝功能异常入院。入院后肝损伤加重，胆道系统感染合并脓毒症，治疗效果不佳，患者死亡。通过此病例分析探讨以下几个问题：① 患者感染性休克后，抗菌方案是否合理；② 患者肝衰竭后，用药是否合理。

【病史介绍】

患者 98 岁，高龄男性，阿尔茨海默病 2 年，口服多奈哌齐；2016 年 4 月因肺栓塞口服达比加群，目前已经停用 2 个月余；双下肢水肿 5 年余，平素饮黄芪、红豆、薏米、**茯苓**水消肿；因期前收缩口服麝香保心丸、参松养心胶囊。2017 年 2 月出现呕心呕吐，查 GPT 649 IU/L(21～72 IU/L)，总胆红素 28.1 μmol/L(3～22 μmol/L)，结合胆红素 2.7 μmol/L(0～19 μmol/L)。B 超示肝脂肪浸润。3 月 26 日，GPT 400 IU/L(21～72 IU/L)，总胆红素＞461.7 μmol/L(3～22 μmol/L)，结合胆红素 358.1 μmol/L(0～19 μmol/L)，白蛋白 26 g/L(35～50 g/L)，肌酐 163 μmol/L(58～110 μmol/L)，CRP 24 mg/L(0～3 mg/L)。拟肝功能异常于 3 月 27 日 10:00 am 收治入消化内科。

【临床过程】

3 月 27 日，查体神清气平，双肺未闻及干湿啰音，心率 97 次/分，血压 97/52 mmHg，双下肢水肿，尿素氮 25.3 mmol/L(3.2～7.1 mmol/L)，肌酐 171 μmol/L(58～110 μmol/L)，钾 3.0 mmol/L(3.5～5.1 mmol/L)，CKMB 15.8 ng/mL(0.10～4.94 ng/mL)，高敏肌钙蛋白 0.214 ng/mL(＜0.014 ng/mL)，肌红蛋白 648.7 ng/mL(28～72 ng/mL)。予 0.9% 氯化钠注射液 100 mL＋奥美拉唑钠 40 mg 每天 2 次静脉滴注(3 月 27 日—4 月 12 日)，氨溴索 90 mg 每天 3 次静脉推注(3 月 27 日—4 月 12 日)，5% 葡萄糖注射液 250 mL＋异甘草酸镁 200 mg 每天 1 次静脉滴注(3 月 27 日—4 月 3 日)**0.9% 氯化钠注射液 100 mL＋异甘草酸镁 200 mg 每天 1 次静脉滴注(4 月 3 日—4 月 5 日)**，10% 葡萄糖注射液 500 mL＋

水溶性维生素 2 瓶＋脂溶性维生素 1 瓶＋10％氯化钾 10 mL＋还原型谷胱甘肽 1.2 g 每天 1 次静脉滴注(3 月 27 日—4 月 12 日),复方氨基酸(20AA)500 mL＋**丙氨酰谷氨酰胺 10 g 每天 1 次静脉滴注(3 月 27 日—4 月 12 日)**,果糖 250 mL＋环磷腺苷葡胺 180 mg 每天 1 次静脉滴注(3 月 27 日—4 月 3 日),磷酸肌酸钠 1 g＋5％葡萄糖注射液 100 mL 每天 1 次静脉滴注(3 月 27 日—4 月 5 日)磷酸肌酸钠 2 g＋10％葡萄糖注射液 250 mL 每天 1 次静脉滴注(4 月 5 日—4 月 12 日),**0.9％氯化钠注射液 100 mL＋头孢哌酮舒巴坦钠 3 g 每 12 小时 1 次静脉滴注(3 月 27 日—4 月 12 日)**,维生素 K_1 10 mg 肌内注射(3 月 27 日—4 月 12 日)。14:20 pm 转 ICU。

3 月 28 日,降钙素原 1.45 ng/mL(0.051～0.5 ng/mL),白细胞计数 11.53×10^9/L($3.5 \sim 9.5 \times 10^9$/L),中性粒细胞百分比 83.8％(40％～75％),血小板计数 91.0×10^9/L($125 \sim 350 \times 10^9$/L),血红蛋白 100 g/L(130～175 g/L),PT 16.8 秒(14.0～21.0 秒)。乙肝两对半指标均阳性,提示乙型肝炎。B 超示肝硬化、腹腔积液、胆囊壁增厚样改变。予 0.9％氯化钠注射液 30 mL＋10％氯化钾 20 mL 静脉推泵(3 月 28 日—4 月 10 日)。

3 月 29 日,患者神志不清,鼻导管吸氧中。钾 3.2 mmol/L(3.5～5.1 mmol/L),尿素氮 29.9 mmol/L(3.2～7.1 mmol/L),肌酐 161 μmol/L(58～110 μmol/L),GPT 284 IU/L(21～72 IU/L),总胆红素 496.9 μmol/L(3～22 μmol/L),直接胆红素 424.9 μmol/L(0～5 μmol/L)。考虑梗阻性黄疸、胆囊炎、**胆道系统感染合并脓毒症**。

3 月 30 日,予人血白蛋白 10 g 每天 1 次静脉滴注(3 月 30 日—4 月 11 日),恩替卡韦 0.5 mg 每天 1 次口服(3 月 31 日—4 月 6 日)。

3 月 31 日,降钙素原 2.77 ng/mL(0.051～0.5 ng/mL),白细胞计数 8.34×10^9/L($3.5 \sim 9.5 \times 10^9$/L),中性粒细胞百分比 79.3％(40％～75％),血小板计数 58.0×10^9/L($125 \sim 350 \times 10^9$/L),血红蛋白 96 g/L(130～175 g/L)。

4 月 3 日,尿素氮 28.6 mmol/L(3.2～7.1 mmol/L),肌酐 170 μmol/L(58～110 μmol/L),GPT 184 IU/L(21～72 IU/L),总胆红素＞461.7 μmol/L(3～22 μmol/L),直接胆红素 324.3 μmol/L(0～5 μmol/L)。降钙素原 3.52 ng/mL(0.051～0.5 ng/mL),白细胞计数 10.32×10^9/L($3.5 \sim 9.5 \times 10^9$/L),中性粒细胞百分比 78.7％(40％～75％),血小板计数 41.0×10^9/L($125 \sim 350 \times 10^9$/L),血红蛋白 94 g/L(130～175 g/L),PT 25.6 秒(14.0～21.0 秒)。

4 月 5 日,钾 3.1 mmol/L(3.5～5.1 mmol/L),钠 147 mmol/L(137～145 mmol/L),**降钙素原 4.98 ng／mL(0.051～0.5 ng／mL)**,白细胞计数 10.97×10^9/L[($3.5 \sim 9.5) \times 10^9$/L],中性粒细胞百分比 82.4％(40％～75％),血小板计数 45.0×10^9/L[($125 \sim 350) \times 10^9$/L],血红蛋白 85 g/L(130～175 g/L)。**停异甘草酸镁**,予 5％葡萄糖注射液 250 mL＋门冬氨酸鸟氨酸 5 g 每天 1 次静脉滴注(4 月 5 日—4 月 12 日)。

4 月 6 日,尿素氮 40.4 mmol/L(3.2～7.1 mmol/L),肌酐 287 μmol/L(58～

110 $\mu mol/L$),GPT 98 IU/L(21~72 IU/L),总胆红素>461.7 $\mu mol/L$(3~22 $\mu mol/L$),直接胆红素 326.9 $\mu mol/L$(0~5 $\mu mol/L$),**降钙素原** 6.19 ng/mL(0.051~0.5 ng/mL)。

4月7日,患者意识不清,血压下降,予去甲肾上腺素维持血压(4月7日—4月12日)。白细胞计数 11.12×10⁹/L[(3.5~9.5)×10⁹/L],中性粒细胞百分比 81.9%(40%~75%),血小板计数 36.0×10⁹/L[(125~350)×10⁹/L],血红蛋白 84 g/L(130~175 g/L)。

4月10日,患者尿量持续减少。4月13日,尿量为0。11:51 am 死亡。

【病例用药分析】

一、患者感染性休克后,抗菌方案是否合理

患者98岁高龄,存在胆囊炎胆道系统感染脓毒症、感染性休克,合并有肝功能严重损害、阿尔茨海默病、肺栓塞史、乙肝肝硬化、梗阻性黄疸。根据感染性休克(可能来自腹腔内或盆腔内)经验用药,致病菌可能是革兰阳性球菌、革兰阴性需氧杆菌、厌氧菌。在细菌培养+药敏结果出来之前,首选β内酰胺类/β内酰胺酶抑制剂或碳青霉烯类,可联合抗MASA的万古霉素、利奈唑胺等。备选方案为三、四代头孢菌素+克林霉素(或甲硝唑),还有氟喹诺酮类+克林霉素[1]。对胆源性感染,病原体通常为肠杆菌科、肠球菌、拟杆菌等。在细菌培养+药敏结果出来之前,按经验用药应首选β内酰胺类/β内酰胺酶抑制剂、碳青霉烯类。备选方案为第三代头孢菌素+克林霉素(或甲硝唑)、莫西沙星+甲硝唑等。如感染可能危及生命,则应首选碳青霉烯类,并且应加用万古霉素以覆盖革兰阳性菌[1]。

根据严重全身性感染与感染性休克治疗指南,应当在确诊后1小时内应用抗菌药。大量研究表明,感染性休克时,有效抗菌药每延迟1小时使用,其病死率将显著增加[2]。

实际上3月27日入院后予0.9%氯化钠注射液100 mL+头孢哌酮舒巴坦钠3g每12小时1次静脉滴注(3月27日—4月12日)。头孢哌酮主要经胆汁排泄。当患者有肝脏疾病和/或胆道梗阻时,头孢哌酮的血清半衰期通常延长并且由尿中排出的药量会增加。遇到严重胆道梗阻、严重肝脏疾病或同时合并肾功能障碍时,可能需要调整用药剂量。同时合并有肝功能障碍和肾功能损害的患者,应监测头孢哌酮的血清浓度,根据需要调整用药剂量。对这些患者如未密切监测本品的血清浓度,头孢哌酮的每日剂量不应超过2克。患者肌酐清除率 15 mL/min,合并肝功能衰竭,每日剂量应该是头孢哌酮舒巴坦钠 1.5 g 每12小时1次静脉滴注。因此,予头孢哌酮舒巴坦钠 3g 每12小时1次静脉滴注剂量过大。3月28日降钙素原 1.45 ng/mL,血小板计数 91.0×10⁹/L;3月29日患者神志不清,3月31日降钙素原升至 2.77 ng/mL,血小板计数降至 58.0×10⁹/L;4月5日降钙素原继续升至 4.98 ng/mL,血小板计数继续降至 45×10⁹/L;4月6日降钙素原进一步升至 6.19 ng/mL;4月7日开始血压下降,予去甲肾上腺素维持血压,血小板计数进一步降至 36×10⁹/L。以上均提示在相对于患者肝肾功能超量予头孢哌酮舒巴坦钠,但抗感染无效。而直到4月13日患者最终死亡,均未更换抗菌药,未能及时使用适宜的抗菌

药控制感染是死亡的重要因素。

二、患者肝衰竭后，用药是否合理

异甘草酸镁以 10% 葡萄糖注射液 250 mL 稀释后静脉滴注，有假性醛固酮症，肾功能衰竭的患者禁用。患者肾功能衰竭，予异甘草酸镁违反禁忌证，引发低钾血症及高钠血症的风险高于肾功能正常患者。4 月 5 日钾 3.1 mmol/L，钠 147 mmol/L，当天停异甘草酸镁后，血钠血钾逐渐恢复正常，提示异甘草酸镁引发低钾血症及高钠血症的可能性。

氨中毒是肝性脑病的重要发病机制，消化道是氨产生的重要部位，除了肠道细菌对蛋白质或尿素的分解产生氨外，谷氨酰胺在肠上皮细胞代谢后产生氨是重要来源（谷氨酰胺→NH_3＋谷氨酸）。氨可透过血脑屏障干扰脑细胞三羧酸循环，使大脑细胞的能量供应不足；可增加对脑功能有抑制作用的酪氨酸、苯丙氨酸、色氨酸的摄取；可促进脑内合成谷氨酰胺，为很强的细胞渗透剂，造成脑水肿[3]。

丙氨酰谷氨酰胺严重肝功能不全患者禁用，对于代偿性肝功能不全的患者建议定期监测肝功能。患者肾功能衰竭，而丙氨酰谷氨酰胺肌酐清除率＜25 mL/min 患者禁用。予丙氨酰谷氨酰胺可能加重肝性脑病。

维生素 K_1 严重梗阻性黄疸患者不宜使用，有肝功能损伤的患者，疗效不明显，盲目加量可加重肝损伤。

奥美拉唑钠肾功能不全无需减量，但肝功能不全应减量。实际上予 0.9% 氯化钠注射液 100 mL＋奥美拉唑钠 40 mg 每天 2 次静脉滴注（3 月 27 日—4 月 12 日），剂量可能偏大。

另外，患者平素饮茯苓水消肿，因期前收缩口服麝香保心丸。茯苓为治疗肝病的常用中药，极少引起过敏反应，而造成肝脏损害则更为罕见，但也有引发黄疸型肝炎的报道。麝香保心丸包括蟾酥，也有引发肝损害的报道[4]。

【病例总结】

患者肝功能严重损害，感染性休克。根据感染性休克经验用药，首选 β 内酰胺类/β 内酰胺酶抑制剂或碳青霉烯类，可联合抗 MASA 的万古霉素、利奈唑胺等。对胆源性感染，按经验用药应首选 β 内酰胺类/β 内酰胺酶抑制剂、碳青霉烯类。如感染可能危及生命，则应首选碳青霉烯类，并且应加用万古霉素以覆盖革兰阳性菌。且应当在确诊后 1 小时内应用抗菌药。异甘草酸镁肾功能衰竭的患者禁用。丙氨酰谷氨酰胺严重肝功能不全患者禁用。维生素 K_1 严重梗阻性黄疸患者不宜使用，盲目加量可加重肝损伤。奥美拉唑钠肾功能不全无需减量，但肝功能不全应减量。

未遵守上述用药注意事项，与患者病情加重有相关性。

参考文献

[1]　Jay P. Sanford.桑德福抗微生物治疗指南.北京：中国协和医科大学出版社,2011,15～16,35～41

〔2〕 刘京涛、马朋林.循证与认知：感染性休克指南 2012 更新〔J〕.中国急救医学,2013,33(1)：5～7

〔3〕 葛均波,徐永健.内科学.第 8 版.北京：人民卫生出版社,2014,434～438

〔4〕 刘示敬,宫媛,孙永强,等.对中药不正确使用导致药源性肝损害的思考〔J〕.2008,6(7)：798～802

病例 *21*

与利奈唑胺相关的血小板严重低下

【概述】

一例老年男性患者,因急性肝肾综合征、乙肝后肝硬化失代偿期、门脉高压、腹水、脾功能亢进、原发性肝癌、门静脉肠系膜上静脉脾静脉血栓入院。入院后患者感染加重,全血细胞减少,治疗效果不佳,患者最终死亡。通过此病例分析探讨以下几个问题: ① 患者感染后抗菌方案是否合理;② 患者发生肝性脑病的原因;③ 患者严重肝损伤,相关用药是否合理。

【病史介绍】

患者 60 岁男性,确诊乙肝后肝硬化 7 年。2012 年和 2015 年 2 次行疝修补术。2015 年因原发性肝癌行经皮肝动脉栓塞术共 4 次。2016 年 6 月 12 日因急性肝肾综合征、乙肝后肝硬化失代偿期、门脉高压、腹水、脾功能亢进、原发性肝癌、门静脉肠系膜上静脉脾静脉血栓入院。

【临床过程】

6 月 12 日,神清气平,血压 108/66 mmHg,双肺未闻及干、湿啰音,心率 80 次/分,律齐,移动性浊音阳性,双下肢不肿。尿素氮 22.07 mmol/L(3.2～7.1 mmol/L),肌酐 196 μmol/L(58～110 μmol/L),白细胞计数 12.7×10^9/L[(3.5～9.5)×10^9/L],中性粒细胞百分率 85.3%(50%～70%),**血小板计数 133×10^9/L[(125～350)×10^9/L]**,红细胞计数 3.71×10^{12}/L(4.3～5.8×10^{12}/L),平均红细胞体积 84.1 fL(82～100 fL)。嗜酸性粒细胞百分率 0(0.4%～8.0%),嗜酸性粒细胞绝对数 0[(0.02～0.52)×10^9/L]。PT 20.4 秒(9.0～13.0 秒),APTT 测定值 41.9 秒(20.0～40.0 秒),CRP 169 mg/L(0～3 mg/L)。予泮托拉唑钠肠溶胶囊 40 mg 每天 1 次口服(6 月 12 日—6 月 14 日),乳酸左氧氟沙星分散片 0.2 g 每天 2 次口服(6 月 12 日—6 月 14 日)。

6 月 13 日,白蛋白 25 g/L(40～55 g/L),总胆红素 55.1 μmol/L(0～21 μmol/L),直

接胆红素 47.9 μmol/L(0~5 μmol/L)。予 0.9%氯化钠注射液 100 mL＋头孢唑肟钠 2 g 每天 2 次静脉滴注(6 月 13 日—6 月 14 日),甲硝唑氯化钠(100 mL)0.5 g 每天 2 次静脉滴注(6 月 13 日—6 月 14 日),复方氨基酸(丰诺安)450 mL＋丙氨酰谷氨酰胺 10 g 每天 1 次静脉滴注(6 月 13 日—6 月 17 日),呋塞米 40 mg 静脉推注(6 月 13 日—6 月 14 日)。

6 月 14 日,患者精神差,萎靡嗜睡,尿少约 300 mL/d,血压 80/50 mmHg,提示低血压休克,予羟乙基淀粉扩容,去甲肾上腺素维持血压。查肌酐 318 μmol/L(58~110 μmol/L),尿素氮 37.22 mmol/L(3.2~7.1 mmol/L),白细胞计数 11.29×10⁹/L(3.5~9.5×10⁹/L),中性粒细胞百分率 91.8%(50%~70%),血小板计数 132×10⁹/L(125~350×10⁹/L),红细胞计数 3.43×10¹²/L(4.3~5.8×10¹²/L),平均红细胞体积 82.8 fL(82~100 fL)。嗜酸性粒细胞百分率 0(0.4%~8%),嗜酸性粒细胞绝对数 0(0.02~0.52×10⁹/L)。患者自发性腹膜炎感染严重,停头孢唑肟钠、甲硝唑、左氧氟沙星,予 **0.9%氯化钠注射液 100 mL＋亚胺培南西司他丁钠 1 g 每 12 小时 1 次静脉滴注(6 月 14 日—6 月 15 日)1 g＋0.9%氯化钠注射液 100 mL 每 8 小时 1 次静脉滴注(6 月 15 日—6 月 27 日)**,予呋塞米 40 mg 每天 1 次口服(6 月 14 日—6 月 17 日)0.9%氯化钠注射液 50 mL＋呋塞米 100 mg 每天 1 次静脉滴注(6 月 18 日—7 月 5 日),门冬氨酸鸟氨酸 2.5~5 g＋10%葡萄糖注射液 250 mL 每天 1 次静脉滴注(6 月 14 日—6 月 18 日)(6 月 22 日—7 月 5 日),0.9%氯化钠注射液 100 mL 每天 1 次静脉滴注(6 月 14 日—6 月 23 日)(6 月 29 日—7 月 5 日),0.9%氯化钠注射液 100 mL＋奥美拉唑钠 40 mg 每天 1 次静脉滴注(6 月 14 日—6 月 17 日)0.9%氯化钠注射液 100 mL＋泮托拉唑钠 40 mg 每天 1 次静脉滴注(6 月 17 日—6 月 23 日)0.9%氯化钠注射液 100 mL＋泮托拉唑钠 40 mg,每 12 小时 1 次静脉滴注(6 月 23 日—7 月 5 日),**脂肪乳(10%)氨基酸(15)葡萄糖(20%)(克林维)1 000 mL＋脂溶性维生素Ⅱ 1 瓶＋**水溶性维生素 1 支＋胰岛素 4 IU 每天 1 次静脉滴注(6 月 14 日—6 月 17 日),血浆 100~200 mL 每天 1 次静脉滴注(6 月 14 日—7 月 5 日)。

6 月 15 日,白细胞计数 13.78×10⁹/L(3.5~9.5×10⁹/L),中性粒细胞百分率 91.2%(50%~70%),**血小板计数 86×10⁹/L[(125~350)×10⁹/L],红细胞计数 3.66×10¹²/L[(4.3~5.8)×10¹²/L],平均红细胞体积 83.9 fL(82~100 fL),嗜酸性粒细胞百分率 0(0.4%~8.0%),嗜酸性粒细胞绝对数 0(0.02~0.52×10⁹/L)。**

6 月 16 日,患者仍腹胀,精神萎靡,嗜睡,血压 77/48 mmHg,心率 98 次/分,CVP 9.5 cmH₂O。23:00 pm,患者今日尿量约 50 mL,床旁超声示膀胱未见明显充盈。肾内科会诊考虑系肝肾综合征血容量不足所致无尿,调整去甲肾上腺素 2 mL/H 为 4 mL/H,静脉滴注人血白蛋白 10 g,奥曲肽注射液 0.1 mg 每 8 小时 1 次 H(6 月 16 日—7 月 5 日)减少胃肠血容量。

6 月 17 日,加用利奈唑胺 0.6 g(300 mL)每 12 小时 1 次静脉滴注(6 月 17 日—6 月 27 日),予 10%葡萄糖注射液 500 mL＋25%葡萄糖注射液 100 mL＋复方氨基酸(丰诺安)

500 mL＋5％G0.9％氯化钠注射液 500 mL＋**中长链脂肪乳 500 mL＋丙氨酰谷氨酰胺 20 g＋脂溶性维生素 1 支＋水溶性维生素 1 支＋胰岛素 16～12 IU**(6 月 17 日—7 月 5 日)。

6 月 18 日,白细胞计数 15.52×10^9/L(3.5～9.5×10^9/L),中性粒细胞百分率 92.6％(50％～70％),**血小板计数 87 × 10^9/L(125～350 × 10^9/L)**,红细胞计数 3.66×10^{12}/L[(4.3～5.8)×10^{12}/L],平均红细胞体积 83.1 fL(82～100 fL),嗜酸性粒细胞百分率 0.1％(0.4％～8.0％),嗜酸性粒细胞绝对数 0.01×10^9/L[(0.02～0.52)×10^9/L]。尿素氮＞42.83 mmol/L(3.2～7.1 mmol/L),肌酐 105 μmol/L(58～110 μmol/L)。

6 月 19 日,患者精神较前好转,言语清楚,气平,血压 98/56 mmHg。心率 92 次/分,律齐,双下肢不肿。

6 月 20 日,纤维蛋白原 1.480 g/L(1.8～3.5 g/L),PT 26.2 秒(9～13 秒),APTT 测定值 57.4 秒(20～40 秒),D-二聚体 15.2 mg /L(＜0.55 mg /L),纤维蛋白(原)降解产物 46.5 μg/mL(＜5.0 μg/mL)。白细胞计数 12.21×10^9/L[(3.5～9.5)×10^9/L],中性粒细胞百分率 96.8％(50％～70％),**血小板计数 35×10^9/L[(125～350)×10^9/L]**,红细胞计数 3.18×10^{12}/L[(4.3～5.8)×10^{12}/L],平均红细胞体积 88.4 fL(82～100 fL),嗜酸性粒细胞**百分率 0.5％(0.4％～8.0％)**,嗜酸性粒细胞绝对数 0.06×10^9/L[(0.02～0.52)×10^9/L]。

6 月 21 日,腹水常规细胞数较前明显减少,患者自觉症状好转,逐渐减少去甲肾上腺素量。

6 月 22 日,患者精神可,言语清楚,白细胞计数 11.56×10^9/L[(3.5～9.5)×10^9/L],中性粒细胞百分率 94.9％(50％～70％),**血小板计数 38×10^9/L[(125～350)×10^9/L]**,红细胞计数 3.53×10^{12}/L[(4.3～5.8)×10^{12}/L],平均红细胞体积 87.5 fL(82～100 fL),嗜酸性粒细胞百分率 1.0％(0.4％～8.0％),嗜酸性粒细胞绝对数 0.11×10^9/L[(0.02～0.52)×10^9/L]。CRP 62.2 mg /L(0～3 mg /L),降钙素原 0.967 ng/mL(0.051～0.5 ng/mL)。尿素氮 23.15 mmol/L(3.2～7.1 mmol/L),肌酐 42 μmol/L(58～110 μmol/L),总胆红素 35.2 μmol/L(0～21 μmol/L),直接胆红素 27.5 μmol/L(0～5 μmol/L),白蛋白 30 g/L(40～55 g/L),钠 136 mmol/L(137～145 mmol/L),钾 3.6 mmol/L(3.5～5.1 mmol/L)。

6 月 24 日,患者腹水细胞数较前明显好转,提示感染控制。

6 月 27 日,白细胞计数 6.11×10^9/L[(3.5～9.5)×10^9/L],中性粒细胞百分率 91.8％(50％～70％),**血小板计数＜11×10^9/L[(125～350)×10^9/L]**,红细胞计数 3.09×10^{12}/L[(4.3～5.8)×10^{12}/L],平均红细胞体积 86.7 fL(82～100 fL),嗜酸性粒细胞百分率 2.5％(0.4％～8.0％),嗜酸性粒细胞绝对数 0.03×10^9/L[(0.02～0.52)×10^9/L]。CRP 39.1 mg/L(0～3 mg /L),降钙素原 0.389 ng/mL(0.051～0.5 ng/mL)。**停利奈唑胺和亚胺培南西司他丁钠,予美洛西林钠舒巴坦钠 2.5 g＋0.9%氯化钠注射液 100 mL 每 8 小时 1 次静脉滴注**(6 月 27 日—7 月 1 日)。

6 月 28 日,白细胞计数 4.28×10^9/L[(3.5～9.5)×10^9/L],中性粒细胞百分率 79.5％

($50\%\sim70\%$),血小板计数$<11\times10^9$/L[$(125\sim350)\times10^9$/L],红细胞计数2.56×10^{12}/L[$(4.3\sim5.8)\times10^{12}$/L],平均红细胞体积 87.5 fL($82\sim100$ fL),嗜酸性粒细胞百分率 4.4%($0.4\%\sim8.0\%$),嗜酸性粒细胞绝对数0.19×10^9/L[$(0.02\sim0.52)\times10^9$/L],APTT 64.6 秒($20\sim40$ 秒),PT 25.9 秒($9\sim13$ 秒),D-二聚体 8.88 mg /L(<0.55 mg /L),纤维蛋白原<0.8 g/L($1.8\sim3.5$ g/L),纤维蛋白(原)降解产物 30.5 μg/mL(<5.0 μg/mL)。22:30 pm,血压 73/42 mmHg,CVP 8 cmH$_2$O,考虑患者容量不足,予乳酸钠林格氏液 500 mL 静脉滴注、10%葡萄糖 500 mL 静脉滴注。

6 月 29 日,白细胞计数3.58×10^9/L[$(3.5\sim9.5)\times10^9$/L],中性粒细胞百分率 77.1%($50\%\sim70\%$),血小板计数$<11\times10^9$/L[$(125\sim350)\times10^9$/L],红细胞计数2.50×10^{12}/L[$(4.3\sim5.8)\times10^{12}$/L],平均红细胞体积 86 fL($82\sim100$ fL),嗜酸性粒细胞百分率 6.4%($0.4\%\sim8.0\%$),嗜酸性粒细胞绝对数0.23×10^9/L[$(0.02\sim0.52)\times10^9$/L]。肌酐 51 μmol/L($58\sim110$ μmol/L),CRP 38.5 mg /L($0\sim3$ mg /L),予重组人白细胞介素-11(特尔康)4 mgH 每天 1 次(6 月 29 日—7 月 5 日)。

7 月 1 日,体温突然升高,最高达 39.3℃。

7 月 2 日,停美洛西林钠舒巴坦钠,予 0.9%氯化钠注射液 100 mL+美罗培南 0.5 g 每 8 小时 1 次静脉滴注(7 月 2 日—7 月 5 日),重新予利奈唑胺 0.6 g(300 mL)每 12 小时 1 次静脉滴注(7 月 2 日—7 月 5 日)。白细胞计数1.72×10^9/L[$(3.5\sim9.5)\times10^9$/L],中性粒细胞百分率 79.1%($50\%\sim70\%$),血小板计数$<11\times10^9$/L[$(125\sim350)\times10^9$/L],红细胞计数2.48×10^{12}/L[$(4.3\sim5.8)\times10^{12}$/L],平均红细胞体积 87.1 fL($82\sim100$ fL),嗜酸性粒细胞百分率 1.7%($0.4\%\sim8.0\%$),嗜酸性粒细胞绝对数0.03×10^9/L[$(0.02\sim0.52)\times10^9$/L]。降钙素原 1.47 ng/mL($0.051\sim0.5$ ng/mL),CRP 62.6 mg /L($0\sim3$ mg /L)。予吲哚美辛栓 50 mg 纳肛。

7 月 3 日,患者体温明显回落,予去甲肾上腺素静脉推泵维持血压(7 月 3 日—7 月 5 日)。血压 98/60 mmHg,心率 119 次/分。

7 月 5 日 10:33 am,患者体温正常,昨日共入量 3 104 mL,尿量 500 mL,腹腔引流管处有大量腹水渗出。血压 90/50 mmHg,心率 150 次/分。17:25 pm,患者出现意识不清,呼之不应,今晨至现在尿量 50 mL,CVP 20 cm 水柱,血压测不出,心率下降至 40 次/分,为逸搏心律,氧饱和度 80%。18:38 pm 宣告临床死亡。

【病例用药分析】

一、患者血象较高,其抗菌方案是否合理

2016 年 6 月 14 日白细胞计数11.29×10^9/L,血小板计数132×10^9/L,红细胞计数3.43×10^{12}/L。6 月 14 日予亚胺培南西司他丁钠 1 g 每 12 小时 1 次静脉滴注(6 月 14 日—6 月 15 日)1 g 每 8 小时 1 次静脉滴注(6 月 15 日—6 月 27 日)后。6 月 15 日白细胞

计数 13.78×10⁹/L,血小板计数 86×10⁹/L,红细胞计数 3.66×10¹²/L,嗜酸性粒细胞百分率 0。6 月 17 日加用利奈唑胺 0.6 g 每 12 小时 1 次静脉滴注(6 月 17 日—6 月 27 日)、予 10%葡萄糖注射液 500 mL＋25%葡萄糖注射液 100 mL＋复方氨基酸(丰诺安)500 mL＋5%G0.9%氯化钠注射液 500 mL＋中长链脂肪乳 500 mL＋丙氨酰谷氨酰胺 20 g＋脂溶性维生素 1 支＋水溶性维生素 1 支＋胰岛素 16～12 IU(6 月 17 日—7 月 5 日)后,6 月 22 日白细胞计数 11.56×10⁹/L,血小板计数 38×10⁹/L,红细胞计数 3.53×10¹²/L,嗜酸性粒细胞百分率 1.0%;6 月 27 日,白细胞计数 6.11×10⁹/L,血小板计数＜11×10⁹/L,红细胞计数 3.09×10¹²/L,嗜酸性粒细胞百分率 2.5%。6 月 27 日停利奈唑胺和亚胺培南西司他丁钠,予美洛西林钠舒巴坦钠 2.5 g 每 8 小时 1 次静脉滴注(6 月 27 日—7 月 1 日)后,6 月 29 日白细胞计数继续下降至 3.58×10⁹/L,血小板计数仍为＜11×10⁹/L,红细胞计数下降至 2.50×10¹²/L,酸性粒细胞百分率上升至 6.4%。7 月 2 日白细胞计数 1.72×10⁹/L,血小板计数＜11×10⁹/L,红细胞计数 2.48×10¹²/L,嗜酸性粒细胞百分率 1.7%。因体温飙升停美洛西林钠舒巴坦钠,重新予利奈唑胺 0.6 g 每 12 小时 1 次静脉滴注(7 月 2 日—7 月 5 日)。

患者存在急性肝肾综合征、乙肝后肝硬化失代偿期、门脉高压、腹水、脾功能亢进、原发性肝癌、门静脉肠系膜上静脉脾静脉血栓多种严重基础疾病。病原菌可能来自腹腔内或肠道内,可能是革兰阳性球菌、革兰阴性需氧杆菌、厌氧菌。在细菌培养＋药敏结果出来之前,首选β内酰胺类/β内酰胺酶抑制剂或碳青霉烯类,可联合抗 MASA 的万古霉素、利奈唑胺等。备选方案为三、四代头孢菌素＋克林霉素(或甲硝唑),还有氟喹诺酮类＋克林霉素[7]。另外不能除外自发性腹膜炎等感染,病原体通常为肠杆菌科、肠球菌、拟杆菌等。在细菌培养＋药敏结果出来之前,按经验用药应首选β内酰胺类/β内酰胺酶抑制剂、碳青霉烯类。备选方案为第三代头孢菌素＋克林霉素(或甲硝唑)、莫西沙星＋甲硝唑等。如感染可能危及生命,则应首选碳青霉烯类,并且应加用万古霉素或利奈唑胺以覆盖革兰阳性菌[7]。因此,予头孢唑肟钠 2 g 每天 2 次静脉滴注(6 月 13 日—6 月 14 日)＋甲硝唑氯化钠 0.5 g 每天 2 次静脉滴注(6 月 13 日—6 月 14 日)抗感染效果不佳,6 月 14 日更换为亚胺培南西司他丁钠 1 g 每 12 小时 1 次静脉滴注(6 月 14 日—6 月 15 日)1 g 每 8 小时 1 次静脉滴注(6 月 15 日—6 月 27 日)后抗感染效果仍然不佳,6 月 17 日加用利奈唑胺 0.6 g 每 12 小时 1 次静脉滴注(6 月 17 日—6 月 27 日)是正确的。

二、患者全细胞减少,血小板下降的可能原因

患者全血细胞减少固然与肝硬化门静脉高压引发脾功能亢进有关,随着肝功能不全加重,脾功能亢进也加剧,造成全血细胞减少。2016 年 4 月 27 日查网织红细胞增多支持了脾功能亢进的诊断[1]。患者存在原发性肝癌、乙肝肝硬化失代偿期、严重细菌感染等诱发 DIC 的疾病基础,6 月 28 日,血小板计数＜11×10⁹/L,PT 25.9 秒(9～13 秒),D-二聚体 8.88 mg/L(＜0.55 mg/L),纤维蛋白原＜0.8 g/L(1.8～3.5 g/L)。符合 DIC 实验检查指标血小板计数$<50\times10^9$/L(肝病时)、PT 延长 5 秒以上(肝病时)、纤维蛋白原<1 g/L(肝病时)、D-二聚体水平升高的诊断标准[1]。但患者没有多发性出血倾向、多发性微血管栓塞症状体征、休克等临床表现,并且此时严重细菌感染已经得到有效控制,肾功能不全已经恢复正常,因此引发 DIC 的疾病已经减少或减轻。故 DIC 导致血小板减少的可能性比较小[1]。

药源性血液疾病包括白细胞减少、血小板减少、红细胞减少或者全血细胞减少。发病机制中有药物对骨髓的直接毒性作用、特应性、药物引起的免疫反应等。若为免疫反应,常伴随嗜酸性粒细胞百分率的上升[2]。药物所致的全血细胞减少诊断标准是有明确的可引起全血细胞减少的用药史并且除外其他原因引起的全血细胞减少[2]。从时间相关性分析,患者此次入院后使用的药物中,亚胺培南西司他丁钠有上市后发生白细胞减少症、中性粒细胞减少症的报道;利奈唑胺有因骨髓抑制而发生贫血、白细胞减少、血小板减少、全血细胞减少的报道,因发生率相对较高,药品说明书中在"注意事项"中予以警告;美洛西林钠舒巴坦钠对个别患者可出现白细胞减少、贫血、血小板减少;呋塞米有因骨髓抑制而导致粒细胞减少、血小板减少和再生障碍性贫血的报道;泮托拉唑钠可引发白细胞减少和血小板减少,但发生率很低;脂肪乳(10%)氨基酸(15)葡萄糖(20%)药品说明书中无相关记录,但静脉滴注脂肪乳可导致脾肿大,有引发白细胞减少和血小板减少的报道。

追溯病史,患者于 2016 年 4 月 27 日因上消化道出血、乙肝后肝硬化失代偿期、门脉高压、腹水、脾功能亢进、原发性肝癌、门静脉肠系膜上静脉脾静脉血栓入院,予泮托拉唑钠 40 mg 每 12 小时 1 次～每 8 小时 1 次静脉滴注(4 月 27 日—5 月 17 日)。5 月 2 日白细胞计数 7.37×10^9/L,血小板计数 44×10^9/L,红细胞计数 2.56×10^{12}/L,嗜酸性粒细胞百分率 0.8%,予呋塞米 20 mg 每天 1 次口服(5 月 2 日—5 月 17 日)。5 月 4 日予中长链脂肪乳 250 mL 每天 1 次静脉滴注(5 月 4 日—5 月 17 日)。5 月 9 日白细胞计数 3.15×10^9/L,血小板计数 54×10^9/L,红细胞计数 2.59×10^{12}/L,嗜酸性粒细胞百分率 1.6%。5 月 16 日白细胞计数 1.75×10^9/L,血小板计数 29×10^9/L,红细胞计数 2.52×10^{12}/L,嗜酸性粒细胞百分率 3.4%。5 月 17 日出院后继续口服泮托拉唑钠和呋塞米,直到 6 月 12 日再次入院查白细胞计数 12.7×10^9/L,血小板计数 133×10^9/L,红细胞计数 3.71×10^{12}/L,嗜酸性粒细胞百分率 0,血象已完全恢复。因此泮托拉唑钠、呋塞米的可能性基本排除,而以中/长链脂肪乳引发白细胞减少和血小板减少的可能性大。6 月 12 日再次入院后,6 月 17 日予中长链脂肪乳 500 mL 每天 1 次静脉滴注(6 月 17 日—7 月 5 日)直到患者死亡未停用,而 7 月 2 日白细胞计数降至 1.72×10^9/L,血小板计数降至$<11\times10^9$/L,故静脉滴注中长链脂肪乳引发骨髓抑制的可能性是比较大的。

6 月 27 日感染被控制而停利奈唑胺及亚胺培南西司他丁钠,予美洛西林钠舒巴坦钠 2.5 g 每 8 小时 1 次静脉滴注(6 月 27 日—7 月 1 日),但 7 月 2 日白细胞计数继续下降至 1.72×10^9/L,血小板计数继续下降至$<11\times10^9$/L。利奈唑胺与细菌 50S 亚基的 23S 核

糖体 RNA 上的位点结合,从而阻止形成功能性 70S 始动复合物,这与氯霉素作用机制相似,因此利奈唑胺引发骨髓抑制的作用机制与氯霉素相似故发生率较高[3]。利奈唑胺引发的血小板减少在停药后可继续降低,3 天左右降至最低,之后逐渐恢复,个别患者不可逆[4]。7 月 2 日再次予利奈唑胺 0.6 g 每 12 小时 1 次静脉滴注(7 月 2 日—7 月 5 日)直到患者死亡。故利奈唑胺引发骨髓抑制的可能性也比较大,而美洛西林钠舒巴坦钠和亚胺培南西司他丁钠的可能性也不能完全排除。

综上所述,7 月 2 日因体温飙升而停美洛西林钠舒巴坦钠,予美罗培南 0.5 g 每 8 小时 1 次静脉滴注(7 月 2 日—7 月 5 日)+利奈唑胺 0.6 g 每 12 小时 1 次静脉滴注(7 月 2 日—7 月 5 日),当时若不重新予利奈唑胺而改用万古霉素,并及时将 3 L 袋中的中长链脂肪乳停用,不排除阻止血小板和白细胞继续降低的可能性。

三、患者发生肝性脑病的原因

患者因肝性脑病(昏迷前期)2016 年 3 月 15 日入院,ChilD - Pugh 分级[5]=总胆红素>51(55.1 $\mu mol/L$)**3 分**+人血白蛋白<28(25 g/L)**3 分**+凝血酶原时间延长>6 秒(20.4 秒)**3 分**+腹水(中重度腹水)**3 分**+肝性脑病(中度以上)**3 分**=15 分,属于 C 级。**予脂肪乳(10%)氨基酸(15)葡萄糖(20%)(克林维)**1 000 mL+脂溶性维生素Ⅱ1 瓶+水溶性维生素 1 支+胰岛素 4 IU 每天 1 次静脉滴注(6 月 14 日—6 月 17 日),10%葡萄糖注射液 500 mL+25%葡萄糖注射液 100 mL+复方氨基酸(丰诺安)500 mL+5%葡萄糖注射液 500 mL+**中长链脂肪乳 500 mL+丙氨酰谷氨酰胺 20 g**+脂溶性维生素 1 支+水溶性维生素 1 支+胰岛素 16~12 IU(6 月 17 日—7 月 5 日)。

氨中毒是肝性脑病的重要发病机制,消化道是氨产生的重要部位,除了肠道细菌对蛋白质或尿素的分解产生氨外,谷氨酰胺在肠上皮细胞代谢后产生氨是重要来源(谷氨酰胺→NH_3+谷氨酸)。氨可透过血脑屏障干扰脑细胞三羧酸循环,使大脑细胞的能量供应不足;可增加对脑功能有抑制作用的酪氨酸、苯丙氨酸、色氨酸的摄取;可促进脑内合成谷氨酰胺,为很强的细胞渗透剂,造成脑水肿。酪氨酸和苯丙氨酸可在脑内形成假性神经递质,使神经传导发生障碍;色氨酸可在脑内形成 5 -羟色胺,为抑制性递质,均参与肝性脑病的发生[6]。

四、患者肝功能严重损伤,用药是否合理

丙氨酰谷氨酰胺严重肝功能不全患者禁用,对于代偿性肝功能不全的患者建议定期监测肝功能。患者 82 岁,高龄女性,188 $\mu mol/L$,体重以 60 kg 计可估算出肌酐清除率为 20 mL/min,而丙氨酰谷氨酰胺肌酐清除率<25 mL/min 患者禁用。

支链氨基酸包括亮氨酸、异亮氨酸、缬氨酸,可竞争性抑制芳香族氨基酸进入大脑,减少假性神经递质的形成。鸟氨酸可促进尿素合成而降低血氨,门冬氨酸可增加谷氨酰胺合成酶活性,因促进谷氨酰胺合成而降低血氨。

脂肪乳(10%)氨基酸(15)葡萄糖(20%)(克林维)1 000 mL 包含酪氨酸 0.22 g、苯丙氨酸 3.08 g、色氨酸 0.99 g;包含亮氨酸 4.02 g、异亮氨酸 3.3 g、缬氨酸 3.19 g、门冬氨酸为 0;鸟氨酸为 0。规定严重肝脏功能不全患者禁用,另外因渗透压为 810 mOsm/L,故失代偿的心功能不全、肺水肿和水肿患者禁用。

复方氨基酸(20AA 丰诺安)1 000 mL 包含酪氨酸为 0、苯丙氨酸 1.6 g、色氨酸 1.5 g;包含亮氨酸 13.6 g、异亮氨酸 8.8 g、缬氨酸 10.6 g、门冬氨酸 2.5 g;鸟氨酸为 1.66 g。规定用于预防和治疗肝性脑病。

	酪氨酸	苯丙氨酸	色氨酸	亮氨酸	异亮氨酸	缬氨酸	门冬氨酸	鸟氨酸
乐凡命 1 L	0.2 g	5.9 g	1.4 g	5.9 g	4.2 g	5.5 g	2.5 g	0
克林维 1 L	0.22 g	3.08 g	0.99 g	4.02 g	3.3 g	3.19 g	0	0
丰诺安 1 L	0	1.6 g	1.5 g	13.6 g	8.8 g	10.6 g	2.5 g	1.66 g

8.5% 复方氨基酸(乐凡命)、克林维与丰诺安比较,芳香族氨基酸含量较多而支链氨基酸含量较少,降氨氨基酸几乎为 0。患者已有肝性脑病,因此予乐凡命和克林维静脉滴注可能加重肝性脑病。

肝功能不全和肝硬化病人丧失了部分单核-吞噬细胞系统功能,经肠外输注大剂量脂肪乳将导致该系统功能障碍。游离脂肪酸和甘油有堆积的倾向,与肝病的严重程度成正比[3]。脂肪乳(10%)氨基酸(15)葡萄糖(20%)(克林维)1 000 mL 包含精制大豆油 20 g、卵磷脂 1.2 g、甘油 2.5 g。20% 中长链脂肪乳 250 mL 包含大豆油 25 g、卵磷脂 3 g、甘油 6.25 g、中链三酰甘油 25 g。静脉滴注中长链脂肪乳可引发脂肪浸润、肝脏肿大、胆汁淤积性黄疸,规定肝功能不全或者严重肝损伤患者禁用。对严重肝功能不全患者可考虑予肠内营养粉剂(TP)(安素)和肠内营养混悬液(SP 短肽型)(百普力)。

【病例总结】

利奈唑胺有因骨髓抑制而发生贫血、白细胞减少、血小板减少、全血细胞减少的报道,发生率相对较高,在使用过程中发生骨髓抑制时,可改用万古霉素;静脉滴注脂肪乳可导致脾肿大,有引发白细胞和血小板减少的报道,加上有静脉滴注中长链脂肪乳引发白细胞和血小板减少的病史,不宜再使用脂肪乳;丙氨酰谷氨酰胺严重肝功能不全患者禁用、肌酐清除率 <25 mL/min 患者禁用;脂肪乳严重肝脏功能不全患者禁用。

未遵守上述用药注意事项,与患者病情加重有相关性。

参考文献

[1] 葛均波,徐永健.内科学.第 8 版.北京:人民卫生出版社,2014,419~428,634~637
[2] 常瑛.药源性血液病.药物不良反应杂志,2004,3,174~176

［3］ 周为,柯会星,李毅.利奈唑胺对高龄老年人血液系统的影响[J].中华老年医学杂志,2012,31(2)：128～131

［4］ 田瑛,谭漫红,姜春燕,等.利奈唑胺对老年患者血液系统的影响[J].临床和实验医学杂志,2014,13(17)：1457～1460

［5］ 陈孝平,汪建平.外科学.第8版.北京：人民卫生出版社,2013,437～443

［6］ 伍晓汀.合并肝功能不全外科病人的营养支持[J].中国实用外科杂志,2005,(25)：715～717

［7］ Jay P. Sanford.桑德福抗微生物治疗指南.北京：中国协和医科大学出版社,2011,15～16,35～41

病例 22

食管胃底静脉大出血后予羟乙基淀粉用药不适宜

【概述】

一例男性患者,乙肝及酒精肝硬化食管胃底静脉曲张,伴多次呕血。因无明显诱因下呕血入院。入院后消化道出血及感染控制不佳,患者死亡。通过此病例分析探讨以下几个问题:① 患者入院后,多次呕血,予羟乙基淀粉是否合理;② 患者预防性使用抗菌药物是否合理;③ 8 月 14 日 00:30 am 患者突发呼吸衰竭考虑肺栓塞不能除外,其主要原因;④ 患者入院后发生房颤的主要原因。

【病史介绍】

患者 58 岁男性,9 年前发现乙肝及酒精肝硬化食管胃底静脉曲张。2011 年、2012 年和 2013 年各呕血 1 次,2014 年因消化道出血再次住院,期间并发急性左侧颞叶梗死。2018 年 8 月 8 日早晨无明显诱因下呕血 200 mL,120 送至东方医院急诊,血压 73/35 mmHg,查血红蛋白 131 g/L(130～175 g/L),血小板计数 32×10^9/L($125 \times 10^9 \sim 350 \times 10^9$/L),白蛋白 22 g/L(40～55 g/L),总胆红素 47.4 μmol/L(0～21 μmol/L),GPT 30 IU/L(9～50 IU/L)。11:30 am 入消化内科。

【临床过程】

8 月 8 日,予制动(8 月 8 日—　),禁食(8 月 8 日—8 月 24 日),0.9％氯化钠注射液 100 mL＋泮托拉唑钠 40 mg,q6h,静脉滴注(8 月 8 日—8 月 26 日),0.9％氯化钠注射液 50 mL＋生长抑素 6 mg 每 12 小时 1 次静脉滴注(8 月 8 日—8 月 26 日),5％葡萄糖注射液 250 mL＋门冬氨酸鸟氨酸 5 g 每天 1 次静脉滴注(8 月 8 日—8 月 26 日),**0.9％氯化钠注射液 100 mL＋头孢唑肟钠 2 g 每天 2 次静脉滴注(8 月 8 日—8 月 10 日)**,10％葡萄糖注射液 500 mL＋10％氯化钾 10 mL 每天 1 次静脉滴注(8 月 8 日—8 月 26 日),5％葡萄糖注射液 500 mL＋10％氯化钾 15 mL 每天 1 次静脉滴注(8 月 8 日—8 月 10 日)。**予右**

侧颈内双腔深静脉穿刺。

13:34 pm，D－二聚体 0.72 mg／L（＜0.55 mg／L）。PT 21.3 秒（9.8～12.1 秒），APTT 33.2 秒（25.0～31.3 秒），纤维蛋白原 0.57 g／L（1.8～3.5 g／L）。血红蛋白 97 g／L（130～175 g／L），红细胞比积 28.6％（40％～50％），血小板计数 52×10⁹/L（125～350×10⁹/L）。14:56 pm，**再次呕血 1 000 mL**，予羟乙基淀粉 200/0.5 氯化钠 500 mL 静脉滴注，乳酸钠林格液 500 mL 静脉滴注。15:00 pm，CVP 4 cmH$_2$O，血压 84/47 mmHg，予人凝血酶原复合物 300 IU 静脉滴注。

15:35 pm 转 ICU，患者呼之能应，予人凝血酶原复合物 300 IU 静脉滴注，**予羟乙基淀粉 200/0.5 氯化钠 500 mL 静脉滴注**。15:55 pm，呕血 300 mL。16:07 pm，呕血 1 000 mL，予输注红细胞悬液 2 IU。16:19 pm，呕血 1 000 mL，血压 51/32 mmHg。患者呼之不应，予气管插管呼吸机辅助通气（8 月 8 日— ），胃肠减压（8 月 8 日— ），**予垂体后叶素 12 IU＋0.9%氯化钠注射液 50 mL 每 12 小时 1 次静脉推泵（8 月 8 日—8 月 16 日）**，人血白蛋白 20 g 每天 1 次静脉滴注（8 月 8 日—8 月 13 日，8 月 16 日，8 月 21 日—8 月 22 日）。**血糖最高 16 mmol／L**。

18:36 pm，白细胞计数 11.87×10⁹/L（3.5～9.5×10⁹/L），中性粒细胞百分比 88.1％（40％～75％），血红蛋白 67 g／L（130～175 g／L），**红细胞比积 19.4%（40%～50%）**，血小板计数 51×10⁹/L（125～350×10⁹/L）。PT 27.1 秒（9.8～12.1 秒），APTT＞150 秒（25.0～31.3 秒），纤维蛋白原＜0.5 g／L（1.8～3.5 g／L）。予输注纤维蛋白原 1 g，血浆 700 mL，红细胞悬液 2 IU。予去甲肾上腺素 8～16 mg 静脉滴注（8 月 8 日—8 月 26 日）。予丙泊酚 0.5 g 每 12 小时 1 次静脉滴注（8 月 8 日—8 月 23 日）。予咪达唑仑 20 mg 静脉滴注（8 月 8 日—8 月 10 日）。

8 月 9 日 10:00 am，予输注血浆 200 mL、红细胞悬液 2 IU（8 月 9 日，8 月 11 日，8 月 13 日，8 月 16 日—8 月 18 日，8 月 20 日—8 月 25 日）。14:00 pm 予三腔二囊管压迫止血，**吸出黄黏痰**。**血糖最高 20 mmol／L**。

8 月 10 日 4:10 am，患者心率 190 次／分，予胺碘酮 750 mg 静脉推泵。12:14 pm，心内科会诊诊断房颤，目前出现快-慢综合征，窦性停搏 4 秒。予停用胺碘酮。

17:00 pm，**体温 38.4℃**，白细胞计数 5.78×10⁹/L（3.5～9.5×10⁹/L），中性粒细胞百分比 80.4％（40％～75％），血红蛋白 71 g／L（130～175 g／L），**红细胞比积 21.1%（40%～50%）**，血小板计数 22×10⁹/L（125～350×10⁹/L）。PT 19.0 秒（9.8～12.1 秒），APTT 33 秒（25.0～31.3 秒），纤维蛋白原 1.5 g／L（1.8～3.5 g／L），D－二聚体 4.14 mg／L（＜0.55 mg／L）。**予头孢唑肟抗感染效果不明显，改用 0.9%氯化钠注射液 100 mL＋美罗培南 1 g 每 8 小时 1 次静脉滴注（8 月 10 日—8 月 17 日）**。血糖最高 23 mmol／L。

8 月 11 日，降钙素原 0.503 ng／mL（0.051～05 ng／mL）。予比索洛尔 2.5 mg 每天 1 次口服（8 月 11 日—8 月 17 日），凝血酶冻干粉 2 000 IU 每天 3 次口服（8 月 11 日—8 月

21日）。8月12日,胸片示两肺纹理增多,模糊。**血糖最高 19 mmol／L**。8月12日,**血糖最高 16 mmol／L**。

8月13日,**予维生素 K$_1$ 20 mg＋0.9％氯化钠注射液 100 mL 静脉滴注,纤维蛋白原 1 g 静脉滴注。输血前予地塞米松磷酸钠 5 mg 静脉推注。** D－二聚体 8.22 mg／L（＜0.55 mg／L）。**血糖最高 14 mmol／L**。

8月14日 00:30 am,患者呼吸机应用中,突发氧饱和度降至 50％,出现房颤快室率 180 次/分,血压 85/42 mmHg。**体温飙升至 39℃。予胺碘酮 750 mg 静脉推泵。**患者急性呼吸衰竭,考虑肺栓塞不能除外。10:48 am,降钙素原 1.45 ng/mL（0.051～0.5 ng/mL）。D－二聚体 19.83 mg／L（＜0.55 mg／L）。白细胞计数 28.17×10^9/L（3.5～9.5×10^9/L）,中性粒细胞百分比 93.7％（40％～75％）,血红蛋白 82 g/L（130～175 g/L）,红细胞比积 26.2％（40％～50％）,血小板计数 51×10^9/L［（125～350）×10^9/L］。**血糖最高 20 mmol／L**。

8月15日,胸片示两肺散在炎症,左侧胸腔积液。**血培养出鲍曼不动杆菌;导管培养出表皮葡萄球菌。不排除导管污染可能。血糖最高 28 mmol／L**。

8月16日,**血糖最高 22 mmol／L**。降钙素原 9.17 ng／mL（0.051～0.5 ng／mL）。PT 21.5 秒（9.8～12.1 秒）,D－二聚体 22.21 mg／L（＜0.55 mg／L）。总胆红素 133 μmol/L（0～21 μmol/L）,直接胆红素 94.5 μmol/L（0～5 μmol/L）,GPT 116 IU/L（9～50 IU/L）。患者肝功能进一步恶化,急性肝衰竭,**予 5％葡萄糖注射液 250 mL＋异甘草酸镁 200 mg 每天 1 次静脉滴注(8月16日—8月26日)**。

8月17日,**体温 38.2℃**,胸片示两肺散在炎症,左侧胸腔积液。深静脉导管再次培养出鲍曼不动杆菌。血培养出革兰阳性球菌。**停美罗培南,予万古霉素 500 mg＋0.9％氯化钠注射液 100 mL 每 8 小时 1 次静脉滴注(8月17日—8月26日),替加环素 50 mg＋0.9％氯化钠注射液 100 mL 每 12 小时 1 次静脉滴注(8月17日—8月23日),0.9％氯化钠注射液 100 mL＋头孢哌酮舒巴坦钠 3 g 每 8 小时 1 次静脉滴注(8月17日—8月26日)。予胺碘酮 300 mg 静脉推泵。血糖最高 18 mmol／L**。

8月18日,**体温 37.5℃。血糖最高 15 mmol／L**。8月19日,患者房颤心室率 160 次/分。**予胺碘酮 600 mg 静脉推泵。血糖最高 24 mmol／L**。8月20日,**予胺碘酮 300 mg 静脉推泵。血糖最高 20 mmol／L**。

8月21日,予留置导尿(8月21日—8月26日)。予纤维蛋白原 1 g 静脉滴注。**血糖最高 23 mmol／L**。

8月22日,**血糖最高 19 mmol／L**。白细胞计数 13.62×10^9/L［（3.5～9.5）×10^9/L］,中性粒细胞百分比 90.9％（40％～75％）,血红蛋白 82 g/L（130～175 g/L）,红细胞比积 27.2％（40％～50％）,血小板计数 41×10^9/L［（125～350）×10^9/L］。PT 27.1 秒（9.8～12.1 秒）,APTT 56 秒（25.0～31.3 秒）,纤维蛋白原 0.51 g/L（1.8～3.5 g/L）,D－二聚体

36.91 mg/L(＜0.55 mg/L)。总胆红素 270 μmol/L(0～21 μmol/L),直接胆红素 205.8 μmol/L(0～5 μmol/L)。

8月23日,**降钙素原 1.3 ng/mL(0.051～0.5 ng/mL)**,钾 2.5 mmol/L(3.5～5.1 mmol/L),钠 156 mmol/L(135～145 mmol/L)。15:35 pm,患者房颤心室率 202 次/分,体温 38℃。予胺碘酮 450 mg 静脉滴注。21:00 pm,心率 56 次/分。21:40 pm,心率 40 次/分。

8月24日,予留置胃管(8月24日—8月26日)。**血糖最高 24 mmol/L**。

8月25日 00:12 am,患者房颤心室率 202 次/分,予胺碘酮 750 mg 静脉滴注。10:00 am,心率 36 次/分。予肠内营养混悬液(百普力)250 mL+清水 500 mL 胃管内注入(8月25日—8月26日),10%氯化钾 10 mL 每天 3 次口服(8月25日—8月26日)。气管插管气囊漏气可能,予重新插管。

17:02 pm,纤维支气管镜检查见双侧支气管内可见褐色黏痰,予灌洗并充分吸除。23:26 pm 死亡。

【病例用药分析】

一、患者入院后,多次呕血,予羟乙基淀粉是否合理

患者因肝硬化食管胃底静脉曲张大出血于 2018 年 8 月 8 日 11:30 am 入院。13:34 pm PT 21.3 秒,纤维蛋白原 0.57 g/L,血小板计数 52×10⁹/L,红细胞比积 28.6%。14:56 pm 再次呕血 1 000 mL,予羟乙基淀粉 200/0.5 氯化钠 500 mL 静脉滴注。15:35 pm 转 ICU,予羟乙基淀粉 200/0.5 氯化钠 500 mL 静脉滴注。羟乙基淀粉(200/0.5)氯化钠有容量扩充效应和血液稀释效应,可引发血液成分如凝血因子、血红蛋白的稀释,可使红细胞压积下降。使用羟乙基淀粉时,可能发生与剂量相关的血液凝结异常。规定严重凝血功能紊乱患者不宜使用,在没有心血管或肺功能危险的病人红细胞压积应不低于 30%。羟乙基淀粉(200/0.5)氯化钠可导致一过性凝血酶原时间、部分凝血活酶时间及凝血时间延长,使 INR 升高。予羟乙基淀粉 1 000 mL 可加重贫血,还可能加重出血。

二、患者预防性使用抗菌药物是否合理

患者 2018 年 8 月 8 日 11:30 am 入院时不存在感染,予 0.9%氯化钠注射液 100 mL+头孢唑肟钠 2 g 每天 2 次静脉滴注(8月8日—8月10日)预防感染。根据 2015 版抗菌药物指导原则,非手术患者抗菌药物的预防性应用的目的是预防特定病原菌所致的或特定人群可能发生的感染,如风湿热复发、心内膜炎高危患者在接受牙科或口腔操作前、流脑流行时、结核菌素试验新近转阳者、实验室工作者不慎暴露者等[1]。违规预防性使用抗菌药可增加耐药菌感染的风险[1]。

三、8月14日 00:30 am 患者突发呼吸衰竭,考虑肺栓塞不能除外,其主要原因

(1) 手术患者 VTE 风险评估表(Caprini 评分表)[2]:58 岁(41～60 岁)(1 分)+肺炎(1 分)+呼吸衰竭(1 分)+卧床＞3 天(2 分)+深静脉置管(2 分)+脑梗死史(1 分)=

8分,总分≥5分为VTE高危患者。非手术患者VTE风险评估表(Pauda评分表)[2]:卧床>3天(3分)+呼吸衰竭(1分)+急性感染(1分)+缺血性脑卒中史(1分)=6分。总分≥4分为VTE高危患者。具有VTE风险患者,如果同时存在较高大出血风险或出血并发症,推荐应用机械预防。实际上未采取措施。

(2)患者发生了房颤,可增加栓塞风险。CHA2DS2VASc评分=糖尿病(1分)+脑卒中史(2分)=3分,应予抗凝治疗但因大出血没有使用条件[3]。

(3)患者入院后予5%葡萄糖注射液250 mL+门冬氨酸鸟氨酸5 g每天1次静脉滴注(8月8日—8月26日),10%葡萄糖注射液500 mL+10%氯化钾10 mL每天1次静脉滴注(8月8日—8月26日),5%葡萄糖注射液500 mL+10%氯化钾15 mL每天1次静脉滴注(8月8日—8月10日)。静脉滴注葡萄糖但未予胰岛素,加上应激反应使血糖极高,可增加血黏度而诱发栓塞。

(4)8月13日D-二聚体上升至8.22 mg/L,输血前予地塞米松磷酸钠5 mg静脉推注,可升高血糖和血脂、增加血黏度,增加栓塞风险。在上消化道出血已经很严重的情况下,予地塞米松磷酸钠5 mg静脉推注(可能为预防输血研发过敏反应)。地塞米松为糖皮质激素,可诱发加重消化道出血,胃与十二指肠溃疡患者一般不宜使用。建议对上消化道出血的患者,不予糖皮质激素,而予异丙嗪或苯海拉明。

四、患者入院后发生房颤的主要原因

(1)患者可能存在冠心病,加上食管胃底静脉曲张后大出血导致严重贫血,再加上发生了严重感染呼吸衰竭,造成心肌电生理不稳定而诱发房颤[4]。

(2)予0.9%氯化钠注射液50 mL+垂体后叶素12 IU每12小时1次静脉推泵(8月8日—8月16日)。垂体后叶素对平滑肌有强烈收缩作用,使内脏血管剧烈收缩从而降低门静脉压。适用于咯血、出血性食管静脉曲张,可控制出血。然而可使冠状动脉收缩而加重心肌缺血,诱发房颤。高血压、冠状动脉疾病人忌用。

【病例总结】

在此需要指出的是,羟乙基淀粉200/0.5氯化钠严重凝血功能紊乱患者不宜使用,在没有心血管或肺功能危险的病人红细胞压积应不低于30%;非手术患者抗菌药物的预防性应用的目的是预防特定病原菌所致的或特定人群可能发生的感染;Caprini评分≥5分、Pauda评分≥4分,加上房颤,属于VTE极高危,如同时存在出血并发症至少应予机械预防;血糖控制不佳者予静脉滴注葡萄糖应加入胰岛素;在上消化道出血已经很严重的情况下,予地塞米松磷酸钠可诱发加重消化道出血;垂体后叶素冠状动脉疾病病人忌用。

未遵守上述用药注意事项,可能和患者病情恶化有相关性。

参考文献

［1］　抗菌药物临床应用指导原则修订工作组.抗菌药物临床应用指导原则 2015 版.北京：人民卫生出版社,2015,13～14

［2］　中华医学会呼吸病学分会肺栓塞与肺血管病学组,中国医师协会呼吸医师分会肺栓塞与肺血管病工作委员会,全国肺栓塞与肺血管病防治协作组.肺血栓栓塞症诊治与预防指南［J］.中华医学杂志,2018,98(14)：1060～1087

［3］　马长生.心房颤动抗凝治疗的新观点和新指南［J］.中国循环杂志,2011,26(5)：3～5

［4］　葛均波,徐永健.内科学.第 8 版.北京：人民卫生出版社,2014,190～201

病例 *23*

肠癌转移并发房颤后未用阿司匹林可能引发脑梗死,最终呼吸衰竭死亡

【概述】

　　一例高龄女性患者合并脑梗死,冠心病,房颤,因**恶心呕吐伴口齿不清入院**,诊断为脑梗死、冠心病、房颤、乙状结肠癌。入院后感染加重,呼吸衰竭,患者死亡。通过此病例分析探讨以下几个问题:① 患者因急性脑梗死入院,其主要原因;② 患者血象反复主要原因;③ 患者肺部血象较高,抗菌方案使用是否合理;④ 患者呼吸衰竭进行性加重的主要原因;⑤ 未予阿司匹林是否合理。

【病史介绍】

　　患者85岁,高龄女性,有**两次脑梗死病史**,最近一次为2013年12月。有**冠心病史10多年**,1997年因窦缓行永久性起搏器植入,2009年因电池耗竭更换起搏器。**有房颤史3年**,长期口服双嘧达莫。**间断服用阿司匹林,此次入院前2月停用阿司匹林。**2010年行左髋关节置换术。2012年结肠镜发现乙状结肠癌,因高龄未予治疗。2014年1月23日出现恶心呕吐伴口齿不清,1月24日19:08 pm入院,诊断为脑梗死、冠心病、房颤、乙状结肠癌。

【临床过程】

　　1月24日,Tmax 36.5℃,查体:神清、气平,言语不清,伸舌左偏,两下肺呼吸音消失,未闻及明显干湿啰音,心率70次/分,血压130/80 mmHg。肌酐67 μmol/L(62～106 μmol/L),白蛋白30 g/L(40～55 g/L),总胆红素41.6 μmol/L(3～22 μmol/L),D-二聚体2.87 mg /L(＜0.55 mg /L)。血气分析示pH7.49(7.35～7.45),pCO$_2$ 45.9 mmHg(35～45 mmHg),pO$_2$ 73 mmHg(83～108 mmHg),HCO$_3^-$ 35.1 mmol/L(22～26 mmol/L),剩余碱10.4 mmol/L(－2.3～＋2.3 mmol/L)。白细胞计数11.71×10^9/L[(3.69～9.16)×10^9/L],中性粒细胞百分率91.5%(50%～70%),血红蛋白87 g/L

（113～151 g/L），血小板计数 387×10^9/L［(101～320)×10^9/L］。头颅 CT 示右侧侧脑室顶旁及右侧顶叶梗死灶，双侧基底节区、半卵圆中心多发腔梗。CT 示双侧大量胸腔积液伴两下肺部分不张，两肺少许散在炎症，纵隔内增大淋巴结，肝内多发块状低密度影。

予 0.9％氯化钠注射液 250 mL＋左氧氟沙星 0.3 g 每天 1 次静脉滴注（1 月 24 日—2月 12 日）、5％葡萄糖注射液 100～250 mL＋克林霉素 0.6 g 每天 2 次静脉滴注（1 月 24日—2 月 11 日）抗感染，10％复方氨基酸（20AA）500 mL＋10％氯化钾 10 mL 每天 1 次静脉滴注（1 月 24 日—2 月 11 日）10％复方氨基酸（20AA）500 mL 每天 1 次静脉滴注（2 月11 日—2 月 12 日）、10％葡萄糖注射液 250 mL＋维生素 B$_6$ 0.2 g＋10％氯化钾 7.5 mL 每天 1 次静脉滴注（1 月 24 日—2 月 11 日）营养支持，0.9％氯化钠注射液 100 mL＋泮托拉唑钠 60 mg 每天 2 次静脉滴注（1 月 24 日—1 月 29 日）0.9％氯化钠注射液 100 mL＋泮托拉唑钠 60 mg 每天 1 次静脉滴注（1 月 29 日—2 月 12 日）抑酸。

22:00 pm，患者出现阵发性房颤，心室率 180 次/分，血压 140/110 mmHg。予硝酸甘油 0.5 mg 舌下含服，去乙酰毛花苷 C 0.4 mg 静脉推注，心室率降至 120 次/分，血压 140/90 mmHg。

1 月 25 日，Tmax 37.6℃，患者神志不清，呼之可应，双下肢Ⅰ度水肿。

1 月 26 日 6:00 am，体温 38.9℃，予吲哚美辛栓 30 mg 纳肛。11:00 am，患者神志不清，呼之不应，血沉 98 mm/H（0～20 mm/H），白细胞计数 10.89×10^9/L［(3.69～9.16)×10^9/L］，中性粒细胞百分率 87.1％（50％～70％），血红蛋白 95 g/L（113～151 g/L），血小板计数 295×10^9/L［(101～320)×10^9/L］，CRP＞120 mg/L（0～3 mg/L），D-二聚体12.79 mg/L（＜0.55 mg/L）。

12:30 pm，神经内科会诊建议予阿司匹林肠溶片口服，但患者禁食不能口服，**予 0.9％氯化钠注射液 100 mL＋七叶皂苷钠 10 mg 每天 2 次静脉滴注（1 月 26 日—2 月 11 日）抗渗出**，5％葡萄糖注射液 250 mL＋**维生素 C 2 g**＋10％氯化钾 7.5 mL 每天 1 次静脉滴注（1 月 26 日—2 月 11 日）营养支持。

18:04 pm，BNP24579 ng/L（＜450 ng/L），肌钙蛋白 0.334 ng/mL（0～0.014 ng/mL），肌红蛋白 424.4 ng/mL（25.0～58.0 ng/mL）。

1 月 28 日，Tmax 38.2℃，患者神志不清，呼之不应，房颤心室率 98 次/分。

2 月 1 日，体温正常。2 月 2 日 00:46 am，予去乙酰毛花苷 C 0.4 mg 静脉推注。

2 月 3 日 16:35 pm，BNP6 790 ng/L（＜450 ng/L），肌钙蛋白 0.236 ng/mL（0～0.014 ng/mL），肌红蛋白 92.5 ng/mL（25.0～58.0 ng/mL）。白细胞计数 12.08×10^9/L［(3.69～9.16)×10^9/L］，中性粒细胞百分率 86.4％（50％～70％），血红蛋白 75.2 g/L（113～151 g/L），血小板计数 353×10^9/L（101～320）×10^9/L）。

21:00 pm，患者氧饱和度出现下降，予面罩吸氧不缓解。21:17 pm，血气分析示pH7.33（7.35～7.45），pCO$_2$ 47.4 mmHg（35～45 mmHg），pO$_2$ 40 mmHg（83～

108 mmHg)，HCO$_3^-$ 24.8 mmol/L(22～26 mmol/L)，剩余碱－1.5 mmol/L(－2.3～＋2.3 mmol/L)。

2月5日，患者意识不清、呼之不应，双下肢Ⅲ度水肿。予尼可刹米1 125 mg每天2次静脉推注(2月5日—2月8日)、洛贝林9 mg每天2次静脉推注(2月5日—2月8日)。

2月9日，患者神志不清、呼之不应，双下肢Ⅱ～Ⅲ度水肿，血压90/45 mmHg，房颤心室率100次/分。予尼可刹米1 125 mg每8小时1次静脉推注(2月8日—2月9日)、洛贝林9 mg每8小时1次静脉推注(2月9日—2月12日)。

2月10日，患者神志不清、呼之不应，血压86/48 mmHg，房颤心室率81次/分。指末氧饱和度降至90%以下，予加强吸氧。

2月11日，24小时尿量400 mL。予10%葡萄糖注射液250 mL＋**维生素Ｃ2 g**＋维生素B$_6$ 0.2 g每天1次静脉滴注(2月11日—2月12日)营养。

2月12日，指末氧饱和度维持在50%～60%，家属要求放弃一切抢救措施。

2月13日7:50 am，心电图提示无心肌电活动，宣告死亡。

【病例用药分析】

一、患者因急性脑梗死入院，其主要原因

(1) 患者房颤，CHA$_2$DS$_2$VASc评分：85岁高龄(2分)＋两次脑梗病史(2分)＋女性(1分)＋冠心病(1分)＝6分，栓塞发生风险极高。HASBLED评分：85岁(1分)＋两次脑梗病史(1分)＝2分。应予华法林、低分子肝素抗凝治疗[1]。患者冠心病、2次脑梗，还应予阿司匹林肠溶片。患者此次入院前2月停用阿司匹林，可能导致心室附壁血栓形成，栓子脱落形成脑梗死[2]。

(2) 患者晚期恶性肿瘤多处转移，可造成组织损伤，释放组织因子入血，激活外源性凝血系统，使患者处于高凝状态[1]。

二、患者1月24日入院时体温正常，但血象高，结合CT示两肺少许散在炎症，予左氧氟沙星0.3 g每天1次静脉滴注(1月24日—2月12日)、克林霉素0.6 g每天2次静脉滴注(1月24日—2月11日)。1月25日Tmax 37.6℃，1月26日Tmax 38.9℃，1月28日Tmax 38.2℃。2月1日之后体温降至正常，但2月3日查血象仍高。主要原因可能：

(1) 研究发现房颤与发热明显相关，推测可能的机制是房颤多导致大脑中动脉栓塞，致使下丘脑缺血损伤，影响体温调节中枢，出现中枢性发热。另外还与梗死脑组织坏死的吸收热有关[3]。

(2) 患者两肺少许散在炎症，晚期恶性肿瘤多处转移使免疫力低下，不排除有全身感染的可能性，可导致发热。但患者入院当天就予左氧氟沙星＋克林霉素，若抗感染有效，则较难解释为什么第二天出现体温上升，第三天达到高峰之后缓慢下降，2月1日降至正常。

三、患者肺部血象较高,抗菌方案使用是否合理

患者晚期恶性肿瘤多处转移、脑梗死、高龄,按社区获得性肺部感染治疗原则,一般首选呼吸喹诺酮类抗菌药或β内酰胺类/β内酰胺酶抑制剂,可联合大环内酯类[1]。因此该患者选择左氧氟沙星＋克林霉素基本没有错。

患者两肺少许散在炎症,不能完全解释高血象、体温上升,很可能存在全身性感染。若原发感染病灶来自腹腔或盆腔内,致病菌可能有需氧杆菌、革兰阳性球菌、厌氧菌,首选哌拉西林他唑巴坦钠、碳青霉烯类;次选氟喹诺酮类＋克林霉素。若原发感染灶来自尿道,致病菌可能是肠球菌、需氧阴性杆菌,首选哌拉西林他唑巴坦钠、碳青霉烯类;次选氟喹诺酮类。原发感染灶来自压疮,致病菌可能是肠球菌、链球菌、肠杆菌科、铜绿假单胞菌、类杆菌属、金葡菌,首选碳青霉烯类、哌拉西林他唑巴坦钠;次选左氧氟沙星＋克林霉素[4]。因此,从全身感染的角度选择左氧氟沙星＋克林霉素存在缺陷。

四、患者 1 月 24 日刚入院时,pCO_2 45.9 mmHg,pO_2 73 mmHg。2 月 3 日 21:00 pm 氧饱和度下降,予面罩吸氧不缓解。21:17 pm pCO_2 47.4 mmHg,pO_2 40 mmHg。之后呼吸衰竭进行性加重,合并肾功能衰竭。2 月 13 日死亡。患者呼吸衰竭进行性加重的主要原因

(1) 患者晚期恶性肿瘤多处转移,双侧大量胸腔积液伴两下肺部分不涨,两肺少许散在炎症,存在呼吸衰竭的疾病基础[1]。

(2) 患者可能存在全身性严重感染和肺部感染,并且感染可能得不到有效控制,还有冠心病心功能不全,可加重呼吸衰竭[1]。

(3) 患者已有两次脑梗死,因再发脑梗死入院,并且脑梗死面积可能有扩大,可能累及脑干血管,可能有颅内压增高而使呼吸中枢功能障碍,发生神经性呼吸困难[5]。

(4) 予尼可刹米 1125 mg 每 8 小时 1 次静脉推注(2 月 8 日—2 月 9 日)、洛贝林 9 mg 每 8 小时 1 次静脉推注(2 月 9 日—2 月 12 日)。洛贝林静注推注每次极量为 6 mg,每日极量为 20 mg。实际予洛贝林每次 9 mg,每日 27 mg,已超过规定极量。可能使呼吸兴奋剂在体内蓄积,引发呼吸急促、呼吸抑制和呼吸麻痹。

五、患者未予阿司匹林是否合理

1 月 26 日 12:30 pm,神经内科会诊建议予阿司匹林肠溶片口服,但因患者禁食不能口服未给予。另外,予 5％葡萄糖注射液 250 mL＋**维生素 C 2 g**＋10％氯化钾 7.5 mL 每天 1 次静脉滴注(1 月 26 日—2 月 11 日),10％葡萄糖注射液 250 mL＋**维生素 C 2 g**＋维生素 B₆ 0.2 g 每天 1 次静脉滴注(2 月 11 日—2 月 12 日)。维生素 C 参与胶原蛋白的合成,可降低毛细血管的通透性,加速血液的凝固,刺激凝血功能。每日予维生素 C 1～4 g,可引起深静脉血栓形成,血管内凝血,可干扰抗凝药的抗凝效果。

上述因素可能使脑梗加重。若能改用奥扎格雷钠静脉滴注,情况可能会好一些。

【病例总结】

患者房颤,CHA$_2$DS$_2$VASc 评分 6 分、HASBLED 评分 2 分,应予华法林、低分子肝素抗凝治疗;患者冠心病、2 次脑梗死,还应予阿司匹林肠溶片;患者晚期恶性肿瘤多处转移、脑梗死、高龄,合并社区获得性肺部感染,一般首选呼吸喹诺酮类抗菌药或 β 内酰胺类/β 内酰胺酶抑制剂,可联合大环内酯类;洛贝林静脉注射每次极量为 6 mg,每日极量为 20 mg;每日予维生素 C 1～4 g,可引起深静脉血栓形成;患者肠癌转移并发房颤后,患者未能口服阿司匹林肠溶片,导致脑梗死加重,也可改用奥扎格雷钠静脉滴注。

未遵守上述用药注意事项,与患者病情加重有相关性。

参考文献

[1] 葛均波,徐永健.内科学.第 8 版.北京:人民卫生出版社.2013,41～45,138～145,188～191,634～637

[2] 刘一尔,邓海波,李文华,等.急性心肌梗死并发脑梗死的临床特点.中国现代医学杂志,2003,13(10):125～126

[3] 梅志忠,张雪敏,方浩威.急性脑梗死早期发热危险因素的回归分析.中国基层医药,2006,13(10):1620～1621

[4] Jay P. Sanford.桑德福抗微生物治疗指南.北京:中国协和医科大学出版社,2011,15～16,35～41

[5] 陈军,向静芬,杨祥,等.BiPAP 呼吸肌治疗急性大面积脑梗死所致中枢性呼吸衰竭的临床疗效分析.实用医学杂志,2011,27(6):998～1000

丹毒加重肝性脑病未予 PPI 应激性溃疡

【概述】

一例男性患者,合并肝硬化,慢性肾功能不全,主动脉瓣置换术后。因丹毒复发入院。入院后发生肝性脑病,未予 PPI 发生应激性溃疡。通过此病例分析探讨以下几个问题: ① 患者 7 月 15 日入院时神志清楚,但 7 月 16 日 18:50 pm 出现意识模糊,7 月 17 日 10:10 am 出现意识不清,考虑肝性脑病可能。其主要可能原因;② 患者抗菌方案是否合理;③ 患者 8 月 9 日,粪便隐血(++),出现消化道出血。其主要可能原因。

【病史介绍】

患者 59 岁男性,2007 年发现肝功能下降、慢性肾功能不全。2010 年发现肝硬化,2011 年 8 月诊断为冠心病,心超示主动脉瓣狭窄伴重度关闭不全,全心增大,EF50%。2011 年 10 月于仁济医院行主动脉瓣置换术,术后长期服用华法林。2014 年 7 月 12 日丹毒复发,体温最高达 39℃,来东方医院就诊。予**青霉素**、头孢菌素抗感染。3 天来患者自觉食欲缺乏、乏力伴双下肢水肿,腹胀,巩膜黄染加重,皮肤黄染。

【临床过程】

7 月 14 日,CRP>160 mg/L(0~3 mg/L),白细胞计数 2.52×10^9/L[(3.69~9.16)$\times 10^9$/L],中性粒细胞百分率 85.4%(50%~70%),血小板计数 20.0×10^9/L[(101~320)$\times 10^9$/L],血红蛋白 106.0 g/L(115~150 g/L),总胆红素 152.6 μmol/L(0~21 μmol/L),结合胆红素 73.2 μmol/L(0~5 μmol/L),白蛋白 22 g/L(40~55 g/L),丙氨酸氨基转移酶 76 IU/L(9~50 IU/L)。肌酐 168 μmol/L(59~104 μmol/L)。头颅 CT 示右侧侧脑旁缺血灶。因肝硬化腹水(酒精性、心源性)、冠心病主动脉瓣置换术后、丹毒、慢性肾功能不全 CKD 3 期于 7 月 15 日入院。查体神清气平,血压 107/58 mmHg,双肺闻及哮鸣音,心率 82 次/分,律齐,腹膨隆,双下肢水肿。

予呋塞米 80 mg 每天 1 次口服(7 月 15 日—7 月 17 日)、螺内酯 160 mg 每天 1 次口服(7月15日—7月17日)利尿,谷胱甘肽1.2 g每天1次静脉滴注(7月15日—7月17日)、**异甘草酸镁150 mg每天1次静脉滴注(7月15日—7月23日)**保肝,西替利嗪10 mg每天1次口服(7月15日—7月17日)抗过敏。予复方对乙酰氨基酚Ⅱ1片口服。

7月16日8:48 am,患者气促,双下肢水肿,腹水。仍诉左侧大腿处丹毒仍有疼痛。予青霉素钠320万每8小时1次静脉滴注(7月16日—7月17日)抗感染,门冬氨酸鸟氨酸5 g每天1次静脉滴注(7月16日—7月17日)降氨,华法林1.8 mg每晚1次口服(7月16日—7月23日)抗凝。

11:48 am,心内科会诊考虑心衰。18:50 pm,患者体温38.4℃,意识模糊,双肺可闻及哮鸣音。19:49 pm,血小板计数13.4×10⁹/L(101~320×10⁹/L),钠122 mmol/L(137~147 mmol/L),血氨49 μmol/L(9~30 μmol/L),CRP 101 mg/L(0~3 mg/L)。

7月17日10:10 am,凝血酶原时间18.9秒(9.0~13.0秒)。患者体温37.6℃,意识不清,考虑肝性脑病可能,予乳果糖灌肠。予环丙沙星0.4 g每天1次静脉滴注(7月17日)抗感染。

14:50 pm,患者意识不清,体温38.2℃,双肺可闻及哮鸣音及少量湿啰音。停青霉素,予哌拉西林他唑巴坦钠4.5 g每8小时1次静脉滴注(7月17日)。

18:14 pm,转ICU。继续予环丙沙星0.4 g每天1次静脉滴注(7月18日—7月30日)、哌拉西林他唑巴坦钠4.5 g每8小时1次静脉滴注(7月18日—7月30日)抗感染。

7月19日,血培养出金黄色葡萄球菌,对红霉素、克林霉素、头孢唑林钠、环丙沙星等敏感,对青霉素耐药。

经积极抗感染、保肝、减轻心脏负荷等治疗,患者现神志清楚,无发热。于7月23日转回消化内科。予呋塞米80 mg每天1次口服(7月23日—7月28日)60 mg每天1次口服(7月28日—8月12日)、螺内酯160 mg每天1次口服(7月23日—7月28日)120 mg每天1次口服(7月28日—7月29日)利尿,谷胱甘肽1.8 g每天1次静脉滴注(7月23日—7月28日)保肝,华法林2.5 mg每晚1次口服(7月23日—7月30日)3.13每晚1次口服(7月30日—8月1日)2.5 mg每晚1次口服(8月1日—8月4日)3.13 mg每晚1次口服(8月4日—8月8日)抗凝,单硝酸异山梨酯25 mg每天1次静脉滴注(7月23日—7月28日)扩冠。

7月30日,停环丙沙星和哌拉西林他唑巴坦钠,改用头孢拉定0.5 g每天3次口服(7月30日—8月13日)抗感染。

7月31日,予赛庚啶2 mg每晚1次口服(7月31日—8月5日)助眠。

8月2日,钾5.73 mmol/L(3.5~5.3 mmol/L)。

8月6日,钾5.78 mmol/L(3.5~5.3 mmol/L),肌酐214 μmol/L(59~104 μmol/L),总胆红素46.7 μmol/L(0~21 μmol/L),直接胆红素40.7 μmol/L(0~5 μmol/L),丙氨酸氨基转移酶36 IU/L(9~50 IU/L),白蛋白26 g/L(40~55 g/L)。予聚磺苯乙烯钠散降钾。

8月9日,患者诉有轻度胸闷、气促,**粪便隐血(＋＋)**。镜检红细胞(＋＋＋/HPF)。

8月10日,患者胸闷、气急加重,黑便一次50 mL左右。双肺呼吸音低,左侧更低,可闻及哮鸣音。肌酐269 μmol/L(59～104 μmol/L),二氧化碳分压51.9 mmHg(35～45 mmHg),氧分压84.2 mmHg(80～100 mmHg)。急查床边胸片提示左侧大量胸腔积液,血红蛋白56 g/L(115～150 g/L),予输红细胞悬液2 IU。

8月11日,**予二羟丙茶碱0.25 g每天1次静脉滴注(8月11日—8月21日)平喘,埃索美拉唑钠40 mg每天1次静脉滴注(8月11日—8月13日)、埃索美拉唑肠溶片20 mg每晚1次口服(8月11日—8月14日)抑酸护胃。**

8月13日,患者胸闷气促加重,两肺可闻及散在哮鸣音。胸水常规＋生化提示渗出液,细胞计数高,中性粒细胞百分率61%。提示细菌感染可能。**予头孢噻肟钠1 g每天2次静脉滴注(8月13日—8月22日)、莫西沙星400 mg每天1次静脉滴注(8月13日—8月22日)抗感染**、呋塞米80 mg每天1次口服(8月13日—9月1日)、氢氯噻嗪25 mg每晚1次口服(8月13日—9月1日)、螺内酯120 mg每天1次口服(8月13日—9月1日)利尿,将华法林减量为1.88 mg每晚1次口服(8月13日—8月28日)抗凝。予胸水引流,输注血浆、血小板等治疗(8月13日—8月27日)。

8月14日,**近两日有黑便3次,每次约200 g,粪隐血(＋＋＋)**。予埃索美拉唑钠40 mg每天2次静脉滴注(8月14日—8月18日)抑酸护胃,醋酸奥曲肽0.3 mg每12小时1次静脉滴注(8月14日—8月18日)止血,门冬氨酸鸟氨酸5 g每天1次静脉滴注(8月14日—8月22日)醒脑。

8月15日,患者胸闷气促明显好转,左肺呼吸音低,两肺未闻及干湿啰音。

8月18日,改用埃索美拉唑肠溶片20 mg每天2次口服(8月18日—9月1日)抑酸护胃。

8月21日,胸水引流后胸闷气促明显缓解,肌酐316 μmol/L(59～104 μmol/L)。

8月22日,予呋塞米100 mg静脉滴注(8月22日—8月30日)60 mg每天1次静脉滴注(8月30日—8月31日)利尿。

8月30日,**粪隐血＋＋＋**,肌酐264 μmol/L(59～104 μmol/L),总胆红素45.5 μmol/L(0～21 μmol/L)。

8月31日,患者胸闷气促较前缓解,左下肢水肿明显消退,胸水腹水较前明显好转。予出院。

【病例用药分析】

一、患者7月15日入院时神志清楚,但7月16日18:50 pm出现意识模糊,7月17日10:10 am出现意识不清,考虑肝性脑病可能。其主要可能原因:

(1)患者肝硬化失代偿期。在发生肝性脑病之前,ChilD‐Pugh分级[1]:胆红素

152.6 μmol/L>51.3 μmol/L(3分)+白蛋白 22 g/L<28 g/L(3分)+凝血酶原延长时间 18.9秒－13.0秒＝5.9秒。在 4～6秒(2分)+中等量腹水(3分)+无肝性脑病(1分)＝12分>10分,属于 C级,肝功能极差。有发生肝性脑病的基础[1]。

(2)患者存在肾功能不全并且进行性加重,可导致氨等毒素清除减少,诱发肝性脑病[2]。

(3)7月12日丹毒复发,体温最高达 39℃,予**青霉素**、头孢菌素(具体不详)抗感染。7月15日入院时体温正常。7月16日体温最高达 38.4℃,意识模糊。予青霉素钠 320万每 8小时 1次静脉滴注(7月16日—7月17日)抗感染。7月17日症状进一步加重,停青霉素,予环丙沙星 0.4 g每天 1次静脉滴注＋哌拉西林他唑巴坦钠 4.5 g每 8小时 1次静脉滴注抗感染。患者此次入院前丹毒复发,入院后感染加重,可能还存在肺部感染(肺闻及哮鸣音),使机体分解代谢增强,产氨增加,同时也使肝脑实质器官受损、缺氧,可诱发肝性脑病[2]。

二、抗菌方案是否合理

丹毒的抗菌药疗程通常 7～10天,或者在全身及局部症状消失后,继续用药 3～5天[3]。因此 7月15日入院当天停用抗菌药不妥。丹毒应首选青霉素＋克林霉素,替代方案为大环内酯类抗菌药或者头孢曲松＋克林霉素。因此 7月16日予青霉素钠也存在缺陷。另外患者还可能存在肺部感染,根据社区获得性肺炎需要入住 ICU经验性治疗(患者免疫力低下),应首选抗铜绿假单胞菌 β内酰胺类＋呼吸喹诺酮类[4]。因此,该患者 7月15日入院时应予青霉素＋克林霉素,若抗感染效果不佳,及时更换为环丙沙星＋哌拉西林他唑巴坦钠。

7月19日血培养出金黄色葡萄球菌,对红霉素、克林霉素、头孢唑林钠、环丙沙星等敏感,对青霉素耐药。证实了经验性首选方案是正确的。

7月30日,因感染症状好转予降阶梯治疗。停环丙沙星和哌拉西林他唑巴坦钠,降级为头孢拉定胶囊 0.5 g每天 3次口服(7月30日—8月13日)抗感染。患者基础疾病严重免疫力低下,感染严重,尽管已经好转,但仍应予以重视。而头孢拉定胶囊不宜用于严重感染。通常应按照血培养药敏结果选择头孢唑林钠静脉滴注,或者停哌拉西林他唑巴坦钠,保留环丙沙星静脉滴注。

三、患者 8月9日,粪便隐血(＋＋),出现消化道出血。其主要可能原因:

(1)患者存在肝硬化腹水(酒精性、心源性)、冠心病主动脉瓣置换术后、慢性肾功能不全、严重感染、心衰等比较严重的基础疾病作为应激原[3]。

(2)患者包括多种应激性溃疡的危险因素:口服华法林,严重全身感染,肾功能不全,肝硬化失代偿期,凝血机制障碍(INR>1.5)。推荐足量质子泵抑制剂静脉滴注,通常应予埃索美拉唑 40 mg每天 2次静脉滴注[3]。实际上没有予质子泵抑制剂,可能引发消化道出血。

【病例总结】

丹毒的抗菌药疗程为全身及局部症状消失后,继续用药 3～5 天;丹毒应首选青霉素＋克林霉素,替代方案为大环内酯类抗菌药或者头孢曲松＋克林霉素;根据社区获得性肺炎需要入住 ICU 经验性治疗(患者免疫力低下),应首选抗铜绿假单胞菌 β 内酰胺类＋呼吸喹诺酮类;头孢拉定胶囊不宜用于严重感染;患者存在肝硬化腹水(酒精性、心源性)、冠心病主动脉瓣置换术后、慢性肾功能不全、严重感染、心衰等比较严重的基础疾病作为应激原以及多个危险因素,推荐足量质子泵抑制剂静脉滴注,预防应激性溃疡。

未遵守上述用药注意事项,与患者病情恶化可能有相关性。

参考文献

[1] 陈孝平,汪建平.外科学.第 8 版.北京:人民卫生出版社,2013,437～443

[2] 张九妹,徐秀英,张月英.352 例肝性脑病的诱因与预后[J].传染病信息,2007,20(4):246～247

[3] 吴艳,齐素萍,吴军,等.丹毒的抗生素、物理因子治疗与康复护理的疗效观察[J].大连医科大学学报,2009,31(2):235～236

[4] Jay P. Sanford.桑德福抗微生物治疗指南.北京:中国协和医科大学出版社,2011,15～16,35～41

[5] 中华医学杂志编辑委员会.应激性溃疡防治建议[J].中华医学杂志,2002,82(14):1000～1001

病例 *25*

重症胰腺炎后严重高钠导致死亡

【概述】

一例老年男性患者,合并高血压,糖尿病,冠心病病史。因急性重症胰腺炎入院后患者发生高钠高氯血症,治疗效果不佳,患者死亡。入院后患者通过此病例分析探讨以下几个问题:① 患者尿量与摄入量基本平衡,仍发生高钠高氯血症的主要原因;② 患者抗真菌方案是否合理。

【病例介绍】

患者 74 岁,男性,有高血压病史 40 余年,最高血压 180/100 mmHg,长期予福辛普利 10 mg 每天 1 次口服,美托洛尔 25 mg 每天 2 次口服;糖尿病病史 2 年,不规则服用伏格列波糖;冠心病史 30 余年,予阿司匹林肠溶片 100 mg 每天 1 次口服、辛伐他汀 10 mg 每天 1 次口服;2009 年因心动过缓行起搏器置入术;抑郁症病史 6 年,长期服用抗抑郁药物(具体不详)。2015 年 1 月发现肾功能肌酐高于正常值(111 μmol/L)。因急性重症胰腺炎(胆原性)、胆总管结石等疾病于 2015 年 3 月 24 日入院。

【临床过程】

3 月 25 日,查谷丙转氨酶 347 IU/L(21～72 IU/L),镜检红细胞＋＋＋。查体神清气平,表情痛苦,双肺未及明显干湿啰音,心率 80 次/分,血压 173/95 mmHg。

予禁食(3 月 24 日—4 月 10 日),0.9％氯化钠注射液 100 mL＋头孢美唑钠 2 g 每天 2 次静脉滴注(3 月 24 日—3 月 25 日),0.9％氯化钠注射液 100 mL＋泮托拉唑钠 60 mg 每天 2 次静脉滴注(3 月 24 日—3 月 26 日),0.9％氯化钠注射液 50 mL＋醋酸奥曲肽 0.6 mg 每 12 小时 1 次静脉滴注(3 月 24 日—3 月 25 日),5％葡萄糖注射液 250 mL＋甲磺酸加贝酯 0.3 g＋生物合成人胰岛素 4 u 每天 1 次静脉滴注(3 月 24 日—3 月 26 日),5％葡萄糖注射液 100 mL＋多烯磷脂酰胆碱 20 mL 每天 1 次静脉滴注(3 月 24 日—3 月 26 日),10％葡萄糖注射液 500 mL＋10％氯化钾 15 mL＋生物合成人胰岛素 10 IU 每天 1 次静脉滴注(3月24日—3月26日),5%葡萄糖注射液500 mL+10%氯化钾15 mL+水溶性维生素1瓶每天1次静脉滴注(3月24日—3月26日),8.5%复方氨基酸250 mL每天1次静脉滴注(3月24日—3月26日),**福辛普利钠10 mg每天1次口服(3月24日—3月25日)**,单硝酸异山梨酯缓释片40 mg每天1次口服(3月24日—3月25日)。

3月25日18:37 pm,体温38.5℃。钾3.3 mmol/(3.5~5.3 mmol/L),氯99 mmol/L(98~107 mmol/L),钠139 mmol/L(137~145 mmol/L),血红蛋白158 g/L(130~175 g/L),血细胞比容45.7%(40%~50%),钙2.00 mmol/L(2.15~2.55 mmol/L)。CT示两肺散在炎症。停头孢美唑钠,予头孢哌酮舒巴坦钠1.5 g+0.9%氯化钠注射液100 mL每天2次静脉滴注(3月25日—3月26日),甲硝唑氯化钠(100 mL)0.5 g每天2次静脉滴注(3月25日—3月26日)。

3月26日10:00 am转ICU。停甲硝唑氯化钠,**予左奥硝唑氯化钠(100 mL)0.5 g每天2次静脉滴注(3月26日—4月10日)**,将头孢哌酮舒巴坦钠加量至3 g+0.9%氯化钠注射液100 mL每12小时1次静脉滴注(3月26日—4月4日),生长抑素6 mg+0.9%氯化钠注射液30 mL每12小时1次静脉滴注(3月26日—4月9日),奥美拉唑钠40 mg+0.9%氯化钠注射液30 mL静脉滴注(3月26日—3月31日),另外予静脉营养等治疗。行CRRT,CVVHD模式(3月26日—3月31日)。

4月1日9:00 am转消化内科,予0.9%氯化钠注射液100 mL+泮托拉唑钠60 mg每天1次静脉滴注(4月1日—4月4日)**0.9%氯化钠注射液100 mL+泮托拉唑60 mg每天2次静脉滴注(4月4日—4月10日)**,5%葡萄糖注射液100 mL+多烯磷脂酰胆碱10 mL每天1次静脉滴注(4月1日—4月10日),8.5%复方氨基酸500 mL+20%中长链脂肪乳250 mL+10%氯化钾40 mL+脂溶性维生素(Ⅱ)1瓶+水溶性维生素1瓶+多种微量维生素10 mL+50%葡萄糖注射液200 mL+10葡萄糖注射液500 mL+生物合成人胰岛素28 IU(4月1日—4月8日)静脉营养。

4月4日8:30 am,体温飙升至39℃,停头孢哌酮舒巴坦钠,予0.9%氯化钠注射液100 mL+亚胺培南西司他丁钠1 g每12小时1次静脉滴注(4月4日—4月5日)**每8小时1次静脉滴注(4月5日—4月10日)**。

4月5日9:00 am,患者诉胸闷明显,体温最高达39℃,pH7.58(7.35~7.45),血细胞比容37.3%(40%~50%),血红蛋白132 g/L(130~175 g/L),钠133 mmol/L(137~145 mmol/L),氯97 mmol/L(98~107 mmol/L),钾3.1 mmol/L(3.5~5.3 mmol/L)。胆红素、GPT等恢复正常。15:32 pm,予吲哚美辛栓50 mg纳肛。4月6日6:30 am,予吲哚美辛栓50 mg纳肛。

4月7日,予肠内营养混悬液(SP短肽型)500 mL每天1次经空肠(4月7日—4月8日)**1 000 mL每天1次经空肠(4月8日—4月10日)**。

4月8日9:00 am,今晨体温36.4℃,尿量2 900 mL,昨晚自行将空肠营养管拔出。呼吸 32 次/分。**咽拭子和痰均培养出白假丝酵母菌,血培养出白假丝酵母菌,对氟康唑等敏感**,真菌 D 葡聚糖 7.84 pg/mL(<10 pg/mL),白细胞计数 11.47×10⁹/L[(3.69～9.16)× 10⁹/L],中性粒细胞百分率 88.0%(50%～70%),血红蛋白 137 g/L(130～175 g/L),血细胞比容 41.3%(40%～50%),**肌酐 124 μmol/L(58～110 μmol/L),钠 146.0 mmol/L(137～ 145 mmol/L)**。

15:30 pm,行胃镜下空肠营养管置入术。予 8.5%复方氨基酸 250 mL+20%中长链脂肪乳 250 mL+10%氯化钾 30 mL+脂溶性维生素(Ⅱ)1 瓶+水溶性维生素 1 瓶+多种微量维生素 10 mL+50%葡萄糖注射液 180 mL+10 葡萄糖注射液 250 mL+生物合成人胰岛素 20 IU(4 月 8 日—4 月 10 日)静脉营养。

4 月 9 日 9:00 am,患者神清,仍胸闷,呼吸 30 次/分。尿量 3 450 mL,**尿培养出白色念珠菌>1×10⁵CFU/mL**。CVP 12 cmH₂O,CRP 74.20 mg/L(0～3 mg/L),D-二聚体 6.070 mg/L(<0.55 mg/L),钾 3.5 mmol/L(3.5～5.3 mmol/L),**氯 117 mmol/L(98～ 107 mmol/L),钠 153 mmol/L(137～145 mmol/L)**。血红蛋白 118.0 g/L(130～175 g/L),红细胞比积 35.2%(40%～50%)。24 小时尿量 3 450 mL。予生长抑素 3 mg+5%葡萄糖注射液 50 mL 每 12 小时 1 次静脉滴注(4 月 9 日—4 月 10 日),低分子肝素钙 4 000 IU 每天 1 次 H(4 月 9 日—4 月 9 日)。

4 月 10 日 9:00 am,患者持续性胸闷腹痛,嗜睡,**昨日鼻饲入量 1 000 mL,静脉入量 2 500 mL,出量 3 500 mL,**昨日 CVP 11 cmH₂O,血糖维持在 7.7～17.5 mmol/L。心电监护示心率 112 次/分,血压 106/72 mmHg,呼吸 26 次/分。血细胞比容 45%(40%～50%),血红蛋白 141 g/L(130～175 g/L),**钠 160 mmol/L(137～145 mmol/L),氯 124 mmol/ L(98～107 mmol/L)**。血小板计数 198×10⁹/L[(101～320)×10⁹/L]。

14:00 pm,体温升至 38.2℃,结合血培养提示白色念珠菌,**予氟康唑氯化钠 200 mg (100 mL)每天 1 次静脉滴注**。

16:00 pm,予生物合成人胰岛素 50 IU+0.9%氯化钠注射液 50 mL 静脉滴注。心率突然由 100 次/分降到 65 次/分,嗜睡呼之能应,呼吸急促,张口呼吸,心电监护示血压 156/86 mmHg,心律 65 次/分,呼吸 33 次/分,予鼻饲清水中。

17:45 pm,**钠 167 mmol/L(137～145 mmol/L),氯 120 mmol/L(98～107 mmol/L),肌酐 188 μmol/L(58～110 μmol/L),尿素氮 11.9 mmol/L(3.2～7.1 mmol/L)**。患者全身抽搐,双眼微睁,心率高达 246 次/分,血压 92/50 mmHg。

17:50 pm,血压测不出,心率 60 次/分起搏心率,氧饱和度测不出。呼之不应,双侧瞳孔散大,经抢救无效,4 月 11 日 00:19 am,心电图呈一直线,宣告临床死亡。

【病例用药分析】

一、4 月 9 日钠 153 mmol/L,氯 117 mmol/L,血细胞比容 35.2%;4 月 10 日 9:00 am 钠 160 mmol/L,氯 124.0 mmol/L,红细胞比积 45%;17:45 pm,钠 167 mmol/L,氯 120 mmol/L。4 月 9 日鼻饲入量 1 000 mL,静脉入量 2 500 mL,尿量 3 500 mL,CVP 11 cmH$_2$O,尿量与摄入量基本平衡,而患者仍发生高钠高氯血症的主要原因

(1)正常呼吸频率每天经呼吸道排出水分约 400 mL,患者因肺部感染、心衰而使呼吸急促(呼吸频率 30 次/分),可超过 1 000 mL[1]。体温正常时每天经皮肤蒸发水分 500 mL,体温每升高 1.5℃,皮肤蒸发量增加 500 mL。4 月 10 日体温 38.2℃,经皮肤蒸发量增加 500 mL 以上[2]。若患者出汗则蒸发的水分更多。加上经粪便排出水分 200 mL,患者每天经非肾脏途径排出的水分在 2 200 mL 以上。加上胃肠引流,尽管摄入量与尿量基本平衡,仍有可能发生容量不足。4 月 9 日红细胞比积 35.2%,4 月 10 日红细胞比积 45%,以 4 月 9 日血细胞比容为参照,可估算出体液缺失量=体重(kg)×0.6×(1-正常 Ht/脱水后 Ht)=70×0.6×(1-0.352/0.45)=9 L[1];

(2)予左奥硝唑氯化钠 0.5 g(100 mL)每天 2 次静脉滴注(3 月 26 日—4 月 10 日),0.9%氯化钠注射液 100 mL+泮托拉唑 60 mg 每天 2 次静脉滴注(4 月 4 日—4 月 10 日),0.9%氯化钠注射液 100 mL+亚胺培南西司他丁钠 1 g 每 8 小时 1 次静脉滴注(4 月 5 日—4 月 10 日),4 月 10 日予氟康唑氯化钠 200 mg(100 mL)每天 1 次静脉滴注,4 月 10 日静脉输入 0.9%氯化钠注射液共 900 mL 即 8.1 g 氯化钠;另外予肠内营养混悬液(SP 短肽型)1 000 mL 每天 1 次经空肠(4 月 8 日—4 月 10 日),含 1 g 钠,相当于氯化钠 2.5 g。因此 4 月 10 日共摄入氯化钠 10.6 g。高钠血症可诱发震颤,抽搐,以致昏迷甚至因脑组织不可逆转性损害而死亡,患者有 4 次脑出血史,可诱发颅内出血[3]。

二、抗真菌方案是否合理

4 月 8 日血培养出白色念珠菌,对氟康唑等敏感,可能考虑到真菌 D 葡聚糖 7.84 pg/mL(<10 pg/mL),且与亚胺培南西司他丁钠+左奥硝唑后,4 月 8 日体温正常,故未能及时予抗真菌药。深部真菌感染临床表现常常是非特异性的,由于其症状的不典型性,临床医生很难判断早期究竟是细菌感染还是真菌感染。治疗早晚决定着预后如何。有报道一组严重真菌感染病例,感染当天予以治疗者病死率 15%。1 d 后开始治疗者 24%,2 d 后开始治疗者 37%,≥3 d 者 41%,差异具有统计学意义[4]。深部真菌感染早期确诊困难,而延误治疗常导致死亡。因此,经验性抗真菌治疗显得尤为重要[4]。

美国弗吉尼亚大学医院建立了危险因素评分系统较为普遍接受:非 ICU 患者积分>15 分者可拟诊真菌感染,>25 分则予以治疗性用药,ICU 患者的阈值分别为 30 分和 40 分[4]。按照 WVUH 深部真菌感染的危险因素评分标准[5],患者得分:广谱抗生素治疗≥4 天(5 分)+中央导管(5 分)+入住 ICU≥4 天(5 分)+高血压(3 分)+糖尿病(3 分)+

人工呼吸机应用>2 天(3 分)+全肠外营养(3 分)+外周导管插入(1 分)+血培养阳性(5 分)+白细胞计数>10 000/mm³(3 分)+尿培养阳性(1 分)+痰培养阳性(1 分)=38 分。

【病例总结】

4 月 10 日体温再次飙升,呼吸急促,可加重脱水,引发高钠血症;红细胞比积上升及高钠血症,应估算出脱水量并及时补充容量;非 ICU 病人>25 分应立即使用抗真菌药,实际上未能及时使用,可能使感染恶化。

未遵守上述用药注意事项,与患者病情加重有相关性。

参考文献

[1] 王礼振.临床输液学.北京:人民卫生出版社,1998,8~21,46~48,317~321
[2] 王建枝,殷莲华.病理生理学.第 8 版.北京:人民卫生出版社,2013,15~21,246~259
[3] 葛均波,徐永健.内科学.第 8 版.北京:人民卫生出版社,2013,21~27,41~45
[4] 滕秀池,李锐,张彧.重症急性胰腺炎合并深部真菌感染诊治分析(附 84 例报道)[J].中国急救医学,2008,28(4):300~302
[5] Gilbert D N, Moellering R C, Sande M A. The sanford guide to antimicrobial therapy, 43th edition. Antimicrobial Therapy Inc. USA:2013.

与胰腺炎相关的心源性猝死

【概述】

一例高龄女性患者,既往高血压,急性胰腺炎。因中上腹持续性胀痛不适入院。入院后胰腺炎加重,导致心源性猝死。通过此病例分析探讨以下几个问题:① 患者11月5日 00:15 am,凝血酶原时间41.9秒(9.0～13.0秒),INR 3.51(0.8～1.5)的可能原因;② 11月6日 3:40 am,患者突发气促伴出冷汗,随后意识不清,心率减慢至34次/分的主要可能原因;③ 患者血糖偏低的主要原因。

【病史介绍】

患者80岁高龄女性,既往高血压病史十余年,目前服用福辛普利钠。有房颤十余年,心率最高130～140次/分,长期服用比索洛尔、华法林、阿托伐他汀钙。2007年因急性胰腺炎住院,经保守治疗后好转。因中上腹持续性胀痛不适1天于2014年11月4日去医院急诊。查淀粉酶1 946 IU/L(30～110 IU/L),葡萄糖8.93 mmol/L(4.56～6.38 mmol/L),白细胞计数13.48×10^9/L[(3.69～9.16)×10^9/L]。腹部超声示"胆囊增大,肝外胆管似扩张,胰腺显示不清"。拟急性胰腺炎、高血压病2级(中危组)、房颤于22:00 pm收入院。

【临床过程】

11月4日22:38 pm,查体神清气平,血压126/76 mmHg,心率76次/分,中上腹及右上腹明显压痛,有反跳痛。予5%葡萄糖注射液250 mL+**醋酸奥曲肽0.3 mg+10%氯化钾7.5 mL 每12小时1次静脉滴注**(11月4日—11月6日)抑制胃肠液分泌,5%葡萄糖注射液100 mL+泮托拉唑钠60 mg 每天2次静脉滴注(11月4日—11月5日)0.9%氯化钠注射液100 mL+泮托拉唑钠60 mg 每天2次静脉滴注(11月5日—11月6日)抑酸,甲磺酸加贝酯300 mg+5%葡萄糖注射液250 mL 每天1次静脉滴注(11月4日—11月6日)抑制酶分泌,**甲硝唑氯化钠0.5 g 每天2次静脉滴注**(11月4日—11月6日)、0.9%氯化钠注射液250 mL+左氧氟沙星0.3 g 每天1次静脉滴注(11月4日—11月5日)抗感染,8.5%复方氨基酸(18AA-Ⅱ)250 mL+10%氯化钾 5 mL 每天 1 次静脉滴注(11 月 4 日—11 月 6 日)静脉营养,右旋糖酐 40 葡萄糖 500 mL+10%氯化钾 10 mL 每天 1 次静脉滴注(11 月 4 日—11 月 6 日)扩容,阿托伐他汀钙 20 mg 每晚 1 次口服(11 月 4 日—11 月 6 日)稳定斑块,福辛普利钠 10 mg 每天 1 次口服(11 月 4 日—11 月 6 日)改善重构,**华法林 2.5 mg 每天 1 次口服(11 月 4 日—11 月 5 日)抗凝,比索洛尔 5 mg 每天 1 次口服(11 月 4 日—11 月 6 日)**减慢心率。

11 月 5 日 00:15 am,BNP969 ng/L(<450 ng/L),肌酐 76 μmol/L(46～92 μmol/L),**凝血酶原时间 41.9 秒(9.0～13.0 秒),APTT 51.5 秒(20.0～40.0 秒),INR 3.51(0.8～1.5)。**

00:59 am,**予 5%葡萄糖注射液 100 mL+维生素 K₁ 20 mg 静脉滴注。**

6:19 am,血淀粉酶 1 401 IU/L(30～110 IU/L)。8:54 am,血淀粉酶 17 574 IU/L(32～641 IU/L)。9:33 am,尿隐血++++,镜检红细胞++。9:05 am,白细胞计数 16.27×10⁹/L[(3.69～9.16)×10⁹/L],中性粒细胞百分率 91.4%(50%～70%),**血红蛋白 155 g/L(115～150 g/L)**,血小板计数 189×10⁹/L[(101～320)×10⁹/L]。9:46 am,患者腹痛稍缓解,仍有腹胀,有恶心呕吐。血压 134/80 mmHg,心率 112 次/分。

6:49 am,**予美托洛尔 12.5 mg 口服。**

10:08 am,停左氧氟沙星,改用 0.9%氯化钠注射液 100 mL+头孢噻肟钠 2 g 每天 2 次静脉滴注(11 月 5 日—1 月 6 日)抗感染。

11:16 am,血压 84/42 mmHg,心率 105 次/分。总胆红素 22.3 μmol/L(0～21 μmol/L),直接胆红素 10.2 μmol/L(0～5 μmol/L),谷丙转氨酶 101 IU/L(7～40 IU/L),γ-GT147 U/L(7～45 IU/L)。

12:10 pm,患者心率 130～160 次/分,心内科会诊予暂停华法林 2 天。

17:00 pm,房颤心室率 100～130 次/分,血压 120/85 mmHg,仍有腹胀、腹痛不适。

17:40 pm,**予去乙酰毛花苷 C 0.2 mg 静脉推注,呋塞米 20 mg 静脉推注。**

18:00 pm,血压 90/50 mmHg,心率 126 次/分。

18:50 pm,**予胺碘酮 150 mg 静脉推注、胺碘酮 300 mg 静脉滴注。**

19:00 pm,血压 114/82 mmHg,心率 111 次/分。白细胞计数 10.55×10⁹/L[(3.69～9.16)×10⁹/L],中性粒细胞百分率 88.6%(50%～70%),**血红蛋白 166 g/L(115～150 g/L)**,血小板计数 178×10⁹/L[(101～320)×10⁹/L]。

19:04 pm,患者问答切题,查体配合,仍有腹胀腹痛,血压 114/82 mmHg,心率 111 次/分。血气分析示 pH7.33(7.35～7.45),pCO₂ 20.3 mmHg(35～45 mmHg),pO₂ 134.6 mmHg(83～108 mmHg),HCO₃⁻ 10.5 mmol/L(22～26 mmol/L),剩余碱 -13.3 mmol/L(-2.3～+2.3 mmol/L)。19:38 pm,BNP9540 ng/L(<450 ng/L)。

21:22 pm,钾 5.5 mmol/L(2.5～5.1 mmol/L),淀粉酶>1 200 IU/L(30～110 IU/L)。**凝血酶原时间 20.5 秒(9.0～13.0 秒),APTT 38.5 秒(20.0～40.0 秒),INR 1.73(0.8～1.5)。**

23:00 pm,患者仍有腹胀、恶心不适,心悸缓解,能平躺。血压 102/72 mmHg,心率112 次/分,呼吸 24 次/分,静推呋塞米后尿量 250 mL。

11 月 6 日 3:40 am,患者突发气促伴出冷汗,随后意识不清,呼之不应。心电监护心率 90～100 次/分,3:55 am 心率 47 次/分,4:00 am 心率 34 次/分。急测血糖 4.1 mmol/L(4.56～6.38 mmol/L)。予 50% 葡萄糖注射液 20 mL 静脉推注,予胸外按压、肾上腺素、硫酸阿托品等抢救无效,患者心率下降为 0。4:14 am,心电图一直线,宣告死亡。

【病例用药分析】

一、11 月 5 日 00:15 am,凝血酶原时间 41.9 秒(9.0～13.0 秒),INR 3.51(0.8～1.5)。主要原因是:

(1) 予甲硝唑氯化钠 0.5 g 每天 2 次静脉滴注(11 月 4 日—11 月 6 日),甲硝唑能抑制华法林的代谢,加强华法林的抗凝作用,引起凝血酶原时间延长。应将华法林减量 1/3～1/2。实际上未减量;

(2) 予左氧氟沙星 0.3 g 每天 1 次静脉滴注(11 月 4 日—11 月 5 日),左氧氟沙星与华法林合用,可能使凝血酶原时间延长,应检测凝血酶原时间;

(3) 予葡萄糖 500 mL+右旋糖酐 40 每天 1 次静脉滴注(11 月 4 日—11 月 6 日),为血容量扩充剂,能提高血浆胶体渗透压,吸收血管外水分而增加血容量。可使已经聚集的红细胞和血小板解聚,降低血液黏滞性,改善微循环,防止血栓形成。用于心绞痛、脑血栓形成、脑供血不足、血栓闭塞性脉管炎等。有出血倾向,可引起凝血障碍,使出血时间延长。充血性心力衰竭患者禁用,严重血小板减少,凝血障碍等出血患者禁用。

二、11 月 6 日 3:40 am,患者突发气促伴出冷汗,随后意识不清,心率减慢至 34 次/分。其主要可能原因:

(1) 11 月 5 日 00:15 am,凝血酶原时间 41.9 秒(9.0～13.0 秒),INR 3.51(0.8～1.5),予维生素 K_1 20 mg 静脉滴注后,21:22 pm,凝血酶原时间 20.5 秒(9.0～13.0 秒),INR 1.73(0.8～1.5)。通常 INR 应维持在 2.0～3.0。INR 1.73,可使栓塞形成风险增加。维生素 K_1 低凝血酶原血症:肌内或深部皮下注射每次 10 mg,每日 1～2 次,24 小时内总量不超过 40 mg。

(2) 予 5% 葡萄糖注射液 100 mL+泮托拉唑钠 60 mg 每天 2 次静脉滴注(11 月 4 日—11 月 5 日)。泮托拉唑钠是强碱性化合物,与碱性溶媒生理盐水配伍稳定性好,而与偏酸性溶媒 5% 葡萄糖注射液配伍后可出现颜色变黄、浑浊[1]。不溶性微粒大大增加,可能阻塞血管,使栓塞风险增加。

(3) 患者重症胰腺炎、血糖偏低,有引发心衰、严重心律失常的疾病基础[2]。

(4) 予醋酸奥曲肽 0.3 mg 每 12 小时 1 次静脉滴注(11 月 4 日—11 月 6 日),可抑制促甲状腺素释放,使甲状腺素释放减少,可能引发心动过缓。

（5）11 月 4 日—11 月 6 日予比索洛尔 5 mg 每天 1 次口服，11 月 5 日 6:49 am，予美托洛尔 12.5 mg 口服。因阻断 β1 受体而使心率减慢。

（6）11 月 5 日 17:40 pm 予去乙酰毛花甙 C 0.2 mg 静脉推注，可因增加心输出量而刺激感受器，增强迷走神经功能，产生负性频率作用。加上同时使用的胺碘酮、阿托伐他汀钙、福辛普利钠均可使去乙酰毛花甙 C 血药浓度上升，可增强负性频率作用。

（7）11 月 5 日 18:50 pm 予胺碘酮 150 mg 静脉推注、胺碘酮 300 mg 静脉滴注。患者有肝功能损害，而胺碘酮主要经过肝脏代谢，故可减慢胺碘酮清除，加上比索洛尔、美托洛尔、去乙酰毛花苷 C 的协同作用，可引发严重缓慢型心律失常。

三、患者血糖偏低的主要原因

（1）因肝功能损害使肝糖原合成储备不足，糖原分解减少，糖异生障碍，肝细胞对胰岛素灭活减少[2]。

（2）醋酸奥曲肽可抑制胰高血糖素、甲状腺素的分泌，可能引发低血糖。

【病例总结】

甲硝唑加强华法林的抗凝作用、左氧氟沙星可能使凝血酶原时间延长、右旋糖酐 40 葡萄糖使出血时间延长；维生素 K_1 肌内或深部皮下注射每次 10 mg；泮托拉唑钠与偏酸性溶媒 5％葡萄糖注射液配伍后可出现颜色变黄、浑浊；醋酸奥曲肽＋比索洛尔＋去乙酰毛花苷＋胺碘酮可引发心动过缓；肝功能损害可使胺碘酮清除减慢。

未遵守上述用药注意事项，与患者病情加重有相关性。

参考文献

［1］ 向国云.注射用泮托拉唑钠在输液中的配伍稳定性研究［J］.临床研究,2010,10(9)：2032
［2］ 王建枝,殷莲华.病理生理学.第 8 版.北京：人民卫生出版社,2013,26～31,72～74

肺炎肺栓塞上消化道大出血

【概述】

一例老年男性患者,既往溃疡性结肠炎。因无明显诱因下黏液带血入院,行肠镜诊断胃溃疡性结肠炎(炎症重,未行全结肠检查)。后又发生肺炎,及上消化道出血,治疗效果不佳,患者死亡。通过此病例分析探讨以下几个问题:① 患者 2017 年 11 月 28 日因溃疡性结肠炎入院治疗,予甲泼尼龙片、艾司奥美拉唑口服、甲硝唑 0.5 g＋地塞米松 5 mg 灌肠。12 月 13 日出院后继续予甲泼尼龙片、埃索美拉唑口服。1 周后患者高热伴咳嗽咳黄脓痰,12 月 21 日诊断肺炎。患者出院后 1 周内发生肺炎的可能原因;② 患者抗菌方案是否合理;③ 患者肺栓塞风险较大原因;④ 1 月 18 日 17:45 pm 患者解血便 400 mL,发生上消化道大出血,其主要原因。

【病史介绍】

患者 70 岁,男性,2011 年 11 月诊断为溃疡性结肠炎。2017 年 11 月 1 日患者无明显诱因下再次出现黏液带血,一天 4~5 次,伴里急后重,自行加用甲泼尼龙片(美卓乐) 32 mg 每天 1 次口服(11 月 1 日—11 月 28 日),同时用甲硝唑＋地塞米松＋锡类散灌肠 (11 月 1 日—11 月 28 日),便血无好转。11 月 23 日行肠镜诊断胃溃疡性结肠炎(炎症重, 未行全结肠检查)。11 月 28 日入院治疗。予美沙拉秦肠溶片(莎尔福)4 g 每天 1 次口服 (11 月 28 日—12 月 13 日),甲泼尼龙片(美卓乐)32~24 mg 每天 1 次口服(11 月 28 日— 12 月 13 日),**艾司奥美拉唑 20 mg 每天 2 次口服(11 月 28 日—12 月 13 日)**,索他洛尔 80 mg 每天 1 次口服(11 月 28 日—12 月 13 日),甲硝唑 0.5 g＋地塞米松 5 mg＋锡类散 1 支每天 1 次灌肠(11 月 28 日—12 月 13 日)。患者病情好转于 12 月 13 日出院。出院后 予甲泼尼龙片(美卓乐)24 mg 每天 1 次口服(12 月 12 日—12 月 25 日),**艾司奥美拉唑 20 mg 每天 2 次口服(12 月 12 日—12 月 25 日)**,索他洛尔 80 mg 每天 1 次口服(12 月 12 日—12 月 25 日)。出院后 1 周患者出现发热,下午体温升高至 39.2℃,伴有晨起咳嗽咳黄脓痰。12 月 21 日患者来东方医院呼吸科门诊,考虑肺炎,**予克林霉素 225 mg 每天 4 次**

口服效果不佳。12月23日患者在潍坊社区医院就诊白细胞计数9.64×10⁹/L[(3.5～9.5)×10⁹/L],中性粒细胞百分率88.7%(40%～75%)。拟溃疡性结肠炎、肺部感染12月25日收治入院。

【临床过程】

12月25日,**体温39度**,血压127/82 mmHg,神清气略促,面色潮红,双肺未闻及干、湿啰音,心率109次/分。白细胞计数10.06×10⁹/L[(3.5～9.5)×10⁹/L],中性粒细胞百分率90.1%(40%～75.0%),降钙素原0.241 ng/mL(0.051～0.5 ng/mL),血红蛋白137 g/L(130～175 g/L),血小板计数223×10⁹/L(125～350×10⁹/L)。CRP 41 mg/L(0～8 mg/L)。血气分析示**氧分压46.2 mmHg(83～108 mmHg)**,二氧化碳分压27.4 mmHg(35～45 mmHg)。予0.9%氯化钠注射液100 mL+头孢唑肟钠2 g每天2次**静脉滴注(12月25日—12月27日)**,0.9%氯化钠注射液250 mL+左氧氟沙星0.3 g每天1次静脉滴注(12月25日—12月27日),5%葡萄糖注射液500 mL+维生素B₆ 0.1 g+维生素C 1 g每天1次静脉滴注(12月25日—12月27日),甲硝唑0.5 g+地塞米松5 mg每晚1次灌肠(12月25日—   )。

12月26日,体温38℃。胸部CT示两肺炎症。**呼吸内科会诊暂不调整抗生素**,观察体温变化,随访血常规、CRP。完善肺部CT,送检痰细菌涂片及培养,根据药敏结果调整抗生素。查糖化血红蛋白7.8%(4%～6%),尿素氮5.7 mmol/L(3.6～9.5 mmol/L),肌酐68 μmol/L(57～111 μmol/L)。

12月27日14:00 pm,患者寒战,体温39.5℃。呼吸气促,口唇及手指发绀。指末氧66%,予面罩吸氧,吲哚美辛栓30 mg纳肛。降钙素原2.25 ng/mL(0.051～0.5 ng/mL),CRP 67 mg/L(0～8 mg/L)。白细胞计数8.91×10⁹/L[(3.5～9.5)×10⁹/L],中性粒细胞百分率90.6%(40%～75%),血红蛋白131 g/L(130～175 g/L),血小板计数210×10⁹/L[(125～350)×10⁹/L]。

17:45 pm,呼吸内科会诊诊断重症肺炎、I型呼吸衰竭明确。18:30 pm,**转ICU**。予无创呼吸机辅助通气(12月27日—1月6日),心电监护示血压153/78 mmhg,心率114次/分,指末氧98%。予奥司他韦75 mg每天2次口服(12月27日—1月3日),静注人免疫球蛋白20 g每天1次静脉滴注(12月27日—   )。**予5%葡萄糖注射液250 mL+莫西沙星0.4 g每天1次静脉滴注(12月27日—1月3日)**,0.9%氯化钠注射液100 mL+头孢哌酮舒巴坦钠3 g每12小时1次静脉滴注(12月27日—1月18日)。

12月28日,患者胸闷、气促较前明显好转,心电监护示血压176/80 mmhg,呼吸20次/分,指末氧98%,心率80次/分。降钙素原2.18 ng/mL(0.051～0.5 ng/mL),白细胞计数6.95×10⁹/L[(3.5～9.5)×10⁹/L],中性粒细胞百分率94.7%(40%～75.0%),血红蛋白139 g/L(130～175 g/L),血小板计数202×10⁹/L[(125～350)×10⁹/L]。**予0.9%**

氯化钠注射液 100 mL＋甲泼尼龙琥珀酸钠 40 mg 每天 2 次静脉滴注(12 月 28 日—1 月 12 日)40 mg＋0.9%氯化钠注射液 100 mL 每天 1 次静脉滴注(1 月 12 日—1 月 16 日)，0.9%氯化钠注射液 100 mL＋卡泊芬净 50 mg 每天 1 次静脉滴注(12 月 28 日—1 月 11 日)，伏格列波糖 0.2 mg 每天 3 次口服(12 月 28 日—1 月 11 日)，美沙拉秦肠溶片(莎尔福)1 g 每天 3 次口服(12 月 28 日—1 月 26 日)。

1 月 1 日，予索他洛尔 80 mg 每天 1 次口服(1 月 1 日—1 月 16 日)。

1 月 3 日，患者偶有胸闷气促，无发热，无明显咳嗽咳痰，目前患者神志清，高流量吸氧中(40 L/min，71%)。心率 78 次/分，呼吸 20 次/分，氧饱和度 92%，血压 125/71 mmHg。白细胞计数 9.11×10^9/L[$(3.5 \sim 9.5) \times 10^9$/L]，中性粒细胞百分率 93.6%(40%~75%)，血小板计数 64.0×10^9/L[$(125 \sim 350) \times 10^9$/L]，血红蛋白 116.0 g/L(130~175 g/L)。予 0.9%氯化钠注射液 100 mL＋更昔洛韦 500 mg 每天 1 次静脉滴注(1 月 3 日—1 月 4 日)250 mg＋0.9%氯化钠注射液 100 mL 每天 1 次静脉滴注(1 月 4 日—1 月 11 日)，重组人白介素-11 3 mg 每天 1 次皮下注射(1 月 3 日—1 月 12 日)，阿普唑仑 0.4 mg 每晚 1 次口服(1 月 2 日—1 月 7 日)。

1 月 6 日，白细胞计数 13.25×10^9/L($(3.5 \sim 9.5) \times 10^9$/L)，中性粒细胞百分率96.3%(40%~75%)，血小板计数 70×10^9/L($125 \sim 350 \times 10^9$/L)，血红蛋白 111 g/L(130~175 g/L)。予低分子肝素钙 2 000 IU 每 12 小时 1 次皮下注射(1 月 6 日)，氯化钾片 1 g 每天 3 次口服(1 月 6 日—1 月 18 日)。

1 月 7 日 9:00 am，予呋塞米 20 mg 每天 2 次口服(1 月 7 日—1 月 18 日)，螺内酯 20 mg 每天 2 次口服(1 月 7 日—1 月 18 日)。艾司奥美拉唑 20 mg 每天 1 次口服(1 月 7 日—1 月 8 日)0.9%氯化钠注射液 100 mL＋埃索美拉唑 40 mg 每 12 小时 1 次静脉滴注(1 月 8 日—1 月 16 日)。

15:50 pm，患者突发呼之不应，氧饱和度降至 57%，予气管插管呼吸机辅助通气(1 月 7 日—1 月 26 日)。胸片示两肺炎症，较 1 月 3 日大致相仿。

1 月 8 日，D-二聚体 56.04 mg/L(<0.55 mg/L)，考虑肺栓塞可能，予低分子肝素钙 4 000 IU 每 12 小时 1 次皮下注射(1 月 8 日—1 月 18 日)。予标准型肠内营养液 500~1 200 mL 每天 1 次口服(1 月 8 日—1 月 16 日)。

1 月 9 日 16:00 pm，患者突发房颤 130~160 次/分，予胺碘酮静脉推泵。予普罗帕酮 100 mg 每天 3 次口服(1 月 9 日—1 月 12 日)。胸片示两肺炎症，较 1 月 7 日有所吸收。

1 月 11 日，予卡泊芬净已经 14 天，降阶梯为氟康唑 400 mg 每天 1 次静脉滴注(1 月 11 日—1 月 25 日)，生物合成人胰岛素 40 IU＋0.9%氯化钠注射液 40 mL 每天 1 次静脉滴注(1 月 11 日—1 月 20 日)生物合成人胰岛素 80 IU＋0.9%氯化钠注射液 40 mL 每天 1 次静脉滴注(1 月 20 日—1 月 25 日)。

1 月 13 日，予 5%葡萄糖注射液 250 mL＋二丁酰环磷腺苷钙 40 mg 每天 1 次静脉滴

注(1月13日—1月19日)。1月14日,胸片示皮下气肿,纵隔气肿。非组织压缩20%。胸片示两肺炎症,较1月9日有所吸收。1月15日,心电监护示房扑。

1月16日,胸片示两肺多发渗出性病灶。白细胞计数 $4.67 \times 10^9/L$[$(3.5 \sim 9.5) \times 10^9/L$],中性粒细胞百分率92.3%($40\% \sim 75\%$),血小板计数 $121 \times 10^9/L$($125 \sim 350 \times 10^9/L$),血红蛋白110 g/L(130~175 g/L)。心内科会诊停索他洛尔,予胺碘酮片0.2 g 每天3次口服(1月16日—1月25日),停埃索美拉唑40 mg每12小时1次静脉滴注,改用奥美拉唑肠溶胶囊20 mg每天1次口服(1月16日—1月18日)。予维生素 K_1 10 mg+0.9%氯化钠注射液100 mL每天1次静脉滴注(1月16日—1月18日),肠内营养混悬液(SP短肽型)1 500 mL每天1次口服(1月16日—1月19日),甲泼尼龙片32 mg每天1次口服(1月16日—1月19日)。

1月17日,患者皮肤干燥,丙泊酚镇静中,呼之有反应,体温37.1℃,心率100次/分,氧饱和度92%,血压124/68 mmHg,两下肺可闻及湿啰音。瑞金医院专家会诊认为,患者重症感染病情好转,可考虑尽早脱离正压通气。

1月18日3:10 am,患者呼吸费力,房颤心室率180次/分,血压148/70 mmHg。予胺碘酮静脉推泵。予索他洛尔40 mg每天1次口服(1月18日—1月19日)。

7:00 am,患者突发呼之不应,血压降至66/48 mmHg,体温飙升至40.3℃。予去甲肾上腺素升压,冰帽降温。10:00 am,患者高热昏迷中,左侧瞳孔2 cm,右侧瞳孔3 cm。白细胞计数 $4.65 \times 10^9/L$[$(3.5 \sim 9.5) \times 10^9/L$],中性粒细胞百分率90.1%($40\% \sim 75\%$),血小板计数 $125 \times 10^9/L$[$(125 \sim 350) \times 10^9/L$],血红蛋白110 g/L(130~175 g/L)。降钙素原0.719 ng/mL(0.051~0.5 ng/mL)。不排除中枢神经系统感染或脑血管意外。予美罗培南1 g+0.9%氯化钠注射液50 mL每8小时1次静脉滴注(1月18日—1月25日),利奈唑胺葡萄糖0.6 g(300 mL)每12小时1次静脉滴注(1月18日—1月19日)。17:45 pm,解血便400 mL。

1月19日,尿素氮18.5 mmol/L(3.6~9.5 mmol/L),肌酐118 μmol/(57~111 μmol/L),白蛋白28 g/L(40~55 g/L),降钙素原44.73 ng/mL(0.051~0.5 ng/mL),谷丙转氨酶87 IU/L(9~50 IU/L)。予0.9%氯化钠注射液100 mL+泮托拉唑钠40 mg每8小时1次静脉滴注(1月19日—1月25日)40 mg+0.9%氯化钠注射液100 mL每12小时1次静脉滴注(1月25日—1月26日),0.9%氯化钠注射液50 mL+生长抑素3 mg每12小时1次静脉滴注(1月19日—1月25日),0.9%氯化钠注射液30 mL+10%氯化钾20 mL每天1次静脉滴注(1月26日—1月26日),复方氨基酸(20AA)500 mL+10%氯化钠50 mL+10%葡萄糖注射液500 mL+甘油磷酸钠10 mL+50%葡萄糖注射液300 mL+10%硫酸镁5 mL+20%中长链脂肪乳500 mL+维生素C 2 g+维生素 B_6 0.2 g每天1次静脉滴注(1月19日—1月25日),0.9%氯化钠注射液100 mL+万古霉素1 g每12小时1次静脉滴注(1月19日—1月21日)0.9%氯化钠注射液100 mL+万古霉素0.5 g每12

小时 1 次静脉滴注(1 月 21 日—1 月 24 日)。予输注血浆 200 mL,红细胞 3 IU。

1 月 22 日,患者重度昏迷,仍排血性大便。

1 月 24 日,体温 38.7℃。白细胞计数 1.29×10⁹/L[(3.5～9.5)×10⁹/L],中性粒细胞百分率 77.5%(40%～75%),血小板计数 5×10⁹/L(125～350×10⁹/L),血红蛋白 70 g/L(130～175 g/L)。降钙素原 2.93 ng/mL(0.051～0.5 ng/mL)。予重组人粒细胞刺激因子 300 μg 每天 1 次皮下注射(1 月 24 日—1 月 26 日),重组人血小板生成素 5 000 IU 每天 1 次皮下注射(1 月 24 日—1 月 25 日)。

1 月 26 日 6:32 am,宣告死亡。

【病例用药讨论】

一、患者 2017 年 11 月 28 日因溃疡性结肠炎入院治疗,予甲泼尼龙片、埃索美拉唑口服、甲硝唑 0.5 g＋地塞米松 5 mg 灌肠。12 月 13 日出院后继续予甲泼尼龙片、艾司奥美拉唑口服。1 周后患者高热伴咳嗽咳黄脓痰,12 月 21 日诊断肺炎。患者出院后 1 周内发生肺炎的可能原因

(1)予糖皮质激素抑制了免疫力。

(2)予艾司奥美拉唑 20 mg 每天 2 次口服(11 月 28 日—12 月 25 日)。PPIs 的长期应用使胃内长期处于低酸状态,对细菌的灭活作用下降,从而使胃内处于有菌状态,当发生生理性或病理性胃食管反流时,含菌胃内容物会反流至咽喉部,随之误吸入肺,从而导致肺部感染。大型病例对照研究结果显示,应用 PPIs 会增加肺炎的风险,且该风险值与 PPIs 剂量呈正相关。老年人是肺炎的易感人群,是胃食管反流病的高发人群,且老年人吞咽协调功能减退,较易发生吸入性肺炎。因此更应尽量避免大剂量长期应用 PPIs 以免影响胃酸对胃内细菌的廓清作用[1]。

二、患者抗菌方案是否合理

患者本次发生肺炎前 7 天内因溃疡性结肠炎住院治疗,且住院时间为 15 天≥5 天,医院病房中检出多重耐药菌(MDR)的概率较大,使用有免疫抑制作用的甲泼尼龙片和地塞米松。因此患者多重耐药菌(MDR)感染的机会极大[2]。可能的病原体为铜绿假单胞菌、产超广谱 β 内酰胺酶(ESBL)的肺炎克雷伯菌、不动杆菌属等。可选择抗假单胞菌头孢菌素(头孢吡肟,头孢他啶)、碳青霉烯类(亚胺培南,美罗培南)、或 β 内酰胺类/β 内酰胺酶抑制剂(哌拉西林/他唑巴坦),加用一种抗假单胞菌喹诺酮类(环丙沙星或左氧氟沙星)、或氨基糖苷类(阿米卡星、庆大霉素,或妥布霉素)。怀疑 MRSA 加用利奈唑胺或万古霉素。疑为嗜肺军团菌加用大环内酯类,或氟喹诺酮类[3]。大量的循证医学证据表明,不适当的初始经验性治疗可以增加抗生素耐药性、院内获得性肺炎死亡率和医疗费用,延长住院时间。且即使以后根据细菌培养结果调整抗生素治疗也不能降低初始不适当抗生素治疗相关的高死亡率[3]。

12月21日患者来我院呼吸科门诊诊断肺炎,当时应选择抗假单胞菌头孢菌素如头孢吡肟、头孢他啶、β内酰胺类/β内酰胺酶抑制剂,可联合左氧氟沙星。实际上予克林霉素225 mg每天4次口服效果不佳,使肺炎加重。12月25日入院时血气分析示氧分压46.2 mmHg(83~108 mmHg),已有低氧血症。当时应予β内酰胺类/β内酰胺酶抑制剂(头孢哌酮舒巴坦钠或哌拉西林他唑巴坦钠)+左氧氟沙星。实际上予头孢唑肟钠2 g每天2次静脉滴注(12月25日—12月27日)+左氧氟沙星0.3 g每天1次静脉滴注(12月25日—12月27日)。在抗菌药物的选择上均存在缺陷,这是12月27日进展为重症肺炎的重要原因。

三、患者肺栓塞风险较大原因

1月7日15:50 pm,患者突发呼之不应,氧饱和度降至57%,予气管插管呼吸机辅助通气(1月7日—1月26日)。胸片示两肺炎症较1月3日大致相仿。故因肺炎进展引发的可能性相对小1月8日D-二聚体56.04 mg/L(<0.55 mg/L),考虑肺栓塞可能性相对较大。根据Pauda评估表,患者深静脉血栓形成风险极高危:70岁(≥70岁)(1分)+予糖皮质激素(1分)+卧床>72小时(3分)+肺炎(1分)+呼吸衰竭(1分)=7分≥4分,属于极高危,按规定应予低分子肝素抗血栓形成[4]。实际未给予,加上容量相对不足使血黏度升高,使肺动脉栓塞的风险大增。

四、1月18日17:45 pm患者解血便400 mL,发生上消化道大出血,其主要原因

(1)患者存在脓毒血症、感染性休克、呼吸衰竭肺复苏后3个应激源,加上使用糖皮质激素、机械通气超过48 h、使用低分子肝素钙(可能有凝血机制障碍)3个危险因素。对具备一个应激原+2个及以上危险因素的患者,应予奥美拉唑钠40 mg每12小时1次静脉滴注、或泮托拉唑钠40 mg每12小时1次静脉滴注、或兰索拉唑30 mg每12小时1次静脉滴注、或艾司奥美拉唑40 mg每12小时1次静脉滴注[5]。实际上1月16日停艾司奥美拉唑40 mg每12小时1次静脉滴注,改用奥美拉唑肠溶胶囊20 mg每天1次口服(1月16日—1月18日),质子泵抑制剂的剂量不足可增加应激性溃疡发生风险[5]。

(2)予氯化钾片1 g每天3次口服(1月6日—1月18日)。氯化钾片对胃肠道有强烈的刺激作用,可引起恶心、呕吐、胸痛(食管刺激)、腹痛、腹泻,甚至消化性溃疡及出血,在原有胃肠道疾病者更易发生。

(3)予螺内酯20 mg每天2次口服(1月7日—1月18日)。螺内酯对胃肠道刺激较大,可引发恶心、呕吐、胃痉挛,尚有报道可致消化性溃疡。

【病例总结】

应用PPIs会增加肺炎的风险,PPIs对溃疡性结肠炎不适用;对多重耐药菌(MDR)感染的机会大的肺炎患者,应选择抗假单胞菌头孢菌素、碳青霉烯类、或β内酰胺类/β内酰胺酶抑制剂,加用一种抗假单胞菌喹诺酮类,或氨基糖苷类;Pauda评估≥4分属于栓塞极

高危,按规定应予低分子肝素抗血栓形成;对具备一个应激原＋2个及以上危险因素的患者,应予奥美拉唑钠40 mg每12小时1次静脉滴注或泮托拉唑钠40 mg每12小时1次静脉滴注或兰索拉唑30 mg每12小时1次静脉滴注、或艾司奥美拉唑40 mg每12小时1次静脉滴注。

未遵守上述用药注意事项,可能与患者病情恶化有相关性。

参考文献

［1］ 中华医学会老年医学分会《中华老年医学杂志》编辑委员会.老年人质子泵抑制剂合理应用专家共识［J］.中华老年医学杂志,2015,34(10)：1045～1052

［2］ 曹江红,李光辉.美国感染病学会和美国胸科学会2016年成人医院获得性肺炎和呼吸机相关性肺炎的处理临床实践指南［J］.中国感染与化疗杂志,17(2)：209～214

［3］ 曹彬,蔡柏蔷.美国胸科协会和美国感染协会对医院内获得性肺炎诊治指南的修订［J］.中华内科杂志,2005,44(12)：945～948

［4］ 中华医学会呼吸病学分会肺栓塞与肺血管病学组,中国医师协会呼吸医师分会肺栓塞与肺血管病工作委员会,全国肺栓塞与肺血管病防治协作组.肺血栓栓塞症诊治与预防指南［J］.中华医学杂志,2018,98(14)：1060～1087

［5］ 应激性溃疡防治专家组.应激性溃疡防治专家建议(2015版)［J］.中华医学杂志,2015,95(20)：1555～1557

可能与用药相关的消化道出血及肝性脑病

【概述】

一例老年男性患者,因消化道出血,空肠间质细胞瘤术后肝脏转移,ERCP＋ERBD 术后,高血压病 3 级(高危组),带状疱疹入院。入院后患者发生肝性脑病,治疗效果不佳,患者死亡。通过此病例分析探讨以下几个问题:① 入院后尽管予积极补钾并且予保钾利尿剂,但患者仍持续低钾血症,其主要可能原因;② 9 月 23 日 19:10 pm,患者无明显诱因出现视物不清,眼前一片漆黑,发生肝性脑病皮质盲的主要可能原因;③ 患者 10 月 10 日出现烦躁不安,精神差伴全腹疼痛,10 月 12 日晨呕吐咖啡色液体,考虑消化道出血是其主要可能原因。

【病史介绍】

患者 66 岁男性,2001 年因空肠恶性间质瘤行切除术。2006 年肝转移行右肝全切＋左肝部分切除术,病理提示肝转移性间质瘤,此后长期口服格列卫(伊马替尼)。2012 年 2 月发现恶性间质瘤复发、肝内多发转移灶,行复杂肠粘连松解＋小肠间质瘤切除＋胃肠 Roux-en-Y 吻合＋结肠根部肿瘤切除术。2013 年 3 月 20 日因伊马替尼耐药换成**舒尼替尼(索坦)**后出现高血压,予降压治疗后好转,目前未服药血压正常,**舒尼替尼口服至今**。2013 年 9 月于瑞金医院行 ERCP 术。2014 年 4 月 21 日因发热皮肤黄染于瑞金医院行 ERCP＋ERBD 术,术后黄疸消退。2014 年 7 月再次出现发热,最高达 41.5℃,予治疗后体温降低,期间反复出现发热(具体不详)。2014 年 9 月初再次发热,长海医院胸片示右下肺炎,抗感染治疗后症状缓解。9 月 14 日解黑便,因消化道出血,空肠间质细胞瘤术后肝脏转移,ERCP＋ERBD 术后,高血压病 3 级(高危组),带状疱疹于 9 月 21 日被收入院。

【临床过程】

9 月 21 日,查体神清气平,全身皮肤及巩膜黄染,双下肢轻度水肿,**钾 3.1 mmol／L**(3.5～5.1 mmol／L)。予呋塞米 20 mg 每天 2 次口服(9 月 21 日—9 月 24 日)利尿,5% 葡萄糖注射液 250 mL＋异甘草酸镁 150 mg 每天 1 次静脉滴注(9 月 21 日—9 月 25 日)5％葡萄糖注射液 250 mL＋异甘草酸镁 150 mg＋10％氯化钾 15 mL 每天 1 次静脉滴注每天 1 次静脉滴注(9 月 25 日—9 月 26 日)10％葡萄糖注射液 250 mL＋异甘草酸镁 100 mg 每天 1 次静脉滴注(9 月 26 日—10 月 10 日)保肝,氯化钾缓释片 1 g 每天 2 次口服(9 月 21 日—9 月 24 日)补钾,5％葡萄糖注射液 100 mL＋谷胱甘肽 1.8 g 每天 1 次静脉滴注(9 月 21 日—9 月 25 日)谷胱甘肽 1.8 g＋5％葡萄糖注射液 250 mL＋10％氯化钾 15 mL 每天 1 次静脉滴注(9 月 25 日—9 月 26 日)保肝,0.9％氯化钠注射液 250 mL＋兰索拉唑 30 mg 每天 1 次静脉滴注(9 月 21 日—9 月 29 日)护胃。

9 月 22 日,CRP 54.7 mg /L(0～3 mg /L),**总胆红素 73.6 μmol /L(0～21 μmol /L)**,直接胆红素 67.8 μmol/L(0～5 μmol/L),**白蛋白 27 g /L(40～55 g /L)**,GPT 42 IU/L(9～50 IU/L)。

9 月 23 日 17：00 pm,予 0.9％氯化钠注射液 100 mL＋蔗糖铁 100 mg 静脉滴注。19：10 pm,血压 161/88 mmHg,心率 86 次/分,无明显诱因出现视物不清,眼前一片漆黑。头颅 CT 未见脑出血。神经内科会诊予氯吡格雷 50 mg 每天 1 次口服(9 月 23 日—9 月 26 日)。

20：41 pm,**钾 3.2 mmol /L(3.5～5.1 mmol /L)**,肌酐 151 μmol/L(58～110 μmol/L),**凝血酶原时间 19.9 秒(9.0～13.0 秒)**,APTT 48.9 秒(20.0～40.0 秒),血小板计数 76×10⁹/L[(85～303)×10⁹/L],血红蛋白 105 g/L(131～172 g/L),平均红细胞体积 106 fL(83.9～99.1 fL)。

9 月 24 日 13：28 pm,仍视物不清,神志不清,对答不切题,尿频。**考虑肝性脑病、代谢性脑病可能性大,**予 5％葡萄糖注射液 100 mL＋门冬氨酸鸟氨酸 5 g 每天 1 次静脉滴注(9 月 24 日—10 月 3 日)、复方氨基酸(20AA)500 mL＋10％氯化钾 10 mL 每天 1 次静脉滴注(9 月 24 日—9 月 29 日)、10％葡萄糖注射液 100 mL＋胞磷胆碱 0.5 g 每天 1 次静脉滴注(9 月 24 日—10 月 3 日)醒脑。14：00 pm～23：00 pm,**血压 152～183/83～126 mmHg。**

9 月 25 日,查钾 3.2 mmol/L(3.5～5.1 mmol/L),肌酐 141 μmol/L(58～110 μmol/L),血氨 140 μmol/L(9～30 μmol/L)。血小板计数 77×10⁹/L[(85～303)×10⁹/L],白细胞计数 11.36×10⁹/L[(3.69～9.16)×10⁹/L],中性粒细胞百分率 88％(50％～70％),血红蛋白 125 g/L(131～172 g/L)。**凝血酶原时间 29.4 秒(9.0～13.0 秒)**,APTT 50.9 秒(20.0～40.0 秒)。

9 月 26 日,维生素 K₁ 10 mg＋10％氯化钾 10 mL＋10％葡萄糖注射液 500 mL 每天 1 次静脉滴注(9 月 26 日—9 月 29 日)10％葡萄糖注射液 500 mL＋维生素 K₁ 20 mg 每天 1 次静脉滴注(9 月 29 日—10 月 3 日)促凝,中长链脂肪乳 250 mL 每天 1 次静脉滴注(9 月 26 日—10 月 12 日)静脉营养。9 月 27 日,仍有视物不清,神志不清。

9月28日,血氨154 μmol/L(9～30 μmol/L),白蛋白31 g/L(40～55 g/L),总胆红素 195 μmol/L(0～21 μmol/L),直接胆红素 159 μmol/L(0～5 μmol/L),谷丙转氨酶 366 IU/L(9～50 IU/L)。B超见腹腔积液。

9月29日,患者目前视物清楚,神志清,对答切题。血小板计数 38×10⁹/L[(85～303)×10⁹/L],白细胞计数 10.53×10⁹/L[(3.69～9.16)×10⁹/L],中性粒细胞百分率 91.0%(50%～70%),血红蛋白95 g/L(131～172 g/L),平均红细胞白体积106 fL(83.9～99.1 fL)。叶酸2.4 ng/mL(3.10～17.50 ng/mL)。**凝血酶原时间28.6秒(9.0～13.0秒),APTT 66.8秒(20.0～40.0秒)。血氨163 μmol/L(9～30 μmol/L)。予5%葡萄糖注射液100 mL＋头孢噻肟钠2 g每天2次静脉滴注(9月29日—10月11日)、乳酸环丙沙星氯化钠0.4 g每天1次静脉滴注(9月29日—10月11日)抗感染,螺内酯80 mg每天1次口服(9月29日—9月30日)40 mg每天1次口服(10月5日—10月12日)保钾,呋塞米40 mg每天1次口服(9月29日—9月30日)利尿,输注血浆200 mL。**

9月30日,行 ERCP 支架置换术,予呋塞米 100 mg 静脉滴注,蛇毒血凝酶 1 IU 静脉推注,醋酸奥曲肽 0.3 mg 静脉推注。10月1日,行腹腔穿刺抽液,予纤维蛋白原 0.5 g 静脉滴注,呋塞米 100 mg 静脉滴注,醋酸奥曲肽 0.3 mg 静脉推注。

10月2日,**改用氢氯噻嗪25 mg每晚1次口服(10月2日—10月12日)利尿,人凝血酶原复合物200 IU(10月2日—10月4日)。**

10月3日,予莫沙必利5 mg每天3次口服(10月3日—10月10日),庆大霉素8万每天3次口服(10月3日—10月12日),门冬氨酸钾镁10 mL每天3次口服(10月3日—10月12日),输注血浆200 mL。

10月4日,钾3.3 mmol/L(3.5～5.1 mmol/L),钠132 mmol/L(137～145 mmol/L),肌酐307 μmol/L(58～110 μmol/L),白蛋白30 g/L(40～55 g/L),**总胆红素335 μmol/L(0～21 μmol/L),直接胆红素224 μmol/L(0～5 μmol/L),丙氨酸氨基转移酶131 IU/L(9～50 IU/L)。血小板计数20×10⁹/L[(85～303)×10⁹/L],CRP 80.8 mg/L(0～3 mg/L)。凝血酶原时间18.9秒(9.0～13.0秒),APTT 55.3秒(20.0～40.0秒)。**

10月5日,视物清楚、神志清楚,**血小板计数 16.4×10⁹/L[(85～303)×10⁹/L],钾 3.2 mmol/L(3.5～5.1 mmol/L),钠129 mmol/L(137～145 mmol/L)。予氯化钾缓释片0.5 g每天2次口服(10月5日—10月9日)1 g每天2次口服(10月9日—10月12日),**输注血浆200 mL。

10月7日,**予艾司唑仑1 mg每晚1次口服。**

10月9日,血氨173 μmol/L(9～30 μmol/L),钾3.1 mmol/L(3.5～5.3 mmol/L),钠132 mmol/L(137～147 mmol/L),白蛋白28 g/L(40～55 g/L),**总胆红素337 μmol/L(0～21 μmol/L),直接胆红素268 μmol/L(0～5 μmol/L),谷丙转氨酶41 IU/L(9～50 IU/L)。**血小板计数20×10⁹/L[(85～303)×10⁹/L],白细胞计数 9.41×10⁹/L[(3.69～9.16)×

10^9/L],中性粒细胞百分率 90.6%(50%～70%),血红蛋白 91 g/L(131～172 g/L)。**予5%葡萄糖氯化钠注射液 250 mL＋维生素 K_1 20 mg 每天 1 次静脉滴注**(10 月 9 日—10 月 10 日)**10%葡萄糖注射液 250 mL＋维生素 K_1 20 mg＋10%氯化钾 7.5 mL 每天 1 次静脉滴注**(10 月 10 日—10 月 12 日)。

10 月 10 日 9:26 am,精神差,睡眠不佳,予 10%葡萄糖注射液 250 mL＋丁二磺酸腺苷蛋氨酸 500 mg 每天 1 次静脉滴注(10 月 10 日—10 月 12 日),**赛庚啶 4 mg 每晚 1 次口服**(10 月 10 日—10 月 12 日)。

16:33 pm,输注血浆 400 mL。19:45 pm,**出现烦躁不安,精神差伴全腹疼痛,**应答切题。血压 80/46 mmHg,CVP 7.5 cmH₂O。考虑有效容量不足,**予羟乙基淀粉 200／0.5 氯化钠(盈源)500 mL 静脉滴注,**盐酸哌替啶 100 mg 肌内注射。

10 月 11 日 6:52 am,予呋塞米 20 mg 静脉推注。11:05 am,钾 3.13 mmol/L(3.5～5.3 mmol/L),钠 130 mmol/L(137～147 mmol/L),予盐酸哌替啶 100 mg 肌内注射。

10 月 12 日 00:21 am,予盐酸哌替啶 100 mg 肌内注射。8:00 am,患者神清、精神差,**全腹疼痛,今晨呕吐咖啡色液体,**考虑消化道出血,予艾司奥美拉唑 40 mg 每天 2 次静脉滴注。

8:21 am,予盐酸哌替啶 100 mg 肌内注射。8:32 am,予呋塞米 100 mg 静脉滴注。12:48 pm,予盐酸哌替啶 100 mg 肌内注射。

12:57 pm,深大呼吸,氧饱和度 82%,两肺满布湿啰音,全腹明显压痛和反跳痛,双下肢中度水肿。12:56 pm,神志不清,呼之不应。16:16 pm,宣告死亡。

【病例用药分析】

一、入院后尽管予积极补钾并且予保钾利尿剂,但患者仍持续低钾血症,其主要可能原因是

(1) 予异甘草酸镁(天晴甘美)100～150 mg 每天 1 次静脉滴注(9 月 21 日—10 月 10 日)保肝。异甘草酸镁可引起假性醛固酮增多症,有保钠排钾作用,可引发低钾血症和高钠血症,另外可使血压升高。

(2) 因腹水下肢水肿等原因予呋塞米 20 mg 每天 2 次口服(9 月 21 日—9 月 24 日)、呋塞米 40 mg 每天 1 次口服(9 月 29 日—9 月 30 日)、氢氯噻嗪 25 mg 每晚 1 次口服(10 月 2 日—10 月 12 日),另外予呋塞米静脉输注,可促进钾从肾脏排出。

(3) 患者因严重疾病摄入很少,并且经胃肠道吸收也少。

(4) 肝功能严重不全可使醛固酮等灭活减少。

二、9 月 23 日 19:10 pm,患者无明显诱因出现视物不清,眼前一片漆黑,发生肝性脑病皮质盲的主要可能原因

(1) 患者空肠间质细胞瘤术后肝脏转移,在发生肝性脑病之前,Child - Pugh 分级[1]:

胆红素＞51.3 mmol/L（3 分）＋白蛋白＜28 g/L（3 分）＋凝血酶原延长时间＞6 秒（3 分）＋无腹水（1 分）＋无肝性脑病（1 分）＝11 分＞10 分，属于 C 级，肝功能极差。有发生肝性脑病的基础[1]。

（2）患者此次入院前反复腹腔、腹膜感染，肺部感染，入院后不能除外腹膜腹腔感染可能，使机体分解代谢增强，产氨增加，同时也使肝脑实质器官受损、缺氧，可诱发肝性脑病[2]。

（3）患者因消化道出血入院，一方面肠道中血经细菌分解产生大量的氨，另一方面可因血容量减少而影响脑功能，也加重肝脏缺血缺氧和肝功能损害，可诱发肝性脑病[2]。

（4）患者入院后持续低钾血症得不到纠正，可导致低钾性碱中毒，血中游离氨增多，经血脑屏障进入脑组织，诱发肝性脑病[2]。

（5）患者存在肾功能不全并且进行性加重，可导致氨等毒素清除减少，诱发肝性脑病[2]。

（6）患者因空肠间质细胞瘤术后肝脏转移，需长期口服舒尼替尼（索坦）。有抑制肿瘤细胞生长的有利方面，但舒尼替尼具有肝毒性，可能导致肝脏衰竭或死亡。肝脏衰竭的表现包括黄疸、氨基转移酶升高、胆红素过高伴随肝性脑病，凝血功能异常。当出现 3 级或 4 级药物相关的肝功能不良反应时应中断用药，若无法恢复应终止治疗。当患者在随后的肝功能化验中显示肝功能指标严重下降，或出现其他的肝功能衰竭症状时，不可重新开始给药治疗。舒尼替尼可引发胃肠道出血、呼吸系统出血、泌尿道出血、脑出血，部分为致死性。

（7）9 月 23 日 17:00 pm 予 0.9%氯化钠注射液 100 mL＋蔗糖铁 100 mg 静脉滴注。19:10 pm 即出现视物不清，眼前一片漆黑。肝硬化患者应避免服用铁制剂，因为铁剂具有加重肝脏硬化的作用。肝脏是体内铁代谢的重要器官，也是体内最大的贮铁器官，肝细胞是循环 Tf 的主要来源，肝脏通过对 Tf 及 TfR 的调节保持铁代谢的平衡。肝功能严重不全时，静脉滴注铁剂容易引发铁过量，使肝细胞坏死，加重低蛋白血症和氨基酸代谢紊乱，最后可引发肝性脑病[3]。有严重肝功能不良、急慢性感染的患者使用时应小心。蔗糖铁适用于缺铁性小细胞低色素性贫血，且血红蛋白应至少在 105 g/L 以下。患者 9 月 23 日血红蛋白 105 g/L（131～172 g/L），平均红细胞体积 106 fL（83.9～99.1 fL）。故予蔗糖铁静脉滴注适应证不适宜。伴有叶酸缺乏的病人，注射铁剂效果不好，甚至使原来的血红蛋白浓度也进一步下降。铁剂可干扰免疫机制，可使患者增加感染机会。

三、患者凝血功能较差原因

9 月 23 日凝血酶原时间 19.9 秒（9.0～13.0 秒），APTT 48.9 秒（20.0～40.0 秒）；9 月 25 日凝血酶原时间 29.4 秒（9.0～13.0 秒），APTT 50.9 秒（20.0～40.0 秒）。9 月 26 日—10 月 3 日，予维生素 K_1 10～20 mg 每天 1 次静脉滴注促凝。但 9 月 29 日凝血酶原时间 28.6 秒（9.0～13.0 秒），APTT 66.8 秒（20.0～40.0 秒），未见有疗效。

肝功能不全患者肝细胞合成功能受损,因而出现凝血因子合成不足。这是细胞工作能力下降而并非缺乏原料。在这种情况下,即使再补充原料,细胞仍不能合成凝血因子。维生素 K_1 肌内注射 20 mg,即可改善凝血功能,若凝血功能没有提升应停止治疗[4]。维生素 K_1 的止血作用依赖于肝脏的合成功能,肝功能不全时维生素 K_1 疗效不明显,凝血酶原时间极少恢复正常。加大维生素 K_1 剂量反而损害肝功能,可能导致黄疸和胆红素脑病,进一步抑制凝血酶原的合成[4]。

四、患者 10 月 10 日出现烦躁不安,精神差伴全腹疼痛,10 月 12 日晨呕吐咖啡色液体,考虑消化道出血。其主要可能原因

(1)患者因消化道出血、空肠间质细胞瘤术后肝脏转移、ERCP＋ERBD 术后等疾病入院,肝功能不全进行性加重,凝血因子合成不足,凝血酶原时间、部分凝血酶原时间不断延长,血小板数量不断减少,可引发和加重消化道出血。

(2)予氯化钾缓释片 1 g 每天 2 次口服(9 月 21 日—9 月 24 日)氯化钾缓释片 0.5 g 每天 2 次口服(10 月 5 日—10 月 9 日)1 g 每天 2 次口服(10 月 9 日—10 月 12 日)口服补钾。氯化钾缓释片主要在空肠回肠释放和被吸收,不排除可能有部分氯化钾滞留在食管和胃部,对食管胃底静脉曲张患者可引发出血。氯化钾缓释片对胃肠道直接刺激作用大,可能引发或加重肠道损伤、水肿。导致恶心、呕吐、咽部不适、胸痛(食管刺激)、腹痛、腹泻、消化性溃疡及出血,甚至胃肠道穿孔。氯化钾缓释片胃肠道梗阻、慢性胃炎、溃疡病、食管狭窄、憩室、肠张力缺乏以及溃疡性肠炎者,不宜口服补钾,因此时钾对胃肠道的刺激增加,可加重病情。

(3)10 月 10 日予赛庚啶 4 mg 每晚 1 次口服(10 月 10 日—10 月 12 日),10 月 11 日 11:05 am 予盐酸哌替啶 100 mg 肌内注射,10 月 12 日 00:21 am 予盐酸哌替啶 100 mg 肌内注射。赛庚啶具有抗胆碱及抗组胺作用,可抑制胃肠道蠕动;盐酸哌替啶为强效镇痛药,可减慢胃肠道蠕动,使胃排空延迟。盐酸哌替啶＋赛庚啶＋氯化钾缓释片,可加重氯化钾缓释片对胃肠道刺激作用。

(4)10 月 10 日 19:45 pm 予羟乙基淀粉 200/0.5 氯化钠(盈源)500 mL 静脉滴注。羟乙基淀粉可改变凝血机制,导致一过性凝血酶原时间、活性部分凝血活酶时间及凝血时间延长,另外可导致血液稀释凝血功能降低,引发消化道出血。羟乙基淀粉 200/0.5 氯化钠严重凝血障碍患者禁用,肾功能失代偿期和肾功能衰竭(血清肌酐＞2 mg/dl 或 ＞177 μmol/L)患者禁用。

【病例总结】

异甘草酸镁可引起假性醛固酮增多症,可引发低钾血症和高钠血症;肝硬化患者应避免服用铁制剂;大剂量维生素 K_1 可损害肝功能,可能导致黄疸和胆红素脑病;氯化钾缓释片对食管胃底静脉曲张患者可引发出血;盐酸哌替啶＋赛庚啶＋氯化钾缓释片,可加重氯化钾缓释片对胃肠道刺激作用；羟乙基淀粉 200/0.5 氯化钠严重凝血障碍患者禁用。

未遵守上述用药注意事项，与患者病情加重有相关性。

参考文献

［1］ 陈孝平,汪建平.外科学.第 8 版.北京：人民卫生出版社,2013,437～443

［2］ 张九妹,徐秀英,张月英.352 例肝性脑病的诱因与预后[J].传染病信息,2007,20(4)：246～247

［3］ 贾公孚,李涛,许莉.药物毒副反应防治手册.北京：中国协和医科大学出版社,2004,562～563,585～590

［4］ 陈励,陈红廉,王宇,等.肝硬化患者注射维生素 K_1 后不良反应 10 例分析[J].临床和实验医学杂志,11(18)：1434～1436

病例 29

继发于癌转移的肺部感染致感染性休克死亡

【概述】

一例老年女性患者,既往高血压,**因呕吐咖啡色液体,解黑便入院**。入院后患者肺部感染致感染性休克,治疗效果不佳,患者死亡。通过此病例分析探讨患者感染性休克抗感染方案是否合理。

【病史介绍】

患者 84 岁女性,3 年前行结肠癌术,术后发生肝和盆腔转移;有冠心病史多年,长期口服阿司匹林;有高血压史 10 多年,最高 180/100 mmHg,予氨氯地平控制。因呕吐咖啡色液体 100 mL 解黑便 2 次于 2015 年 7 月 3 日东方医院急诊。肌酐 96 μmol/L(46~92 μmol/L),白细胞计数 20.16×10^9/L[$(3.69 \sim 9.16) \times 10^9$/L],中性粒细胞百分率 85%,血红蛋白 55 g/L(115~150 g/L),血小板计数 205×10^9/L(125~350 g/L)。予氨曲南+左氧氟沙星抗感染,奥美拉唑+酚磺乙酸止血,甲泼尼龙琥珀酸钠+二羟丙茶碱平喘,多巴胺维持血压。7 月 5 日,血气分析示代谢性酸中毒,BNP>35 000 ng/L(<450 ng/L)。因上消化道出血、失血性休克、**肺部感染**、多器官功能障碍、低氧血症、结肠癌术后肝盆腔转移、冠心病心衰、高血压 3 级(极高危)于 10:45 am 入院。

【临床过程】

7 月 5 日,查体:神志欠清、气促,血压 108/76 mmHg,双肺底闻及湿啰音,心率 106次/分。予 0.9%氯化钠注射液 100 mL+奥美拉唑钠 40 mg 每天 2 次静脉滴注(7 月 5 日)0.9%氯化钠注射液 100 mL+艾司奥美拉唑 40 mg 每 8 小时 1 次静脉滴注(7 月 6 日—7 月 7 日),5%葡萄糖注射液 250 mL+生长抑素 3 mg 每 12 小时 1 次静脉滴注(7 月 5日—7 月 7 日),8.5%复方氨基酸 250 mL 每天 1 次静脉滴注(7 月 5 日—7 月 7 日),10%葡萄糖注射液 250 mL+10%氯化钾 5 mL 每天 1 次静脉滴注(7 月 5 日—7 月 7 日),0.9%氯化钠注射液 50 mL+多巴胺 100 mg 静脉滴注(7 月 5 日—7 月 7 日),输红细胞悬液(7 月 5 日—7 月 7 日)。

10:50 am,予甲泼尼龙琥珀酸钠 40 mg＋二羟丙茶碱 0.5 g＋0.9% 氯化钠注射液 50 mL 静脉滴注。

7 月 6 日 1:00 am,心率 139 次/分,呼吸 29 次/分,血压 117/64 mmHg。予 10% 葡萄糖注射液 500 mL＋甲泼尼龙琥珀酸钠 40 mg＋二羟丙茶碱 0.25 g 静脉滴注。

2:00 am,体温 37.7℃,氧饱和度 79%。7:00 am,患者呼之不应,体温 40.5℃,心率 139 次/分,呼吸 28 次/分,血压 77/50 mmHg。予物理降温。

15:53 pm,患者深昏迷,无压眶反射,四肢湿冷,两肺底闻及湿啰音,血压 75/45 mmHg,心率 110 次/分,予 0.9% 氯化钠注射液 100 mL＋亚胺培南西司他丁钠 1 g 每 8 小时 1 次静脉滴注(7 月 6 日—7 月 7 日)抗感染。

7 月 7 日 2:20 am,患者点头样呼吸,血压测不出,心率 70 次/分。经抢救无效死亡。

【病例用药分析】

患者感染性休克抗感染方案是否合理

患者 84 岁高龄,肠癌肝转移盆腔转移,合并上消化道出血、肺部感染、心衰、I 型呼衰等多种严重基础疾病。根据感染性休克(原发病灶不明,可能来自腹腔内或盆腔内)经验用药,致病菌可能是革兰阳性球菌、革兰阴性需氧杆菌、厌氧菌。在细菌培养＋药敏结果出来之前,首选 β 内酰胺类/β 内酰胺酶抑制剂或碳青霉烯类,可联合抗 MASA 的万古霉素、利奈唑胺等。备选方案为三、四代头孢菌素＋克林霉素(或甲硝唑),还有氟喹诺酮类＋克林霉素[1]。

对因继发于肿瘤引引发的胆源性感染,病原体通常为肠杆菌科、肠球菌、拟杆菌等。在细菌培养＋药敏结果出来之前,按经验用药应首选 β 内酰胺类/β 内酰胺酶抑制剂、碳青霉烯类。备选方案为第三代头孢菌素＋克林霉素(或甲硝唑)、莫西沙星＋甲硝唑等。如感染可能危及生命,则应首选碳青霉烯类,并且应加用万古霉素以覆盖革兰阳性菌[1]。

患者在我院急诊治疗多日,当属院内获得性肺炎。院内肺部感染伴有危险因素(昏迷、酸中毒、激素、插管等),需要入住 ICU 的重症肺炎,致病菌可能是肠杆菌科细菌、厌氧菌、绿脓杆菌、不动杆菌属、MRSA 等。在细菌培养＋药敏结果出来之前,按经验用药应首选 β 内酰胺类/β 内酰胺酶抑制剂、碳青霉烯类。可联合抗 MASA 的万古霉素、利奈唑胺等。备选方案为氟喹诺酮类＋氨基糖苷类[1]。

根据严重全身性感染与感染性休克治疗指南,应当在确诊后 1 小时内应用抗菌药。大量研究表明,感染性休克时,有效抗菌药每延迟 1 小时使用,其病死率将显著增加[2]。

实际 7 月 5 日 10:45 am 入院后未予抗菌药,7 月 6 日 2:00 am 体温 37.7℃,7:00 am 体温飙升至 40.5℃。直到 15:53 pm 才予亚胺培南西司他丁钠。患者最终死亡的主要原因是严重的原发疾病如肠癌肝盆腔转移、上消化道出血、心衰、中度贫血等,但未能及时使用适宜的抗菌药控制感染也是重要因素。

【病例总结】

根据严重全身性感染与感染性休克治疗指南,应当在确诊后 1 小时内应用抗菌药。大量研究表明,感染性休克时,有效抗菌药每延迟 1 小时使用,其病死率将显著增加。

未遵守上述用药注意事项,与患者病情加重有相关性。

参考文献

［1］ Jay P. Sanford.桑德福抗微生物治疗指南.北京：中国协和医科大学出版社,2011,15～16,35～41
［2］ 刘京涛,马朋林.循证与认知：感染性休克指南 2012 更新[J].中国急救医学,2013,33(1)：5～7

病例 *30*

肝性脑病的用药不适宜

【概述】

一例老年女性患者既往肝硬化，颅内动脉瘤栓塞术后。因肝硬化失代偿期、肝性脑病（昏迷前期）、食管胃底静脉曲张、胸腹水、脾大入院。入院后患者发生肝性脑病。通过此病例分析探讨：患者因肝性脑病（昏迷前期）于 2015 年 5 月 25 日入院，经治疗好转，但 6 月 1 日晚开始再发意识行为思维混乱的主要原因。

【病史介绍】

患者 56 岁女性，确诊乙肝后肝硬化 30 多年，1992 年行肝硬化分流术，13 年行颅内动脉瘤栓塞术。因肝硬化失代偿期、肝性脑病（昏迷前期）、食管胃底静脉曲张、胸腹水、脾大于 2015 年 5 月 25 日入院。查体嗜睡、呼之能应，腹部移动性注音可疑。

【临床过程】

5 月 25 日，总胆红素 30 μmol/L（0～21 μmol/L），结合胆红素 16.8 μmol/L（0～5 μmol/L），白蛋白 24 g/L（40～55 g/L），丙氨酸氨基转移酶 18 IU/L（9～50 IU/L）。肌酐 70 μmol/L（45～84 μmol/L）。尿隐血（＋＋＋＋），镜检红细胞（＋＋）。

予门冬氨酸鸟氨酸（瑞甘）5 g＋10％氯化钾 5 mL＋5％葡萄糖注射液 250 mL 每天 1 次静脉滴注（5 月 25 日—6 月 1 日）门冬氨酸鸟氨酸（瑞甘）5 g＋5％葡萄糖注射液 250 mL 每天 1 次静脉滴注（6 月 2 日—6 月 8 日），还原型谷胱甘肽 1.2 g＋10％氯化钾 5 mL＋5％葡萄糖注射液 250 mL 每天 1 次静脉滴注（5 月 25 日—6 月 1 日），0.9％氯化钠注射液 100 mL＋奥美拉唑钠 40 mg 每天 1 次静脉滴注（5 月 25 日—6 月 1 日），氯化钾片 0.5 g 每天 2 次口服（5 月 25 日—6 月 1 日）。

5 月 28 日，患者神清、气平，精神可，简单认知、计算可，思维稍紊乱。胃镜示十二指肠球部溃疡（A1 期），胃角溃疡（S1 期）。予 8.5％复方氨基酸（乐凡命）250 mL 每天 1 次静脉滴注（5 月 28 日—6 月 3 日），铝碳酸镁片 1 g 每天 3 次口服（5 月 28 日—6 月 9 日），埃索美拉唑肠溶片 20 mg 每晚 1 次口服(5 月 28 日—6 月 9 日),乳果糖 30 mL 每天 3 次口服(5 月 28 日—6 月 2 日)**45 mL 每天 3 次口服(6 月 2 日—6 月 9 日)**,呋塞米 20 mg 每天 1 次口服(5 月 28 日—6 月 9 日),螺内酯 40 mg 每天 1 次口服(5 月 28 日—6 月 9 日)。

6 月 1 日 7:00 am,血氨 145 μmol/L(9~30 μmol/L)。

19:30 pm,**患者再发意识混乱,行为、思维混乱。**白细胞计数 3.88×10⁹/L[(3.69~9.16)×10⁹/L],中性粒细胞百分率 47.4%(50%~70%),血小板计数 32×10⁹/L[(125~350)×10⁹/L],血红蛋白 127.0 g/L(115~150 g/L),钾 4.2 mmol/L(3.5~5.1 mmol/L),血氨 235 μmol/L(9~30 μmol/L)。**经灌肠治疗后好转。**

6 月 2 日 7:30 am,血氨 91 μmol/L(9~30 μmol/L)。10:30 am,PT 15.1 秒(9~13 秒),纤维蛋白原 1.61 g/L(1.8~3.5 g/L),纤维蛋白降解产物 10.4 μg/mL(<5.0 μg/mL),D-二聚体 2.63 mg /L(<0.55 mg /L)。**15:30 pm,予乳果糖 90 mL 每天 1 次灌肠(6 月 2 日—6 月 5 日)。**

6 月 3 日 10:00 am,患者神志欠清,认知与计算能力减退,逻辑混乱。停 8.5%复方氨基酸(乐凡命)静脉滴注。予左氧氟沙星分散片 0.2 g 每天 2 次口服(6 月 3 日—6 月 9 日),酪酸梭菌活菌片 2 粒每天 3 次口服(6 月 3 日—6 月 9 日)。

6 月 6 日,患者神志较前好转,认知可,简单对答切题。

6 月 8 日,血氨 90 μmol/L(9~30 μmol/L)。6 月 9 日,病情稳定出院。

【病例用药分析】

患者因肝性脑病(昏迷前期)于 2015 年 5 月 25 日入院,经治疗好转,但 6 月 1 日晚开始再发意识、行为、思维混乱,其主要原因

(1) 患者肝硬化失代偿期。在发生肝性脑病之前,Child-Pugh 分级[1]:胆红素 30 μmol/L<34 μmol/L(1 分)+白蛋白 24 g/L<28 g/L(3 分)+凝血酶原延长时间 15.1 秒-13.0 秒=2.1 秒在 1~3 秒(1 分)+轻度腹水(2 分)+肝性脑病(3 分)=10 分,属于 C 级,肝功能极差。有发生肝性脑病的基础[1]。

(2) 予 8.5%复方氨基酸(乐凡命)250 mL 每天 1 次静脉滴注(5 月 28 日—6 月 3 日)。包含芳香族氨基酸苯丙氨酸 1.48 g,酪氨酸 0.05 g,色氨酸 0.35 g;包含可减轻肝性脑病的氨基酸如精氨酸 2.1 g,门冬氨酸 0.63 g,谷氨酸 1.05 g,芳香族氨基酸可形成假性神经递质,诱发或加重肝性脑病[1]。故规定肝性脑病患者禁用。肝性脑病患者应予复方氨基酸(20AA)(丰诺安),250 mL 包含芳香族氨基酸苯丙氨酸 0.4 g,酪氨酸 0.21 g,色氨酸 0.375 g,而包含可缓解和减轻肝性脑病的氨基酸如精氨酸 2.2 g,门冬氨酸 0.75 g,谷氨酸 1.42 g,另有鸟氨酸 0.42 g。

(3) 予氯化钾片 0.5 g 每天 2 次口服(5 月 25 日—6 月 1 日)。氯化钾片对胃肠道有强烈的刺激作用,可引发恶心呕吐、胸痛(食管刺激)、腹痛腹泻,甚至消化道出血。患者十二

指肠球部溃疡(A1 期),予氯化钾片口服更有可能引发消化道出血,加重肝性脑病[2]。氯化钾片应溶解成溶液后服用。

(4)予铝碳酸镁片 1 g 每天 3 次口服(5 月 28 日—6 月 9 日),可引发或加重便秘,使肝性脑病加重。

【病例总结】

8.5%复方氨基酸(乐凡命)可诱发或加重肝性脑病。氯化钾片口服有可能引发消化道出血,加重肝性脑病,应溶解成溶液后服用。铝碳酸镁片可引发或加重便秘,使肝性脑病加重。

未遵守上述用药注意事项,与患者病情加重有相关性。

参考文献

[1] 陈孝平,汪建平.外科学.第 8 版.北京:人民卫生出版社,2013,437~443
[2] 张九妹,徐秀英,张月英.352 例肝性脑病的诱因与预后[J].传染病信息,2007,20(4):246~247

病例 *31*

肠梗阻导致严重低钾后抗菌药及铁剂用量不适宜

【概述】

一例高龄女性患者,直肠癌两肺及子宫颈转移,因不完全肠梗阻,慢性支气管炎入院。入院后发生严重低钾血症及 DIC,治疗效果不佳,患者死亡。通过此病例分析探讨以下几个问题:① 患者入院后发生持续性低钾血症,5 月 14 日钾 2.4 mmol/L,5 月 20 日 2.8 mmol/L,5 月 27 日 2.69 mmol/L,5 月 29 日 2.8 mmol/L,5 月 30 日 2.8 mmol/L,6 月 2 日 2.7 mmol/L,发生严重低钾血症的主要原因;② 6 月 1 日 15:00 pm,患者发生消化道大出血,纤维蛋白原 0.882 g/L,血小板显著下降,PT、APTT 延长。发生 DIC 的主要原因;③ 患者抗感染方案是否合理;④ 患者热量补充是否合理。

【病史介绍】

患者 82 岁,高龄女性,2014 年 2 月 20 日确诊直肠癌两肺转移,侵犯子宫颈,拒绝放化疗。4 月 13 日中上腹持续性隐痛,呕吐黄绿色液体约 100 g。因不完全肠梗阻,慢性支气管炎入院。

【临床过程】

4 月 14 日,血压 86/54 mmHg,心率 80 次/分,双下肢水肿。白细胞计数 9.54×10^9/L $(3.69 \sim 9.16 \times 10^9$/L),中性粒细胞百分率 86.1%(50%～70%),血沉 48 mm/H(0～20 mm/H),血红蛋白 79 g/L(113～151 g/L),平均红细胞体积 87.4 fL(82.6～99.1 fL),血小板计数 229×10^9/L[(101～320)$\times 10^9$/L],白蛋白 27 g/L(40～55 g/L),CRP 85.8 mg/L(0～3 mg/L)。**予 0.9%氯化钠注射液 100 mL＋蔗糖铁 100 mg 每天 1 次静脉滴注(4 月 14 日—6 月 11 日)、重组人促红素 10 000 IU biw(4 月 15 日—6 月 11 日)纠正贫血**,胸腺法新 1.6 mg 每天 1 次 H(4 月 14 日—5 月 4 日)(5 月 29 日—6 月 11 日)增加免疫力,5%葡萄糖注射液 100 mL＋泮托拉唑钠 60 mg 每天 1 次～每天 2 次静脉滴注(4 月 14

日—4月23日)抑酸,复方苦参 20 mL＋5％葡萄糖注射液 250 mL 每天 1 次静脉滴注(4月 14 日—5月 29 日)减轻癌痛,醋酸奥曲肽 0.1 mg 每 8 小时 1 次 H(4月 14 日—5月 12 日)减少胃肠液分泌,10％葡萄糖注射液 250 mL＋10％复方氨基酸(20AA)500 mL＋20％中长链脂肪乳 250 mL＋**10％氯化钾 30 或 32.5 mL＋10％氯化钠 30 mL＋25％葡萄糖注射液 100 mL**(4月 14 日—5月 29 日)＋生物合成人胰岛素 10 IU＋水溶性维生素 1 支＋脂溶性维生素 1 支(4月 14 日—5月 29 日)肠外营养,人血白蛋白 10 g 静脉滴注(4月 14 日—4月 15 日,4月 18 日,4月 21 日,4月 24 日,4月 29 日,5月 4 日,5月 5 日,5月 9 日,5月 15 日,5月 21 日,5月 26 日,)增加胶体渗透压,**呋塞米 20 mg 静脉推注**(4月 14 日—15 日,4月 18 日,4月 21 日,4月 24 日,4月 25 日,4月 29 日,5月 4 日,6月 2 日,6月 3 日,6月 9 日)利尿。

4月 15 日,腹部立位＋卧位片见胃及部分肠管积气及气液平面,提示高危不完全肠梗阻。予 5％葡萄糖注射液 250 mL＋左氧氟沙星 0.3 g 每天 1 次静脉滴注(4月 14 日—5月 29 日)0.9％氯化钠注射液 250 mL＋左氧氟沙星 0.3 g 每天 1 次静脉滴注(5月 30 日—6月 6 日)、0.9％氯化钠注射液 100 mL＋克林霉素 0.6 g 每天 2 次静脉滴注(4月 15 日—4月 25 日)抗感染。

4月 16 日,呕吐黄色胆汁样液体。4月 18 日,钾 3.14 mmol/L(3.5～5.3 mmol/L)。

4月 23 日,胃管引流量 300 mL,双下肢水肿。予 0.9％氯化钠注射液 100 mL＋埃索美拉唑钠 40 mg 每天 2 次静脉滴注(4月 23 日—4月 28 日)抑酸。

4月 24 日,钠 123 mmol/L(137～147 mmol/L),予 10％氯化钠 30 mL～60 mL＋5％葡萄糖注射液 100 mL(4月 24 日—4月 25 日,5月 12 日—5月 15 日,5月 19 日—5月 20 日,5月 22 日—5月 29 日,6月 1 日,6月 4 日)。

4月 25 日,**予呋塞米 20 mg 每天 1 次静脉推注**(4月 25 日—4月 28 日)利尿。

4月 28 日,24 小时尿量 1 650 mL,胃管引流量 450 mL,心率 86 次/分,血压 98/70 mmHg。**予异丙嗪 25 mg 肌内注射**。钾 3.3 mmol/L(3.5～5.3 mmol/L)。**予 10％氯化钾 5 mL～7.5 mL＋5％葡萄糖注射液 250 mL**(4月 28 日—4月 30 日,5月 5 日—5月 6 日,5月 8 日—5月 9 日,5月 12 日,5月 19 日,5月 22 日,5月 25 日,5月 29 日)。予 0.9％氯化钠注射液 100 mL＋兰索拉唑钠 30 mg 每天 2 次静脉滴注(4月 28 日—5月 29 日)抑酸。

5月 6 日,患者精神萎靡,仍有下腹部胀痛不适,24 小时尿量 1 200 mL,胃管引流量 50 mL。钾 3.0 mmol/(3.5～5.3 mmol/L),白蛋白 26 g/L(40～55 g/L)。

5月 14 日,**钾 2.4 mmol/L(3.5～5.3 mmol/L),予 10％氯化钾 90 mL 静脉推泵**。

5月 20 日,**钾 2.8 mmol/L(3.5～5.3 mmol/L),予 10％氯化钾 60 mL 静脉推泵**。血小板计数 79×10⁹/L[(101～320)×10⁹/L],血小板下降,警惕 DIC 可能。5月 21 日,予 **10％氯化钾 30 mL 静脉推泵**。

5 月 27 日,**钾 2.69 mmol /L(3.5～5.3 mmol /L),予 10%氯化钾 60 mL 静脉推泵。**

5 月 29 日,**患者出现低热**,精神萎靡,心率 82 次/分,血压 96/58 mmHg,**钾 2.8 mmol /L(3.5～5.3 mmol /L)**。予 10%葡萄糖注射液 500 mL＋10%复方氨基酸(20AA)500 mL＋20%中长链脂肪乳 250 mL＋**10%氯化钾 40 mL**＋10%氯化钠 20 mL＋50%葡萄糖注射液 100 mL＋生物合成人胰岛素 16 u＋水溶性维生素 1 支＋脂溶性维生素 1 支(5 月 29 日—6 月 9 日)。予 0.9%氯化钠注射液 100 mL＋泮托拉唑钠 60 mg 每天 2 次静脉滴注(5 月 29 日—6 月 1 日)(6 月 9 日—6 月 11 日)抑酸。

5 月 30 日,患者低热,腹痛腹胀伴恶心呕吐。心率 82 次/分,血压 96/58 mmHg,白细胞计数 $6.06×10^9$/L[(3.69～9.16)$×10^9$/L],中性粒细胞百分率 87.3%(50%～70%),血红蛋白 104 g/L(113～151 g/L),血小板计数 $87×10^9$/L[(101～320)$×10^9$/L],CRP 42.1 mg/L(0～3 mg /L),**钾 2.8 mmol /L(3.5～5.3 mmol /L)。中段尿培养出大肠埃希菌(ESBL＋)**,对碳青霉烯类、头霉素类、氨基糖苷类、β 内酰胺类/β 内酰胺酶抑制剂敏感。**予曲马多 0.1 g 肌内注射,予 10%氯化钾 30 mL 静脉推泵。**

6 月 1 日 15:00 pm,患者解鲜血便 50 g,呕吐暗红色液体 20 mL,胃管引流出暗红色液体约 600 mL。患者出现胸闷气促头晕,血压 83/53 mmHg,心率 140 次/分,律齐,双肺可闻及明显湿啰音。予白眉蛇毒血凝酶 1 Ku 每 8 小时 1 次静脉推注(6 月 1 日—6 月 11 日)止血。

15:56 pm,患者进行性出血中,**纤维蛋白原 0.882 g /L(1.800～3.500 g /L)**,血红蛋白 80 g/L(113～151 g/L)。予输注血浆 2 IU、红细胞 2 IU。

6 月 2 日,钾 2.7 mmol/L(3.5～5.3 mmol/L),**予 10%氯化钾 40 mL 静脉推泵。**因心功能不全心内科会诊,予硝酸甘油静脉滴注。因呼吸急促呼吸内科会诊,予甲泼尼龙琥珀酸钠静脉推注。**予输注血浆、纤维蛋白原。**

6 月 3 日,呕吐咖啡色液体 5 mL,PT 16.0 秒(9～13 秒),APTT 49.8 秒(20～40 秒),D-二聚体 4.32 mg/L(<0.55 g/L),纤维蛋白原 0.540 g/L(1.800～3.500 g/L),血小板计数 $80×10^9$/L[(101～320)$×10^9$/L]。予输注血浆、纤维蛋白原。

6 月 4 日,予氨甲环酸 0.5 g 每天 1 次静脉滴注(6 月 4 日—6 月 7 日)止血。

6 月 5 日,患者低热,白细胞计数 $10.4×10^9$/L[(3.69～9.16)$×10^9$/L],中性粒细胞百分率 83.7%(50%～70%),血红蛋白 93 g/L(113～151 g/L),血小板计数 $55×10^9$/L[(101～320)$×10^9$/L]。

6 月 6 日,患者胸闷气促恶心呕吐,体温 37.5℃,**予异丙嗪 25 mg 肌内注射,停左氧氟沙星抗感染。**

6 月 7 日,体温 37.6℃,氧饱和度下降至 64%,血压 69/42 mmHg,心率 165 次/分,双肺闻及散在湿啰音。予多巴胺升压,尼可刹米、洛贝林兴奋呼吸。

6 月 8 日,体温 38℃,白细胞计数 $11.29×10^9$/L[(3.69～9.16)$×10^9$/L],中性粒细胞

百分率 93.7%(50%～70%),血红蛋白 100 g/L(113～151 g/L),血小板计数 44×10⁹/L (101～320×10⁹/L)。

6 月 9 日,体温 38.5℃,仍有胸闷气促,24 小时尿量 1 200 mL,胃管引流液 400 mL。**予 0.9%氯化钠注射液 100 mL＋头孢噻肟钠 2 g 每天 2 次静脉滴注(6 月 9 日—6 月 11 日)抗感染。**

6 月 10 日,体温 37.8℃,予 10%复方氨基酸(20AA)500 mL＋10%氯化钾 10 mL 每天 1 次静脉滴注(6 月 10 日—6 月 11 日),5%葡萄糖注射液 500 mL＋水溶性维生素 1 瓶＋10%氯化钾 15 mL 每天 1 次静脉滴注(6 月 10 日—6 月 11 日),10%葡萄糖注射液 250 mL＋10%氯化钾 5 mL 每天 1 次静脉滴注(6 月 10 日—6 月 11 日)。

6 月 11 日 10:39 am,患者胸闷气促,血压 96/54 mmHg,心率 160 次/分,双肺可闻及干湿啰音。血压、氧饱和度进行性下降,家属要求放弃抢救。14:57 pm 死亡。

【病例用药分析】

一、患者入院后发生持续性低钾血症,5 月 14 日钾 2.4 mmol/L,5 月 20 日 2.8 mmol/L,5 月 27 日 2.69 mmol/L,5 月 29 日 2.8 mmol/L,5 月 30 日 2.8 mmol/L,6 月 2 日 2.7 mmol/L,发生严重低钾血症的主要原因

患者**每天予静脉补钾 10%氯化钾 30 或 32.5 mL(4 月 14 日—5 月 29 日)10%氯化钾 40 mL(5 月 29 日—6 月 9 日),不能满足该患者每天生理需要的补钾量。**不能饮食仅靠胃肠外营养而无肾功能不全的病人,常规生理补钾量大约是每天 3 g 钾(不是 3 g 氯化钾)。钾的分子量 39,氯化钾的分子量 74.5(39+35.5＝74.5),临床上补钾应以国际单位换算缺钾 75 mmol(3 g),如果用氯化钾来补是 75×74.5＝5 589 mg＝5.6 g(简单记忆大概是缺钾克数目乘以 2)。正常人每日生理一般钾需要量 3 g(75 mmol),**用氯化钾来补大概要 10% KCl 60 mL,补钾和补氯化钾不是一回事。**体内钾代谢特点是多吃多排,少吃少排,不吃也要排除一部分,故临床上为了维持钾的平衡,应对不能进食的人补钾。肾脏每日固定的排钾量,即使不摄入钾每日仍要排钾 30～50 mmol,加上皮肤发汗和大便排钾一般失量 75 mmoL,相当于 6 g 氯化钾[1]。

临床上有补钾 3、6、9 的学说,指的是轻度缺钾一天额外补充氯化钾 3 g,中度缺钾一天额外补充氯化钾 6 g,重度缺钾一天额外补充氯化钾 9 g,如果病人不能吃还要记得加上每日生理补钾量即加上氯化钾 6 g,如果能吃,但吃的不够,酌情加生理量。这些钾不是一天补足的,要分 3～4 天补足[1]。

患者发生持续性比较严重的低钾血症的其他原因还有呕吐、胃管引流,予呋塞米利尿[1]。

二、6 月 1 日 15:00 pm,患者发生消化道大出血,纤维蛋白原 0.882 g/L,血小板显著下降,PT、APTT 延长。发生 DIC 的主要原因

(1)患者直肠癌两肺转移,侵犯子宫颈,属于晚期恶性肿瘤,可造成组织损伤,释放组织因子入血,激活外源性凝血系统[1]。

（2）患者因不完全成梗阻入院,可造成肠腔内气体和液体积聚而膨胀。因直肠癌转移加上持续严重低钾使肠动力不足,可能使肠梗阻进行性加重,肠腔压力不断升高,使肠壁静脉回流受阻,肠壁充血水肿,液体外渗,可有肠内容物和大量细菌渗入腹腔,引发腹膜炎。另外,肠梗阻进行性加重可使血容量下降。血容量减少、电解质紊乱、酸碱平衡失调、细菌感染、释放细菌毒素等可引发休克,可造成组织损伤,释放组织因子入血,激活外源性凝血系统;感染可损伤血管内皮而启动内源性凝血系统,成为 DIC 的诱因[2]。

（3）4 月 14 日—6 月 9 日,予 20％中长链脂肪乳 250 mL 静脉滴注。可增加血黏度而加重血液高凝状态、微循环障碍;另外脂肪乳代谢产生脂肪酸,可造成血管内皮损伤,激活凝血系统而诱发 DIC。有静脉滴注脂肪乳引发 DIC 的报道[3]。缺氧、栓塞或休克患者禁用中长链脂肪乳。

（4）4 月 28 日予异丙嗪 25 mg 肌内注射,6 月 6 日予异丙嗪 25 mg 肌内注射。异丙嗪为吩噻嗪类抗组胺药,有内源性肠激素样作用,可对抗组胺对肠肌的兴奋作用;异丙嗪还有可胆碱作用,可减缓肠蠕动,引发肠麻痹和肠梗阻[4]。肠梗阻加重可使感染加重,休克加重,引发 DIC。

（5）5 月 30 日予曲马多朵 0.1 g 肌内注射,为中枢作用的阿片类镇痛药,为非选择性的 μ、δ、κ 阿片受体激动剂,与 μ 受体亲和力最高,可抑制肠蠕动,加重肠梗阻[4]。肠梗阻加重可使感染加重,休克加重,引发 DIC。

（6）予 0.9％氯化钠注射液 100 mL＋蔗糖铁 100 mg 每天 1 次静脉滴注（4 月 14 日—6 月 11 日）。根据血红蛋白水平,蔗糖铁每次 100～200 mg,每周 2～3 次静脉滴注。实际予蔗糖铁 100 mg 每天 1 次静脉滴注,超量给药可使铁负荷过多,诱发糖尿病、心力衰竭。另外,铁离子是各种微生物生长和繁殖中的必需物质,补铁过量易引起感染。因为铁蛋白中的铁饱和率增高,对细菌繁殖有利,且可使某些易产生内毒素的菌株增加内毒素的产量。所以细菌感染者不宜使用铁剂,以防感染加重。感染加重、内毒素释放增多可诱发 DIC。

（7）予重组人促红素 10 000 IU biw（4 月 15 日—6 月 11 日）。重组人促红素注射液可能干扰免疫系统,是感染加重。感染加重可诱发 DIC。重组人促红素注射液合并感染者不宜使用,宜控制感染后再使用。

三、患者抗感染方案是否合理

患者肠梗阻,可能引发腹膜炎,致病菌可能有肠杆菌科、肠球菌、厌氧菌、类杆菌科、铜绿假单胞菌。可选择头孢噻肟钠、哌拉西林他唑巴坦钠、碳青霉烯类、头孢霉素类、氟喹诺酮类[5]。因此,予左氧氟沙星 0.3 g 每天 1 次静脉滴注（4 月 14 日—6 月 6 日）、克林霉素 0.6 g 每天 2 次静脉滴注（4 月 15 日—4 月 25 日）抗感染合理。

一般无论哪种抗生素,使用时间为 10～14 天,不宜超过 14 天。因为用久了细菌会产生耐药性,也容易引起菌群失调。实际上予左氧氟沙星 0.3 g 每天 1 次静脉滴注(4 月 14 日—6 月 6 日),共 53 天。

5 月 29 日患者出现低热,感染加重,6 月 1 日发生 DIC。加上患者晚期恶性肿瘤肺转移侵犯子宫颈、肠梗阻、高龄,使免疫力十分低下,使感染进展迅速且难以控制。应及早开始正确的经验性抗生素治疗(通常应在 5 小时之内开始抗生素治疗),早期治疗若不能覆盖所有可能致病菌,显著增加死亡率。为保证早期抗生素治疗的正确性,需要联合应用广谱抗生素,覆盖耐药革兰阴性杆菌和革兰阳性球菌。该患者常见致病菌可能有铜绿假单胞菌,耐甲氧西林金葡菌(MRSA),不动杆菌,肠杆菌属细菌和厌氧菌等。可选择氟喹诺酮类或氨基糖苷类联合头孢菌素类或广谱 β 内酰胺类/β 内酰胺酶抑制药或碳青霉烯类。估计金葡菌感染可能者联合应用万古霉素、替考拉宁、利奈唑胺,估计真菌感染可能者联合应用抗真菌药物如氟康唑、伏立康唑、伊曲康唑、米卡芬净等[6]。抗感染 2～3 天效果不佳应及时更换抗生素。

因此 6 月 1 日应及时停用左氧氟沙星,改用亚胺培南西司他丁钠＋万古霉素抗感染。实际上继续予左氧氟沙星 0.3 g 每天 1 次静脉滴注,直到 6 月 6 日才停用,并且未改用其他抗菌药,延误了 3 天。6 月 9 日才予头孢噻肟钠 2 g 每天 2 次静脉滴注(6 月 9 日—6 月 11 日)抗感染。未能及时更换适宜的抗菌药与患者 DIC 加重、发生心衰、呼吸衰竭有相关性。

四、患者热卡补充是否合理

患者 82 岁高龄,晚期恶性肿瘤,体重 50 kg。每天需要 6 270 千焦(1 500 千卡)热量,通常应包括葡萄糖 150 g,脂肪 50 g,氨基酸 50 g[2]。实际上 4 月 14 日—5 月 29 日予 10％葡萄糖注射液 250 mL＋10％复方氨基酸(20AA)500 mL＋20％中长链脂肪乳 250 mL＋25％葡萄糖注射液 100 mL(4 月 14 日—5 月 29 日)肠外营养,其中有葡萄糖 50 g,脂肪 50 g,氨基酸 50 g。显然葡萄糖量不足,使患者每天热量摄入不足。

5 月 29 日—6 月 9 日予 10％葡萄糖注射液 500 mL＋10％复方氨基酸(20AA) 500 mL＋20％中长链脂肪乳 250 mL＋50％葡萄糖注射液 100 mL,其中有葡萄糖 100 g,仍有不足。

【病例总结】

肾脏每日固定的排钾量,即使不摄入钾每日仍要排钾 30～50 mmol,加上皮肤发汗和大便排钾一般失量 75 mmoL,相当于 6 g 氯化钾;铁离子是各种微生物生长和繁殖中的必需物质,补铁过量易引起感染,细菌感染者不宜使用铁剂;异丙嗪、曲马朵可抑制肠蠕动,加重肠梗阻;重组人促红素注射液合并感染者不宜使用;严重基础疾病合并感染,抗菌药效果不佳应及时调整;肠梗阻患者静脉补充热卡应充足。

未遵守上述用药注意事项,与患者病情恶化有相关性。

参考文献

［1］ 葛均波,徐永健.内科学.第 8 版.北京：人民卫生出版社.2013,634～637,780～783

［2］ 陈孝平,汪建平.外科学.第 8 版.北京：人民卫生出版社.2013,141～143,373～380

［3］ 杨晓光,赵邦荣,底涛,等.脂肪乳的临床不良反应综述［J］.临床误诊杂志,2004,17(9)：614～615

［4］ 贾公孚,谢惠民.药害临床防治大全.北京：人民卫生出版社,2002,422～425

［5］ Jay P. Sanford.桑德福抗微生物治疗指南.北京：中国协和医科大学出版社,2011,15～16,35～41

［6］ 刘洋,孟彦苓,杜斌.呼吸机相关肺炎［J］.协和医学杂志,2010,1(1)：103～107

胆道及肺部严重感染抗菌药选择不适宜剂量
不准确上消化道出血栓塞高钾血症

【概述】

一例高龄女性患者,因十二指肠恶性肿瘤伴梗阻、PTCD 术后、恶病质、胆道感染、肺炎、菌血症、冠心病、心功能Ⅲ级(NYHA)、2 型糖尿病被收入院。入院后肿瘤加重,治疗效果不佳,患者死亡。通过此病例分析探讨以下几个问题:① 患者感染性休克,其抗菌方案是否合理;② 8 月 21 日大便隐血(++),可能发生了消化道出血,其主要原因;③ 患者发生了栓塞可能原因;④ 9 月 12 日钾 5.50 mmol/L,13 日钾 5.54 mmol/L,20 日钾 6.43 mmol/L,患者高钾血症进行性加重的主要原因。

【病史介绍】

患者 81 岁,高龄女性,2014 年 4 月 22 日 PET-CT 示"十二指肠头部及降部占位伴不完全梗阻及代谢增高,考虑恶性肿瘤"。6 月 19 日行 MRCP,结合胃镜检查考虑恶性间质瘤机会大,腺癌不完全除外,慢性胆囊炎胆囊结石,慢性肾炎伴囊肿。病程中患者一直有发热,胆红素进行性升高,7 月 6 日出现皮肤黄染,考虑十二指肠占位压迫胆管引起胆道梗阻。7 月 8 日行内镜下十二指肠内金属支架植入术,但术后仍有恶心呕吐提示梗阻未缓解。7 月 10 日行 B 超引导下经皮胆管造瘘置管术(PTCD)后体温下降。8 月 20 日 10:00 am,患者出现寒战发热,体温最高达 38.4℃,伴少量咳嗽咳痰,胆汁引流通畅。因十二指肠恶性肿瘤伴梗阻、PTCD 术后、恶病质、胆道感染、肺炎、菌血症、冠心病、心功能Ⅲ级(NYHA)、2 型糖尿病被收入院。因冠心病长期口服比索洛尔,有糖尿病史 10 多年。

【临床过程】

8 月 20 日,10:18 am,**患者皮肤湿冷,弹性减弱**,心率 74 次/分,血压 100/60 mmHg,双下肺可闻及湿啰音。予 10% 葡萄糖注射液 500 mL+20AA500 mL+中长链脂肪乳 250 mL+水溶性维生素 1 支+**脂溶性维生素 1 瓶**+10% 氯化钾 20～30 mL+生物合成人胰岛素 28 IU～32 IU＋丙氨酰谷氨酰胺 20 g＋10％氯化钠 20 mL＋5％葡萄糖注射液 500 mL＋50％葡萄糖注射液 100 mL 每天 1 次静脉滴注(8 月 20 日—9 月 20 日)肠外营养,5％葡萄糖注射液 100 mL＋谷胱甘肽 1.2 g 每天 1 次静脉滴注(8 月 20 日—8 月 22 日)抗氧化,0.9％氯化钠注射液 100 mL＋兰索拉唑 30 mg 每天 1 次静脉滴注(8 月 20 日—8 月 27 日)抑酸护胃,0.9％氯化钠注射液 100 mL＋克林霉素 0.6 g 每天 2 次静脉滴注(8 月 20 日—8 月 23 日)、0.9％氯化钠注射液 100 mL＋头孢噻肟钠 2 g 每天 2 次静脉滴注(8 月 20 日—8 月 23 日)抗感染,呋塞米 20 mg 静脉推注(8 月 20 日—8 月 22 日)利尿。

14:39 pm,查肌酐 135 μmol/L(45～84 μmol/L),白蛋白 23 g/L(40～55 g/L),总胆红素 70.4 μmol/L(0～21 μmol/L),直接胆红素 69 μmol/L(0～5 μmol/L)。15:10 pm,CRP 165 mg /L(0～3 mg /L),血沉 120 mm/H(0～20 mm/H),白细胞计数 24.99×10^9/L[(3.69～9.16)×10^9/L],中性粒细胞百分率 94％(50％～70％)。

15:30 pm,患者出现意识不清,呼之不应,全身湿冷,心率 121 次/分,血压 76/38 mmHg,血糖 15.2 mmol/L(3.6～6.1 mmol/L),氧饱和度 84％。予吸氧,多巴胺 200～400 mg 静脉推泵(8 月 20 日—9 月 20 日)升压。

18:14 pm,D-二聚体 8.850 mg/L(＜0.550 mg/L),纤维蛋白原 5.276 g/L(1.800～3.500 g/L),纤维蛋白原降解产物 14.7 μg/mL(＜5.0 μg/mL),抗凝血酶Ⅲ活性 41.2％(75％～125％)。8 月 21 日,大便隐血＋＋。

8 月 22 日 10:00 am,予白眉蛇毒血凝酶 1 Ku 静脉推注(8 月 22 日—9 月 1 日)止血。21:00 pm,出现寒战,腋温 38℃。

8 月 23 日 6:50 am,白细胞计数 28.42×10^9/L[(3.69～9.16)×10^9/L],中性粒细胞百分率 91％(50％～70％)。8:28 am,患者嗜睡,停头孢噻肟钠和克林霉素,予 0.9％氯化钠注射液 100 mL＋亚胺培南西司他丁钠(泰能)1 g 每 12 小时 1 次静脉滴注(8 月 23 日—9 月 18 日)抗感染。

8 月 24 日,予盐酸布桂嗪 0.1 g 肌内注射(8 月 24 日—8 月 25 日)。8 月 25 日 20:46 pm,患者诉上腹部疼痛不适,伴呕心呕吐,考虑十二指肠肿瘤所致。

8 月 26 日 9:13 am,患者精神萎靡,恶心偶有呕吐胆汁样液体,血压 102/63 mmHg(多巴胺维持中),心率 94 次/分。胆汁培养出屎肠球菌(万古霉素敏感)、大肠埃希菌 ESBL＋(美罗培南敏感)。予醋酸奥曲肽 0.10 mg 皮下注射每 8 小时 1 次(8 月 26 日—9 月 3 日)(9 月 15 日—9 月 18 日)减少消化液分泌,异丙嗪 25 mg 肌内注射＋甲氧氯普胺 10 mg 肌内注射(8 月 26 日—9 月 16 日)止吐。13:30 pm,患者再发畏寒寒战,体温 37.8℃,考虑菌血症可能大,予置换深静脉。

8 月 27 日 10:00 am,血压 112/68 mmHg(多巴胺维持中),心率 76 次/分,呕吐咖啡色液体,考虑消化道出血,予 0.9％氯化钠注射液 100 mL＋埃索美拉唑钠 40 mg 每天 2 次静脉滴注(8 月 27 日—9 月 1 日)0.9％氯化钠注射液 100 mL＋埃索美拉唑钠 40 mg 每天

1 次静脉滴注(9 月 1 日—9 月 3 日)抑酸。14:07 pm,白细胞计数 31.56×10⁹/L[(3.69~9.16)×10⁹/L],中性粒细胞百分率 90.5%(50%~70%)。

8 月 28 日,**静脉导管培养出革兰阳性杆菌**。8 月 29 日,偶有寒战、低热,血压 134/68 mmHg(多巴胺维持中),心率 94 次/分,双肺可闻及散在干、湿啰音。

9 月 1 日 13:05 pm,白细胞计数 8.71×10⁹/L[(3.69~9.16)×10⁹/L],中性粒细胞百分率 83%(50%~70%),CRP 18.7 mg/L(0~3 mg/L)。

9 月 2 日 19:00 pm,患者诉胸闷不适,伴头晕寒战,心电监护示心率 140 次/分,血压 186/110 mmHg,氧饱和度 88%。予硝酸甘油舌下含服。21:55 pm,**测体温 38℃,心电监护示心率 137 次/分,血压 80/47 mmHg。考虑感染性休克。**

9 月 3 日 10:00 am,予 0.9%氯化钠注射液 100 mL+泮托拉唑钠 60 mg 每天 1 次静脉滴注(9 月 3 日—9 月 18 日)0.9%氯化钠注射液 100 mL+泮托拉唑钠 60 mg 每天 2 次静脉滴注(9 月 18 日—9 月 20 日)抑酸。血气分析示代谢性酸中毒,予 5%碳酸氢钠 250 mL 静脉滴注。20:00 pm,**寒战发热,腋温 37.8℃。**

9 月 4 日,仍有间断寒战发热。

9 月 5 日,有寒战发热,考虑细菌变型或耐药可能。**呼吸内科会诊增加 0.9%氯化钠注射液 100 mL+万古霉素 1 g 每天 1 次静脉滴注(9 月 5 日—9 月 20 日)抗感染。**

9 月 10 日,患者体温平稳,连续 3 天无寒战发热,偶有胸闷气促,双肺可闻及散在干湿啰音。

9 月 12 日,患者仍有间断性畏寒寒战发作,白细胞计数 9.67×10⁹/L[(3.69~9.16)×10⁹/L],中性粒细胞百分率 88%(50%~70%),血红蛋白 88 g/L(113~151 g/L),**血小板计数 38×10⁹/L(101~320×10⁹/L)。钾 5.50 mmol/L(3.5~5.3 mmol/L),钠 149 mmol/L(137~145 mmol/L),氯 123 mmol/L(98~107 mmol/L)。**

9 月 13 日,**钾 5.54 mmol/L(3.5~5.3 mmol/L),钠 147 mmol/L(137~145 mmol/L),氯 126 mmol/L(98~107 mmol/L)。予盐酸哌替啶 50~100 mg 肌内注射(9 月 13 日—9 月 19 日)镇痛。**

9 月 14 日,仍有间断性畏寒寒战发作,但体温不高。偶有胸闷气促,胸骨后疼痛不适,再次出现恶性呕吐。

9 月 15 日,**钾 5.1 mmol/L(3.5~5.3 mmol/L),钠 143 mmol/L(137~145 mmol/L),氯 121 mmol/L(98~107 mmol/L)。肌酐 117 µmol/L(45~84 µmol/L),总胆红素 47.3 µmol/L(0~21 µmol/L),直接胆红素 42.8 µmol/L(0~5 µmol/L)。**

9 月 19 日 10:00 am,患者神清气促,仍有恶心、呕吐,偶有胸闷气促,胸骨后疼痛不适,可闻及散在干、湿啰音,血压 95/46 mmHg(多巴胺维持中),心率 84 次/分。尿量进行性减少。17:04 pm,**予吗啡缓释片 30 mg 每 12 小时 1 次口服。**

9 月 20 日 9:01 am,白细胞计数 9.44×10⁹/L[(3.69~9.16)×10⁹/L],中性粒细胞百

分率 84%（50%～70%），血红蛋白 96 g/L（113～151 g/L），血小板计数 148×109/L（101～320×109/L）。**钾 6.43 mmol/L（3.5～5.3 mmol/L），肌酐 173 μmol/L（45～84 μmol/L），予盐酸哌替啶 50 mg 肌内注射。10:19 am，予盐酸哌替啶 100 mg 肌内注射。14:05 pm，予盐酸哌替啶 100 mg 肌内注射。**

20:20 pm，患者意识不清，呼之不应，心电监护示血压 60/30 mmHg，并进行性下降，心率 84 次/分，氧饱和度 45%，并进行性下降。呼吸急促，表情痛苦，全身僵直颤抖。家属放弃抢救。20:24 pm，**予吗啡 10 mg 肌内注射。**

9 月 21 日 4:13 am，**予吗啡 10 mg 肌内注射。**17:08 pm，心电图一直线，宣告临床死亡。

【病例用药分析】

一、患者感染性休克，其抗菌方案是否合理

患者因十二指肠恶性肿瘤伴梗阻、PTCD 术后、恶病质、胆道感染、肺炎、菌血症、冠心病、心功能Ⅲ级（NYHA）、2 型糖尿病于 8 月 20 日 10:00 am 收入院，当天 15:30 pm 出现感染性休克。

根据抗微生物治疗指南，对因继发于肿瘤引发胆管梗阻而引发的胆源性感染，病原体通常为肠杆菌科、肠球菌、拟杆菌等。在细菌培养＋药敏结果出来之前，按经验用药应首选哌拉西林他唑巴坦钠、替卡西林克拉维酸、碳青霉烯类。备选方案为第三代头孢菌素＋克林霉素（或甲硝唑）、莫西沙星＋甲硝唑等。如感染可能危及生命，则应首选碳青霉烯类，并且应加用万古霉素以覆盖革兰阳性菌[1]。

患者 6 月 19 日行 MRCP，7 月 8 日行内镜下十二指肠内金属支架植入术，7 月 10 日行 B 超引导下经皮胆管造瘘置管术（PTCD），长期住院，且伴有多种严重基础疾病。根据抗微生物治疗指南，应按医院获得性肺炎予抗菌药。在细菌培养＋药敏结果出来之前，推测可能致病菌有肺炎球菌、金黄色葡萄球菌、军团菌、肠道杆菌、铜绿假单胞菌、不动杆菌、嗜麦芽窄食单胞菌、厌氧菌等。按经验用药应首选碳青霉烯类，如怀疑有军团菌，则可加用呼吸喹诺酮类。备选方案为哌拉西林他唑巴坦钠＋呼吸喹诺酮类（或氨基糖苷类）。若效果不佳加用万古霉素[1]。

实际情况是选择了针对没有生命危险的胆源性感染的备选方案克林霉素 0.6 g 每天 2 次静脉滴注＋头孢噻肟钠 2 g 每天 2 次静脉滴注（8 月 20 日—8 月 23 日），且此方案对患者院内获得性肺炎也没有针对性[1]。

根据严重全身性感染与感染性休克治疗指南，应当在确诊后 1 小时内应用抗菌药。大量研究表明，感染性休克时，有效抗菌药每延迟 1 小时使用，其病死率将显著增加[2]。

在予克林霉素 0.6 g 每天 2 次静脉滴注＋头孢噻肟钠 2 g 每天 2 次静脉滴注（8 月 20 日—8 月 23 日）后，患者寒战发热休克症状未改善。8 月 23 日停头孢噻肟钠和克林霉素，

予亚胺培南西司他丁钠(泰能)1 g 每 12 小时 1 次静脉滴注(8 月 23 日—9 月 18 日),延迟了 72 小时才选择适宜的抗菌药。患者 81 岁高龄女性,体重 50 kg(有恶病质),8 月 20 日肌酐 135 μmol/L,可估算出肌酐清除率为 23 mL/min,按照药品说明书规定,对严重危及生命的感染,以亚胺培南计最大剂量可用至 500 mg 每 8 小时 1 次静脉滴注。实际予亚胺培南西司他丁钠(泰能)1 g 每 12 小时 1 次静脉滴注(8 月 23 日—9 月 18 日),东方医院 PIVAS(静脉配置中心)静脉滴注泰能 1 g 习惯以亚胺培南 500 mg 配置,故相对于危及生命的感染,此剂量可能偏小。细菌发生突变的频率是 10^{-7}～10^{-8},接种细菌量为 10^{10} CFU 的琼脂上应用稀释法测定药敏,在此数量级细菌与抗菌药孵育不出现菌落生长的抗菌药浓度可认为是放突变浓度(MPC)。若抗菌药浓度高于 MPC,不仅可治疗成功,且不会出现耐药突变;抗菌药浓度在 MPC 和 MIC 之间,称为"突变选择窗",可能临床治疗成功,但也可能筛选出耐药菌[3]。患者属于危及生命的严重感染,致病菌的量大且可能对抗菌药敏感性差,未按药品说明书规定予偏大剂量的亚胺培南西司他丁钠,可能导致耐药菌的产生。

8 月 23 日改用亚胺培南西司他丁钠(泰能)1 g 每 12 小时 1 次静脉滴注(8 月 23 日—9 月 18 日),8 月 26 日胆汁培养出屎肠球菌(万古霉素敏感)、大肠埃希菌 ESBL＋(美罗培南敏感),培养物为胆汁,此细菌培养＋药敏结果的可信度是比较高的,但当时未及时加用万古霉素。此后患者白细胞中性粒细胞计数、CRP 等有下降,但 9 月 2 日 21:55 pm 再发感染发热,血压 80/47 mmHg,考虑感染性休克。9 月 3 日—9 月 5 日,患者寒战发热,考虑细菌变型或耐药可能。呼吸内科会诊增加万古霉素 1 g 每天 1 次静脉滴注(9 月 5 日—9 月 20 日)。酐清除率为 23 mL/min,按照药品说明书规定,万古霉素每天最多不应超过 500 mg 每天 1 次静脉滴注,予 1 g 每天 1 次静脉滴注属于超剂量,可能增加肾功能衰竭的风险。此后患者寒战、发热症状减轻,感染在一定程度上得到控制,但 9 月 19 日患者尿量进行性减少,20 日肌酐上升至 173 μmol/L,发生了肾功能衰竭。除晚期恶性肿瘤、恶病质、心功能Ⅲ级(NYHA)、2 型糖尿病等原发疾病因素外,万古霉素超量是重要原因。

二、8 月 21 日大便隐血＋＋,可能发生了消化道出血,其主要原因

(1)患者存在十二指肠恶性肿瘤伴梗阻、PTCD 术后、恶病质、胆道感染、肺炎、感染性休克、冠心病、心功能Ⅲ级(NYHA)、2 型糖尿病等比较严重的基础疾病作为应激原[4]。

(2)患者包括多种应激性溃疡的危险因素:入院后发生严重感染脓毒血症、休克、肾功能不全、重度黄疸、比较长时间地胃肠外营养、高龄,应推荐足量质子泵抑制剂静脉滴注,通常应予兰索拉唑 30 mg 每天 2 次静脉滴注[4]。实际上予兰索拉唑 30 mg 每天 1 次静脉滴注(8 月 20 日—8 月 27 日),剂量不足可能引发消化道出血。

三、患者可能发生栓塞的可能原因

患者有冠心病、心功能Ⅲ级(NYHA)、2 型糖尿病,因冠心病长期口服比索洛尔。有使用阿司匹林(或氯吡格雷)、ACEI、比索洛尔、他汀类降脂药的适应证[5]。但因消化道出血、休克低血压等疾病未能给予;加上予呋塞米 20 mg 静脉推注(8 月 20 日—8 月 22 日)可因强效利尿使血液浓缩;再加上因消化道出血予白眉蛇毒血凝酶 1 Ku 静脉推注(8 月 22 日—9 月 1 日);还加上静脉滴注脂溶性维生素(包含维生素 K_1)可能增加凝血因子合成,可使血栓性并发症及急性心梗的风险增加[5]。

8 月 20 日测 D-二聚体 8.850 mg /L(<0.550 mg /L),纤维蛋白原 5.276 g/L(1,800~3.500 g/L),纤维蛋白原降解产物 14.7 μg/mL(<5.0 μg/mL),抗凝血酶Ⅲ活性 41.2%(75%~125%)。提示血黏度增高,红细胞聚集增高,血小板聚集增高,血液处于高凝状态[5]。

四、9 月 12 日钾 5.50 mmol/L,9 月 13 日钾 5.54 mmol/L,9 月 20 日钾 6.43 mmol/L。高钾血症进行性加重的主要原因

(1)患者肾功能不全进行性加重,使肾脏排钾减少[5]。

(2)因代谢性酸中毒使钾转移到细胞外[5]。

(3)休克阻滞缺氧等使细胞破坏使钾转移至细胞外[5]。

(3)每天静脉输入 10%氯化钾 20~30 mL[5],并且在尿量进行减少时未能及时停止静脉输注 10%氯化钾。

严重高钾血症可使心肌收缩力降低、心脏停搏、血压下降、呼吸抑制[5]。

五、9 月 20 日 9:01 am 予盐酸哌替啶 50 mg 肌内注射。10:19 am 予盐酸哌替啶 100 mg 肌肉注射。14:05 pm 予盐酸哌替啶 100 mg 肌内注射

盐酸哌替啶成人肌内注射常用量:一次 25~100 mg,一日 100~400 mg;极量:一次 150 mg,一日 600 mg。静脉注射成人一次按体重以 0.3 mg/kg 为限。静脉注射后可出现恶心、呕吐、外周血管扩张,血压下降。

20:20 pm,患者意识不清,呼之不应,心电监护示血压 60/30 mmHg,并进行性下降,心率 84 次/分,氧饱和度 45%,并进行性下降。呼吸急促,表情痛苦,全身僵直颤抖。20:24 pm,予吗啡 10 mg 肌内注射。

吗啡肌肉注射可引发恶心、呕吐、呼吸抑制、血压下降、胆绞痛、发绀、尿少、皮肤湿冷、肌无力。因能促使胆道括约肌收缩,引起胆管系的内压上升;可使血浆淀粉酶和脂肪酶均升高。对平滑肌的兴奋作用较强,故不能单独用于内脏绞痛(如胆、肾绞痛),而应与阿托品等有效的解痉药合用,单独使用反使绞痛加剧。

【病例总结】

对严重危及生命的感染,肌酐清除率 23 mL/min 以亚胺培南计最大剂量可用至 500 mg 每 8 小时 1 次静脉滴注;万古霉素每天最多不应超过 500 mg 每天 1 次静脉滴注,予 1 g 每天 1 次静脉滴注属于超剂量,可能增加肾功能衰竭的风险;患者包括多种应激性溃疡的危险因素,应予足量质子泵抑制剂静脉滴注;冠心病、心功能Ⅲ级、2 型糖尿病,有使用阿司匹林(或氯吡格雷)、ACEI、比索洛尔、他汀类降脂药的适应证；栓塞高风险患者不适宜静脉推注白眉蛇毒血凝酶、静脉滴注脂溶性维生素(包含维生素 K_1)；吗啡可引发呼吸抑制、血压下降，且对胆绞痛患者不适宜。

未遵守上述用药注意事项，与患者病情恶化有相关性。

参考文献

［1］ Jay P. Sanford.桑德福抗微生物治疗指南.北京：中国协和医科大学出版社,2011,15～16,35～41

［2］ 刘京涛,马朋林.循证与认知：感染性休克指南 2012 更新[J].中国急救医学,2013,33(1)：5～7

［3］ 何礼贤.避免抗生素耐药：药动学/药效学的考虑[J].中国感染控制杂志,2003,2(1)：1～2

［4］ 中华医学杂志编辑委员会.应激性溃疡防治建议[J].中华医学杂志.2002,82(14)；1000～1001

［5］ 陈灏珠、钟南山、陆再英.内科学.第 8 版.北京：人民卫生出版社,2013,236～256,329～335,822～824

酒精性肝硬化后感染抗菌药选择不当 严重低钾低钙血症

【概述】

一例老年男性患者,尾椎骨刺病史卧床 1 年余。因肺气肿,两肺下叶炎症,胸腹水,前列腺结石,酒精性肝硬化入院。入院后患者严重低钾,感染加重,治疗效果不佳,患者死亡。通过此病例分析探讨以下几个问题:① 患者入院时钾 1.1 mmol/L,经补钾后纠正,严重低钾血症主要原因;② 患者入院时钙 0.37 mmol/L,经补钙后上升为 1.68 mmol/,严重低钙血症的主要原因。

【病史介绍】

患者 70 岁,男性,有饮酒史 50 年,每天 1 000 g 白酒或黄酒;有吸烟史 50 年,2 包/天。因尾椎骨刺病史卧床 1 年余。10 年前有咯血病史(具体不详)。2014 年 7 月初腹围进行性增大,伴双下肢浮肿,7 月 11 日腹胸部 CT 示肺气肿,**两肺下叶炎症**,胸腹水;腹部 CT 示大量腹腔积液,前列腺结石。拟腹水原因待查,酒精性肝硬化被收入南院。

【临床过程】

7 月 12 日,9∶49 am,查白蛋白 15 g/L(40～55 g/L),钾 1.1 mmol/L(3.5～5.3 mmol/L),钙 0.37 mmol/L(2.15～2.55 mmol/L),经补钙补钾等治疗后,14∶19 pm,钾 4.6 mmol/L(3.5～5.3 mmol/L),**钙 1.68 mmol /L**(2.15～2.55 mmol /L)。

17∶05 pm 转北院胃肠内科。查体神清气平,**骶尾部及双下肢可见多发皮肤黏膜破损脱屑**。心率 80 次/分,双下肢重度水肿。D-二聚体 1.420 mg/L(<0.550 mg/L),钠 129 mmol/L(137～147 mmol/L),肌酐 40 μmol/L(71～133 μmol/L),血氨 43 μmol/L(9～30 μmol/L)。血红蛋白 102 g/L(131～172 g/L)。血气分析示氧分压 69.2 mmHg(83～108 mmHg),二氧化碳分压 45.9 mmHg(35～45 mmHg),碳酸氢根 32.7 mmol/L(21.5～26.9 mmol/L),剩余碱 7.80 mmol/L(-3.0 mmol/L～+3.0 mmol/L),pH 7.46

（7.35~7.45）。提示代谢性碱中毒并呼吸性酸中毒失代偿期。患者低钠血症，肌酐明显下降，考虑长期营养不良，负氮平衡。

予复方氨基酸[20AA]（安平）500 mL 每天 1 次静脉滴注（7 月 12 日—7 月 14 日），呋塞米 40 mg 每天 1 次口服（7 月 12 日—7 月 16 日），螺内酯 80 mg 每天 1 次口服（7 月 12 日—7 月 18 日）。

7 月 13 日 8:17 am，患者平卧位，有臭味溢出，夜间呈谵妄状态，胡言乱语。目前神志清楚，回答尚切题，反应迟钝，时有呻吟声，体温 36.5℃。血压 112/71 mmHg，心率 142 次/分，可及早搏 1~2 次/分，**双下肺可闻及湿啰音**，双下肢重度水肿。**目前留置导尿中**。镜检白细胞＋＋＋/HPF，pH8.0，镜检红细胞＋/HPF，尿比重 1.020，尿蛋白 2+。

10:45 am，予呋塞米 20 mg 静脉推注、人血白蛋白 10 g 静脉滴注（7 月 13 日—7 月 16 日）。患者有两肺下叶炎症，但目前血象不高，无发热，暂不予抗生素治疗。

20:00 pm，腋温 37.3℃，仍呈谵妄状态。

7 月 14 日 9:19 am，患者目前神志清楚，问答尚切题，反应迟钝。双下肺可闻及湿啰音。心率 110 次/分，律不齐可及早搏 1~2 次/分，血压 105/65 mmHg，双下肢重度水肿。腹水检查考虑漏出液。**查镁 0.65 mmol/L（0.65~1.05 mmol/L），钙 1.65 mmol/L（2.15~2.55 mmol/L）**，铁 7.4 μmol/L（11.0~28.0 μmol/L），**白蛋白 15 g/L（40~55 g/L）**，甲状腺功能降低，考虑低蛋白血症所致。

10:42 am，患者目前出现发热，**体温 37.8℃**，考虑并发感染，**感染灶为肺部、皮肤及尿道**，结合患者高龄，长期卧床，大量酗酒，进食不佳，营养状态差，一般状况极度不佳，**予5% 葡萄糖注射液 100 mL＋克林霉素 0.6 g 每天 2 次静脉滴注（7 月 14 日—7 月 17 日），0.9%氯化钠注射液 100 mL＋头孢噻肟钠 2 g 每天 2 次静脉滴注（7 月 14 日—7 月 18 日）抗感染**，5% 葡萄糖注射液 100 mL＋谷胱甘肽 1.2 g 每天 1 次静脉滴注（7 月 14 日—7 月 18 日）保肝，胰酶肠溶胶囊（得每通）300 mg 每天 3 次口服（7 月 14 日—7 月 18 日）助消化，酪酸梭菌活菌片 2 粒每天 3 次口服（7 月 14 日—7 月 18 日）改善肠道微生态。

7 月 15 日 19:11 pm，患者体温 37.8℃，有咳嗽咳痰，呼吸急促，心率 140 次/分，律不齐可及早搏 1~2 次/分，**血压 91/60 mmHg**。

7 月 16 日 9:00 am，心率 140 次/分，律不齐，可及早搏 1~2 次/分。

20:56 pm，**体温为 38.1℃**，神志欠清，予冰袋物理降温。

21:56 pm，神志不清，复测体温 38.5℃。**钾 3.1 mmol/L（3.5~5.3 mmol/L），钠 123 mmol/L（137~147 mmol/L）**。

7 月 17 日 7:00 am，**体温 39.1℃**，神志欠清，予**吲哚美辛栓 30 mg 纳肛**。

10:27 am，予纳洛酮 1 mg 静脉推注，醒脑静 20 mL＋5% 葡萄糖注射液 250 mL 静脉滴注。

10:40 am，神经内科会诊予维生素 B_1 10 mg 每天 3 次口服（7 月 17 日—7 月 18 日）、

呋喃硫胺 50 mg 每天 3 次口服(7 月 17 日—7 月 18 日)。

11:52 am,予吲哚美辛栓 33 mg 纳肛。

13:49 pm,**体温 38.3℃**,患者昏迷,呼之不应,留置导尿中,心率 112 次/分,律不齐,可及早搏 1～3 次/分,血压 102/62 mmHg。感染灶考虑肺部、皮肤、尿路及血液均有可能。**停克林霉素,改用环丙沙星氯化钠注射液 0.4 g 每天 1 次静脉滴注(7 月 17 日—7 月 18 日)抗感染**,0.9%氯化钠注射液 100 mL+泮托拉唑钠 60 mg 每天 1 次静脉滴注(7 月 17 日—7 月 18 日)抑酸。

15:00 pm,心理科会诊明确酒精戒断综合征可能。

16:08 pm,ICU 医师会诊同意目前诊疗。

18:00 pm,**体温 38.3℃**,予 10%氯化钠 30 mL+5%葡萄糖注射液 100 mL 静脉滴注。

22:00 pm,**体温 39℃**,予吲哚美辛栓 50 mg 纳肛,10%葡萄糖注射液 500 mL+10%氯化钾 15 mL 静脉滴注。

23:00 pm,**体温 38.7℃**,予 10%葡萄糖注射液 500 mL+10%氯化钾 15 mL 静脉滴注。

7 月 18 日 2:00 am,**体温 39.1℃**,心率 114 次/分,血压 108/73 mmHg。

3:00 am,患者血氧饱和度下降至 76%,予吸氧 2 L/min 后升至 92%～98%。

3:55 am,巡回护士发现患者心跳停止,当时测血压 58/22 mmHg,立即通知医生。经抢救无效 5:13 am 死亡。

【病例用药分析】

一、患者入院时钾 1.1 mmol/L,经补钾后纠正。严重低钾血症的主要原因

(1)因酒精性肝硬化使代偿期,食欲减退、厌食、饮食摄入减少,还有呕吐。门脉高压使胃肠道瘀血水肿,吸收障碍[1]。

(2)肝硬化继发性醛固酮增多症可造成低钾血症[1]。

(3)患者因慢性酒精依赖症,可使小肠吸收镁减少;酒精的毒性作用可致肾小管功能障碍,肾小管镁吸收减少,肾排镁阈降低;可导致低镁血症,而低镁血症可促进醛固酮的分泌,引发低钾血症[2]。

二、患者入院时钙 0.37 mmol/L,经补钙后上升为 1.68 mmol/L。严重低钙血症的主要原因

(1)患者因慢性酒精依赖症引发低镁血症,可导致甲状旁腺功能减退而抑制钙吸收[2]。

(2)因酒精性肝硬化使代偿期,食欲减退、厌食、饮食摄入减少,还有呕吐。门脉高压使胃肠道瘀血水肿,吸收障碍[1]。

(3)因酒精性肝硬化使代偿期使活化维生素 D 生成减少,长期摄入乙醇可刺激肝酶系统,使维生素 D 和 25-羟基维生素 D 降解加速,这些因素可诱发低钙血症[2]。

(4)予呋塞米口服和静脉推注,可排出钙离子和镁离子。

患者低钾血症得到纠正,但低钙血症没有得到纠正,7 月 14 日钙 1.65 mmol/L。严重低钙血症可造成精神异常,如烦躁、易怒、焦虑、失眠、抑郁、锥体外系反应。低血钙危象可造成严重的精神异常、精神错乱、昏迷,还有惊厥、癫痫样发作,甚至引起呼吸、心搏骤停而致死[2]。而医师医嘱中未见使用静脉 10% 葡萄糖酸钙、门冬氨酸钾镁,也未见口服补充钙剂和镁剂。

三、患者抗感染方案是否合理

患者 7 月 11 日入院时 CT 示两肺下叶炎症,但当时体温正常、血象不高,暂不予抗菌药。7 月 13 日 20:00 pm 腋温 37.3℃,7 月 14 日 10:42 am 体温 37.8℃,考虑并发感染,感染灶为肺部、皮肤及尿道,予克林霉素 0.6 g 每天 2 次静脉滴注(7 月 14 日—7 月 17 日)+头孢噻肟钠 2 g 每天 2 次静脉滴注(7 月 14 日—7 月 18 日)抗感染。

克林霉素对革兰阳性菌如葡萄球菌属、链球菌属、白喉杆菌、炭疽杆菌等有较高抗菌活性,对革兰阴性厌氧菌也有良好抗菌活性,但对大多数革兰阴性需氧菌耐药。克林霉素系抑菌药,高浓度时对某些细菌也具有杀菌作用。

头孢噻肟钠为第三代头孢菌素,对大肠埃希菌、奇异变形杆菌、克雷伯菌属等肠杆菌科细菌有强大活性,但对阴沟肠杆菌、铜绿假单胞菌耐药,对金黄色葡萄球菌的抗菌活性较差,对肠球菌属耐药。

患者酒精性肝硬化失代偿期,肝性脑病,高龄,长期卧床,大量酗酒,进食不佳,营养状态差,一般状况极度不佳,使免疫力十分低下。如参考社区获得性肺炎,致病菌可能有肺炎球菌、口腔厌氧菌、大肠杆菌、金葡菌等。**首选呼吸喹诺酮类+二、三代头孢菌素**,替代方案为阿奇霉素+三代头孢菌素[3]。如参考院内获得性肺炎,致病菌可能有大肠杆菌、克雷白菌、不动杆菌、铜绿假单胞菌、金葡菌、肺炎球菌、厌氧菌等,**首选碳青霉烯类+呼吸喹诺酮类,必要时加万古霉素**。替代方案为头孢吡肟或哌拉西林他唑巴坦钠+氨基糖苷类[3]。

患者插导尿管,有前列腺结石尿路梗阻,如参考尿道感染,致病菌可能有肠杆菌科、绿脓杆菌、肠球菌。**首选哌拉西林他唑巴坦钠或碳青霉烯类**,替代方案为氟喹诺酮类、万古霉素[3]。

患者骶尾部及双下肢可见多发皮肤黏膜破损脱屑,并且已有发热菌血症,若参考皮肤感染,致病菌可能有金葡菌、链球菌、厌氧链球菌、肠杆菌、产气荚膜杆菌、铜绿假单胞菌等。**首选哌拉西林他唑巴坦钠或碳青霉烯类**,替代方案为环丙沙星+克林霉素。

显然 7 月 14 日予头孢噻肟钠(7 月 14 日—7 月 18 日)+克林霉素(7 月 14 日—7 月 17 日)不适宜,之后患者体温进行性升高,感染不断加重。7 月 17 日体温 39.1℃,才停克林霉素,改用环丙沙星 0.4 g 每天 1 次静脉滴注(7 月 17 日—7 月 18 日)。头孢噻肟钠+

环丙沙星只是严重皮肤感染的替代方案，显然对患者也不适宜。

7 月 18 日 2：00 am，体温 39.1℃，患者 5：13 am 死亡，严重感染得不到控制是重要原因。

【病例总结】

酒精性肝硬化使代偿期，可引发严重低钾血症和低钙血症，应及时补充钾、钙及维生素 D，不宜使用呋塞米；社区获得性肺炎，**首选呼吸喹诺酮类＋二、三代头孢菌素**，替代方案为阿奇霉素＋三代头孢菌素[3]；如参考院内获得性肺炎，**首选碳青霉烯类＋呼吸喹诺酮类，必要时加万古霉素**；替代方案为头孢吡肟或哌拉西林他唑巴坦钠＋氨基糖苷类[3]；尿道感染，**首选哌拉西林他唑巴坦钠或碳青霉烯类**，替代方案为氟喹诺酮类、万古霉素[3]。

未遵守上述用药注意事项，与患者病情恶化有相关性。

参考文献

［1］ 葛均波，徐永健.内科学.第 8 版.北京：人民卫生出版社. 2013，419～428

［2］ 王礼振.临床输液学.北京：人民卫生出版社，1998，54～57，94～99，148～149

［3］ Jay P. Sanford.桑德福抗微生物治疗指南.北京：中国协和医科大学出版社，2011，15～16，35～41

病例 *34*

肠系膜上动脉栓塞的用药不适宜

【概述】

一例男性患者,既往慢性胃窦炎伴糜烂。因消化性溃疡,胃食管反流病伴出血、脂肪肝入院。入院后患者发生肠系膜上动脉栓塞。通过此病例探讨分析患者发生肠系膜上动脉栓塞的主要原因及发生上消化道出血后的相关用药是否合理。

【病史介绍】

患者 50 岁,男性,有吸烟史 20 余年,约 30 支/天,有饮酒史 20 年。有浅表性胃炎 20 年余,既往 5 年有反复恶心、反酸病史,间断性呕吐咖啡色液体。3 年前胃镜提示慢性胃窦炎伴糜烂。2014 年 8 月 19 日 14:51 pm 因消化性溃疡,胃食管反流病伴出血、脂肪肝入院。

【临床过程】

8 月 19 日,查体神清气平,血压 136/74 mmHg,心率 78 次/分,律齐,脐周部有轻度压痛,无反跳痛。心电图示窦性心动过缓,左心室高电压,ST 段～T 波异常。血红蛋白 153.0 g/L(131～172 g/L)。

予 5%葡萄糖注射液 500 mL＋维生素 B$_6$ 0.2 g＋维生素 C 2 g＋10%氯化钾 10 mL 每天 1 次静脉滴注(8 月 19 日—8 月 22 日)、复方氨基酸(20AA)500 mL 每天 1 次静脉滴注(8 月 19 日—8 月 21 日)、10%葡萄糖注射液 500 mL＋10%氯化钾 10 mL 每天 1 次静脉滴注(8 月 19 日—8 月 21 日)静脉营养,艾司奥美拉唑 40 mg＋0.9%氯化钠注射液 250 mL 每天 2 次静脉滴注(8 月 19 日—8 月 22 日)抑酸护胃,**白眉蛇毒血凝酶 1 Ku 每 8 小时 1 次静脉推注(8 月 19 日—8 月 22 日)**、凝血酶冻干粉 400 IU 每 8 小时 1 次口服(8 月 19 日—8 月 21 日)止血。

8 月 20 日,患者仍有少许中上腹部不适,进食后明显,胃镜示反流性食管炎、食管裂孔疝、慢性浅表性胃窦炎。D-二聚体 3.780 mg/L(<0.550 mg/L)。

8月21日,患者诉有左下腹阵发性隐痛,神清、气平,心率87次/分,律齐,左下腹轻压痛,无肌卫及反跳痛。

8月22日,粪便隐血(＋＋＋)。肠镜示结肠镜未见明显异常。予0.9％氯化钠注射液100 mL＋兰索拉唑钠30 mg每天1次静脉滴注(8月22日—8月25日)、艾司奥美拉唑溶片20 mg每晚1次口服(8月22日—8月24日)抑酸护胃,匹维溴铵50 mg每天3次口服(8月22日—8月25日)解痉止痛,铝碳酸镁片1 g每天3次口服(8月22日—8月24日)止酸。

8月23日7:20 am,患者出现全腹腹痛不适,呈绞痛,中上腹部明显,伴腰背部放射,伴头晕、出冷汗,呈蜷曲位。11:00 am,患者仍有腹痛,呈绞痛,腹痛以中上腹为主,恶心呕吐胃内容物1次,有肛门排气未解便。

15:00 pm,腹部立卧位平片示腹部肠管少许积气。

8月24日21:30 pm,患者出现上腹部持续性腹痛,伴恶心呕吐2次,呕吐呈非喷射状,为胃内容物,解黄色水样便一次。予甲氧氯普胺10 mg肌内注射止吐,山莨菪碱10 mg肌内注射解痉止痛。23:45 pm,**心电图示 ST 段 Ⅰ Ⅱ V4V5V6 压低 1 mm**。

8月25日2:32 am,患者仍诉上腹持续性疼痛,再次予山莨菪碱10 mg肌内注射解痉止痛。

8:30 am,急查上腹部增强CT,立即阅片提示肠系膜上动脉栓塞,考虑患者有肠系膜上动脉栓塞导致持续性腹痛伴出血。予低分子肝素钙4 000 IU每12小时1次H(8月25日)低分子肝素钠6 000 IU每12小时1次H(8月25日—9月6日)抗凝。

17:00 pm。经皮选择性肠系膜动脉造影并行肠系膜动脉溶栓术。

9月1日,B超示双侧颈动脉粥样硬化,双侧下肢动脉粥样硬化伴斑块形成。

9月5日,好转出院。

【病例用药分析】

一、患者发生肠系膜上动脉栓塞的主要原因

(1) 有吸烟史20余年,约30支/天,有饮酒史20年,属于动脉粥样硬化的高危因素。B超示双侧颈动脉粥样硬化,双侧下肢动脉粥样硬化伴斑块形成。故也不能排除有肠系膜动脉粥样硬化,使肠系膜动脉栓塞的风险增加[1];

(2) 予白眉蛇毒血凝酶1 Ku每8小时1次静脉推注(8月19日—8月22日)。其中含有类凝血酶和类凝血激酶,在Ca^{2+}存在下,能活化因子Ⅴ、Ⅶ和Ⅷ,并刺激血小板的凝集;类凝血激酶在血小板因子Ⅲ存在下,可促使凝血酶原变成凝血酶,也可活化因子Ⅴ,并影响因子Ⅹ。可能促进血栓形成,加上肠系膜上动脉的解剖特点容易发生动脉硬化狭窄形成血栓,并且使栓子容易进入。其中心源性栓子占全部栓子来源的90％～95％[2]。白眉蛇毒血凝酶静注、肌内注射或皮下注射,也可局部用药。一般出血:成人1～2 ku;各类

外科手术：术前一天晚肌内注射 1 IU，术前 1 小时肌内注射 1 IU，术前 15 分钟静注 1 IU，术后 3 天，每天肌内注射 1 IU；异常出血：间隔 6 小时肌内注射 1 IU，至出血完全停止。肌内注射或皮下注射存在生物利用度以及吸收过程，与直接静脉注射相比，起效缓慢并且进入人体的量小。因此，予白眉蛇毒血凝酶 1 ku 每 8 小时 1 次静脉推注剂量可能过大。

（3）予 5% 葡萄糖注射液 500 mL＋维生素 B_6 0.2 g＋维生素 C 2 g＋10% 氯化钾 10 mL 每天 1 次静脉滴注（8 月 19 日—8 月 22 日）。维生素 C 促进胶原蛋白合成，降低毛细血管的通透性，加速血液的凝固，刺激凝血功能。每日 1～4 g，可促进血管内凝血，引发深静脉血栓形成。有每天予 2 g 维生素 C 静脉滴注，几天后引发深静脉血栓、使原有栓塞加重的报道[3]。

二、患者上消化道出血，用药是否合理

上消化道出血是指十二指肠曲氏韧带以上的消化道出血，包括食道、胃、十二指肠、胆道、胰腺以及胃空肠吻合术后吻合口溃疡的出血。目前临床常用的制酸剂主要包括质子泵抑制剂（PPIs）和组胺 H_2 受体拮抗剂。上消化道止血的关键是维持胃内 pH＞6。2009 年 9 月急性非静脉曲张上消化道出血诊治指南：诊断明确后推荐大剂量 PPIs 治疗，如艾司奥美拉唑 80 mg 静脉注射后，以 8 mg/h 持续滴注 72 h，适用于大量出血的患者；常规剂量 PPIs 治疗如艾司奥美拉唑 40 mg 静脉输注，12 h/次，实用性强，适用于基层医院开展。止血药物在急性非静脉曲张上消化道出血的确切效果未能证实，不作为一线药物使用，对有凝血功能障碍患者有一定作用[4]。

【病例总结】

患者发生肠系膜上动脉栓塞后予白眉蛇毒血凝酶 1 ku 每 8 小时 1 次静脉推注，剂量可能过大。予维生素 C 每日 1～4 g，可促进血管内凝血，引发深静脉血栓形成。

未遵守上述用药注意事项，与患者病情恶化有相关性。

参考文献

［1］ 徐昌盛,刘文革,叶伟.肠系膜动脉栓塞和血栓形成荟萃分析[J].中华胃肠外科杂志,2007,10(6)：524～527
［2］ 周建平,唐小斌.肠系膜上动脉急性栓塞 42 例临床分析[J].实用医学杂志,2008,24(12)：2150～2151
［3］ 范永莉.大剂量维生素 C 致深静脉血栓形成 1 例[J].药物与临床,2014,8,63～64
［4］ 葛均波,徐永健.内科学.第 8 版.北京：人民卫生出版社.2013,452～456

病例 *35*

贫血严重高钠低血糖再发心肌梗死

【概述】

一例老年女性患者,合并高血压,糖尿病,阿尔茨海默病(老年痴呆),因急性非 ST 段抬高心梗、心源性晕厥、心功能Ⅱ级(Killip)、肺部感染、肾功能不全入院。入院后患者发生高钠血症,低血糖及心肌梗死。通过此病例分析讨论以下几个问题:① 12 月 16 日钠 168 mmol/L,患者发生高钠血症的主要原因;② 患者 12 月 7 日入院时肌酐 100 μmol/L,12 月 16 日上升为肌酐 187 μmol/L,其主要原因;③ 12 月 21 日 21 pm 因低血糖予 25% 葡萄糖注射液 40 mL 静脉推注,12 月 22 日 23:03 pm 患者血糖 2.8 mmol/L,12 月 24 日 10:00 am 因低血糖予 25% 葡萄糖注射液 40 mL 静脉推注。患者多次发生低血糖的主要原因;④ 12 月 17 日心肌梗死 3 项较前明显升高,12 月 25 日继续上升,肌酸磷酸激酶同工酶 14.57 ng/mL,12 月 30 日肌酸磷酸激酶同工酶 29.84 ng/mL。患者再次发生急性心肌梗死的主要原因。

【病史介绍】

患者 77 岁,女性,有高血压史 20 多年,有糖尿病史多年,有阿尔茨海默病(老年痴呆) 4 年。因急性非 ST 段抬高心梗死、心源性晕厥、心功能Ⅱ级(Killip)、肺部感染、肾功能不全于 2014 年 12 月 7 日入院。神志欠清,气促,双肺可闻及明显干、湿啰音,心率 93 次/分,血压 118/72 mmHg,**有糖尿病足,已溃烂。**

【临床过程】

12 月 7 日,血红蛋白 104 g/L(131～172 g/L),白细胞计数 12.93×10⁹/L[(3.69～9.16)×10⁹/L],中性粒细胞百分率 89.7%(50%～70%),肌酐 100 μmol/L(46～92 μmol/L),CRP 77 mg/L(0～3 mg/L)。予阿司匹林肠溶片 100 mg 每天 1 次口服(12 月 7 日—1 月 8 日)、氯吡格雷 75 mg 每天 1 次口服(12 月 7 日—1 月 8 日)抗血小板聚集,阿托伐他汀钙 20 mg 每晚 1 次口服(12 月 7 日—1 月 8 日)稳定斑块,**替米沙坦 80 mg 每天 1 次口**

服(12 月 7 日—12 月 16 日)降压,琥珀酸美托洛尔缓释片 23.75 mg 每天 1 次口服(12 月 7 日—12 月 15 日)美托洛尔 12.5 mg 每天 2 次口服(12 月 15 日—12 月 16 日)减慢心率,呋塞米 20 mg 每天 2 次口服(12 月 7 日—12 月 14 日)(12 月 25 日—12 月 31 日)利尿,螺内酯 20 mg 每天 2 次口服(12 月 7 日—12 月 12 日)20 mg 每天 3 次口服(12 月 12 日—12 月 14 日)20 mg 每天 2 次口服(12 月 25 日—1 月 6 日)保钾利尿,氯化钾缓释片 1 g 每天 2 次口服(12 月 7 日—12 月 15 日)补钾,雷贝拉唑钠肠溶片 10 mg 每天 1 次口服(12 月 7 日—1 月 3 日)抑酸护胃,精蛋白生物合成人胰岛素(诺和灵 30R)每天 28 IU(12 月 7 日—12 月 12 日)精蛋白生物合成人胰岛素(诺和灵 30R)每天 26 IU＋精蛋白生物合成人胰岛素注射液(诺和灵 N)10 IU(12 月 12 日—12 月 15 日)控制血糖。

12 月 8 日,予导尿管留置(12 月 8 日—1 月 8 日),肌酐 84 μmol/L(46～92 μmol/L)。患者肾功能不全,出血风险较大,避免用低分子肝素钙。予 0.9%氯化钠注射液 100 mL＋亚胺培南西司他丁钠 1 g 每 8 小时 1 次静脉滴注(12 月 8 日—12 月 24 日)抗感染。

12 月 9 日,肌酐 98 μmol/L(46～92 μmol/L),白蛋白 33 g/L,CRP 109 mg/L(0～3 mg/L)。

12 月 11 日,予 0.9%氯化钠注射液 250 mL＋维生素 C 1 g＋维生素 B_6 0.1 g＋10%氯化钾 7.5 mL 每天 1 次静脉滴注(12 月 11 日—12 月 14 日)支持。

12 月 13 日,患者体温 38.6℃,伴寒战。12 月 14 日,白细胞计数 17.18×10⁹/L(3.69～9.16×10⁹/L),中性粒细胞百分率 85.1%(50%～70%),血红蛋白 111.0 g/L(131～172 g/L)。予 0.9%氯化钠注射液 250 mL＋维生素 C 2 g 每天 1 次静脉滴注(12 月 14 日—12 月 15 日)支持。

12 月 15 日转消化内科。予精蛋白生物合成人胰岛素(诺和灵 30R)每天 28 IU(12 月 15 日—12 月 23 日)控制血糖。

12 月 16 日 5:00 am,体温 38.5℃,因高热予吲哚美辛栓 50 mg 纳肛。10:00 am,予利奈唑胺 0.6 g(300 mL)每 12 小时 1 次静脉滴注(12 月 16 日—12 月 27 日)抗感染。钠 168 mmol/L(137～147 mmol/L),氯 120 mmol/L(99～110 mmol/L),肌酐 187 μmol/L(46～92 μmol/L)。患者高钠高氯,嘱多饮水。

12 月 17 日 9:33 am,BP 86/60 mmHg,双肺未及干、湿啰音,心率 76 次/分,律齐。12:00 am,钠 147 mmol/L(137～147 mmol/L),氯 107 mmol/L(99～110 mmol/L),肌红蛋白 454.50 ng/mL(0.051～0.5 ng/mL),肌钙蛋白 1.110 ng/mL(0～0.01 g ng/mL),肌酸磷酸激酶同工酶 3.02 ng/mL(0.10～4.94 ng/mL)。心肌梗死 3 项较前明显升高,心内科会诊随访。

12 月 19 日,BP 88/56 mmHg,白细胞计数 16.68×10⁹/L[(3.69～9.16)×10⁹/L],中性粒细胞百分率 86.4%(50%～70%)。予 5%葡萄糖注射液 500 mL＋10%氯化钾 10 mL＋维生素 B_6 0.2 g＋生物合成人胰岛素 6 IU 每天 1 次静脉滴注(12 月 19 日—12 月 22 日)

支持。

12月21日21 pm,因低血糖予25%葡萄糖注射液40 mL静脉推注。

12月22日10:00 am,**予5%葡萄糖注射液250 mL＋单硝酸异山梨酯25 mg＋生物合成人胰岛素2 IU每天1次静脉滴注(12月22日—12月26日)扩冠。**检出表皮葡萄球菌,对克林霉素、环丙沙星、红霉素、庆大霉素、左氧氟沙星、利奈唑胺、利福平、复方新诺明、四环素、万古霉素均敏感。查白蛋白27 g/L(40～55 g/L),**总胆红素23.3 μmol/L(0～21 μmol/L),肌酐110 μmol/L(46～92 μmol/L)。**

23:03 pm,患者血糖2.8 mmol/L,伴心慌出冷汗,心率100次/分,血压100/55 mmHg,予25%葡萄糖注射液40 mL静脉推注,50%葡萄糖注射液40 mL静脉推注,10%葡萄糖注射液250 mL静脉滴注对症处理。

12月23日,将精蛋白生物合成人胰岛素(诺和灵30R)减量为每天18 IU(12月23日—12月28日)控制血糖。

12月24日9:00 am,予呋塞米20 mg静脉推注。**呕吐1次,为胃内容物,非喷射性,量约100 mL。**10:00 am,因低血糖予25%葡萄糖注射液40 mL静脉推注。17:01 pm,因糖尿病足溃烂,骨科会诊建议手术截趾,家属表示考虑中,每日换药。

12月25日,患者大拇指及第二趾脚趾发黑,有溃烂。尿量少,予呋塞米20 mg静脉推注。肌酐92 μmol/L(46～92 μmol/L),BNP23992 ng/L(<450 ng/L),肌红蛋白595.40 ng/mL(0.051～0.5 ng/mL),肌钙蛋白0.639 ng/mL(0～0.01 g ng/mL),肌酸磷酸激酶同工酶14.57 ng/mL(0.10～4.94 ng/mL)。**血红蛋白72.0 g/L(131～172 g/L),白细胞计数9.03×10⁹/L(3.69～9.16×10⁹/L),中性粒细胞百分率81.8%(50%～70%)。**

12月26日,**予5%葡萄糖氯化钠注射液250 mL＋维生素C 2 g＋维生素B₆ 0.2 g每天1次静脉滴注(12月26日—12月27日)、8.5%复方氨基酸250 mL每天1次静脉滴注(12月26日—12月31日)营养支持。**

12月27日,**降钙素原0.122 ng/mL(0.051～0.5 ng/mL),**BNP32996 ng/L(<450 ng/L),肌钙蛋白0.816 ng/mL(0～0.01 ng/mL),肌红蛋白319.60 ng/mL(0.051～0.5 ng/mL),肌酸磷酸激酶同工酶8.84 ng/mL(0.10～4.94 ng/mL)。**不排除再次心梗可能。血红蛋白62.2 g/L(131～172 g/L)。予5%葡萄糖注射液100 mL＋埃索美拉唑钠40 mg每天1次静脉滴注(12月27日—1月6日)抑酸护胃。**输红细胞悬液200 mL纠正贫血。

12月28日,**钠129 mmol/L(137～147 mmol/L),氯94 mmol/L(99～110 mmol/L),**予10%氯化钠20 mL口服。停利奈唑胺,予0.9%氯化钠注射液250 mL＋左氧氟沙星0.3 g每天1次静脉滴注(12月28日—1月6日)、0.9%氯化钠注射液100 mL＋克林霉素0.6 g每天2次静脉滴注(12月29日—1月6日)抗感染。

12月30日,肌钙蛋白0.914 ng/mL(0～0.01 ng/mL),**肌酸磷酸激酶同工酶29.84 ng/mL(0.10～4.94 ng/mL),**肌红蛋白251 ng/mL(0.051～0.5 ng/mL),BNP>

35 000 ng/L（<450 ng/L）。总胆红素 49.6 μmol/L（0～21 μmol/L），白蛋白 36 g/L（40～55 g/L），粪便隐血阴性。

12 月 31 日，患者精神萎靡，心电监护示**血压 88/60 mmHg**，心率 80 次/分，氧饱和度 99%。

CVP 22 cmH$_2$O。**考虑再发心肌梗死。**

1 月 1 日，患者嗜睡、气促，两下肺可及散在湿啰音，右下肺呼吸音低，心率 92 次/分，律齐，血压 80/56 mmHg，CVP 30 cmH$_2$O。

1 月 6 日，患者目前因氧饱和度、血压低，尿量少，收入 ICU 进一步诊疗。

1 月 7 日，肌酐 217 μmol/L（46～92 μmol/L），总胆红素 49.6 μmol/L（0～21 μmol/L）。予多巴胺、去甲肾上腺素、胰岛素静脉推泵，有创呼吸机辅助通气。

1 月 8 日 18:06 pm，患者心电图呈一直线，宣布临床死亡。

【病例用药分析】

一、12 月 16 日钠 168 mmol/L，患者发生高钠血症的主要原因

（1）予 0.9%氯化钠注射液 100 mL＋亚胺培南西司他丁钠 1 g 每 8 小时 1 次静脉滴注（12 月 8 日—12 月 24 日）。每克亚胺培南西司他丁钠包含 7.9 mmol 钠离子，3 g 包含 23.7 mmol 钠离子，相当于 1.4 g 氯化钠包含的钠离子；加上 300 mL 0.9%氯化钠注射液的 2.7 g 氯化钠，**每天静脉摄入 4.1 g 氯化钠包含的钠离子。**

（2）予 0.9%氯化钠注射液 250 mL＋维生素 C 2 g 每天 1 次静脉滴注（12 月 14 日—12 月 15 日），**相当于每天摄入 2.25 g 氯化钠。**另外，维生素 C 参与胶原蛋白的合成，可降低毛细血管的通透性，加速血液的凝固，刺激凝血功能。每日予维生素 C 1～4 g，可引起深静脉血栓形成，血管内凝血，可干扰抗凝药如低分子肝素钙的抗凝效果。可能使急性心肌梗死病情恶化。

（3）予利奈唑胺 0.6 g（300 mL）每 12 小时 1 次静脉滴注（12 月 16 日—12 月 27 日）。利奈唑胺注射液钠离子含量为 0.38 mg/mL。600 mL 包含 0.228 g 钠离子，**相当于 0.6 g 氯化钠包含的钠离子。**

（4）予呋塞米 20 mg 每天 2 次口服（12 月 7 日—12 月 14 日）、呋塞米 10 mg 静脉推注。强效利尿作用可使患者体液丢失，引起循环血量不足。

（5）患者因感染发热，呼吸频率加快，可使水丧失过多，还有 77 岁高龄患者肾脏排钠效力下降[1]。12 月 16 日 5:00 am 因高热予吲哚美辛栓 50 mg 纳肛，可使患者大量出汗，丧失更多水分。吲哚美辛栓用于高热时，需防止退热时的大汗而虚脱，脱水，宜及时补充液体。尤其是老年人。吲哚美辛由肝脏代谢，经肾脏排泄，对肝肾均有一定毒性。故肝、肾功能不全时应慎用或禁用。故该患者应予物理降温。

（6）患者因阿尔茨海默病伴严重疾病，进水进食可能很少。

二、患者 12 月 7 日入院时肌酐 100 μmol/L，12 月 16 日上升为肌酐 187 μmol/L，其主要原因

（1）患者因进水进食少、高热出汗脱水、心衰心排量降低、严重感染、糖尿病足等原因，存在明显有效血容量不足（严重高钠血症），可导致肾脏灌注不足，引发肾损害[1]。

（2）有高血压史 20 多年，有糖尿病史多年，因急性心梗入院，存在诱发肾功能不全的疾病基础[1]。

三、12 月 21 日 21 pm 因低血糖予 25% 葡萄糖注射液 40 mL 静脉推注，12 月 22 日 23:03 pm 患者血糖 2.8 mmol/L，12 月 24 日 10:00 am 因低血糖予 25% 葡萄糖注射液 40 mL 静脉推注。患者多次发生低血糖的主要原因

（1）患者阿尔茨海默病，不能饮食，可发生饥饿和营养不良；有 2 型糖尿病血糖调节能力差；心衰和肾功能不全进行性加重，肝功能损害，使糖异生底物缺乏；因严重心衰可能使胃肠道吸收功能差，有发生低血糖的疾病基础[1]。

（2）予阿司匹林肠溶片 100 mg 每天 1 次口服（12 月 7 日—1 月 8 日），可促进胰岛 β 细胞释放胰岛素，同时抑制前列腺素合成，间接导致胰岛素分泌增加。加上患者肾功能不全，可能使阿司匹林在体内蓄积，更加可能促进胰岛素分泌，引发低血糖[2]。

（3）予精蛋白生物合成人胰岛素（诺和灵 30R）每天 28 IU（12 月 15 日—12 月 23 日），未能随肾功能不全及心衰加重而进行调整减量。

四、12 月 17 日心肌梗死 3 项较前明显升高，12 月 25 日继续上升，肌酸磷酸激酶同工酶 14.57 ng/mL，12 月 30 日肌酸磷酸激酶同工酶 29.84 ng/mL。患者再次发生急性心肌梗死的主要原因

（1）存在冠心病、非 ST 段抬高心肌梗死、高血压、2 型糖尿病史、肺部感染及全身感染、肾功能不全、贫血、低血糖、血容量不足等诱发再次急性心肌梗死的高危因素[1]。

（2）予 5% 葡萄糖氯化钠注射液 250 mL+维生素 C 2 g+维生素 B₆ 0.2 g 每天 1 次静脉滴注（12 月 26 日—12 月 27 日）。维生素 C 参与胶原蛋白的合成，可降低毛细血管的通透性，加速血液的凝固，刺激凝血功能。每日予维生素 C 1～4 g，可引起深静脉血栓形成，血管内凝血，可干扰抗凝药如低分子肝素钙的抗凝效果。可能使急性心梗病情恶化。

（3）予 5% 葡萄糖注射液 100 mL+艾司奥美拉唑钠 40 mg 每天 1 次静脉滴注（12 月 27 日—1 月 6 日）。艾司奥美拉唑钠偏碱性，只能与偏中性的生理盐水配伍。实际与偏酸性的 5% 葡萄糖注射液配伍，可能产生较多不溶性微粒，导致输液中不溶性微粒的数量大大增加，并且体积增大，从而可能造成局部血管供血不足，血管栓塞，包括冠状动脉[3]。

【病例总结】

对老年、感染发热，呼吸频率快、胃食欲缺乏的患者，应注意及时补充容量防止脱水低血容量；对容量不足患者予呋塞米应慎重；每日予维生素 C 1～4 g，可引起深静脉血栓形成,血管内凝血,可干扰抗凝药如低分子肝素钙的抗凝效果,可能使急性心梗病情恶化;艾司奥美拉唑钠偏碱性,只能与偏中性的生理盐水配伍。

　　未遵守上述用药注意事项,与患者病情恶化有相关性。

参考文献

[1]　葛均波,徐永健.内科学.第 8 版.北京:人民卫生出版社,2013,236～243,518～523,757～761,775～780

[2]　张建民,雷招宝.非降血糖药物所致的低血糖及其防治[J].临床合理用药,2010,3(3):114～115

[3]　卢海儒,文友民.中药注射剂的不良反应.北京:中国医药科技出版社,71～72

上消化道出血后发生严重高血糖及脑梗死

【概述】

一例男性患者,合并高血压,2 型糖尿病。因上消化道出血、晕厥待查、缺血性脑血管病,高血压 2 级(极高危组)、2 型糖尿病、脑梗死后入院。通过此病例分析探讨以下几个问题:① 患者发生急性脑梗死或脑梗死加重的主要可能原因;② 患者发生高血糖的可能原因。

【病史介绍】

患者 54 岁男性,高血压史 12 年,最高达 160/110 mmHg,未常规服用降压药物。2 型糖尿病约 12 年,近 4 年予重组人胰岛素(优泌林)14 IU 每日早餐前皮下注射、12 IU 每日晚餐前皮下注射,甘精胰岛素(来得时)12 IU 每日晚睡前皮下注射降糖,血糖控制不详。2010 年因"双侧枕叶梗死"后长期予阿司匹林肠溶片(此次入院时已停用 3 日)、银杏叶片、阿托伐他汀钙治疗。因上消化道出血、晕厥待查、缺血性脑血管病、高血压 2 级(极高危组)、2 型糖尿病、脑梗死后于 2015 年 2 月 2 日入院。

【临床过程】

2 月 2 日,血糖 19.98 mmol /L(<7.8 mmol /L),肌酐 57 μmol/L(58～110 μmol/L),尿素氮 13.17 mmol/L(3.2～7.1 mmol/L)。粪便隐血(++++)。予禁食(2 月 2 日—2 月 5 日),0.9%氯化钠注射液 100 mL+泮托拉唑钠 40 mg 每天 2 次静脉滴注(2 月 2 日—2 月 3 日)40 mg+0.9%氯化钠注射液 100 mL 每 8 小时 1 次静脉滴注(2 月 3 日—2 月 10 日)40 mg+0.9%氯化钠注射液 100 mL 每天 2 次静脉滴注(2 月 10 日—2 月 11 日)40 mg+0.9%氯化钠注射液 100 mL 每天 1 次静脉滴注(2 月 11 日—2 月 17 日)抑酸护胃,凝血酶冻干粉 4 000 IU 每天 2 次口服(2 月 2 日—2 月 6 日)止血,10%葡萄糖注射液 500 mL+生物合成人胰岛素 12 IU+10%氯化钾 10 mL 每天 2 次静脉滴注(2 月 2 日—2 月 6 日)、5%葡萄糖注射液 500 mL+生物合成人胰岛素 8 IU+10%氯化钾 10 mL 每天

1次静脉滴注(2月2日—2月6日)、8.5%复方氨基酸250 mL每天1次静脉滴注(2月2日—2月10日)静脉营养。

2月3日9:40 am,患者神清气平,心率91次/分,血压120/70 mmHg,双肺未闻及干湿性啰音。10:46 am,胃镜提示慢性浅表性胃窦炎伴糜烂,十二指肠球部溃疡(A1期),胃角溃疡(S2期)。中性粒细胞百分率47%(50%~70%),白细胞计数5.65×10⁹/L(3.69~9.16×10⁹/L),血红蛋白74 g/L(113~151 g/L)。**三酰甘油2.97 mmol/L(<2.26 mmol/L)**,总胆固醇3.97 mmol/L(0~6.22 mmol/L),高密度脂蛋白胆固醇2.51 mmol/L(<4.14 mmol/L)。

13:00 pm,予精蛋白生物合成人胰岛素(诺和灵30R)8 IU皮下注射。

2月4日6:00 am,予0.9%氯化钠注射液100 mL+奥美拉唑钠40 mg静脉滴注,5%葡萄糖注射液250 mL静脉滴注。9:00 am,少量黑便,精神一般,贫血貌,心电监护提示血压128/75 mmHg,心率80次/分。

19:07 pm,患者发热,体温38.4℃,伴有畏寒、寒战,查体神志尚清。

20:10 pm,患者出现神志欠清,定时能力差,血压116/60 mmHg,心率92次/分。指末快速**血糖21.4 mmol/L**(<7.8 mmol/L),**予生物合成人胰岛素8 IU皮下注射。**

21:00 pm,复测血糖21.4 mmol/L(<7.8 mmol/L),**予生物合成人胰岛素8 IU皮下注射**。21:20 pm,中性粒细胞百分率57.1%(50%~70%),血红蛋白65.2 g/L(113~151 g/L)。

21:50 pm,复测血糖17.5 mmol/L(<7.8 mmol/L),考虑血糖持续偏高,**予5%葡萄糖注射液250 mL+生物合成人胰岛素注射液6 IU静脉滴注降血糖**。22:45 pm,复测血糖11 mmol/L(<7.8 mmol/L)。

2月5日1:35 am,患者突发烦躁不安,大汗,查体不合作,定向力、计算力、认人、空间时间概念错乱。心率108次/分,血压103/51 mmHg,血糖4.8 mmol/L。予50%葡萄糖注射液25 mL静脉推注,羟乙基淀粉氯化钠500 mL静脉滴注。

2:50 am,患者心率100次/分,血压102/56 mmHg,血糖8 mmol/L。目前再次出现烦躁不安,查体不合作,定向力、计算力、认人、空间时间概念错乱。

3:10 am,头颅CT检查见急性脑梗死病灶。左侧颞叶、双侧枕叶及小脑半球多发软化灶,双侧额叶、半卵圆区及基底节区多发腔隙性梗死,右侧基底节区亚急性腔隙性梗死。**8:00 am,开放饮食,自备流质饮食(2月5日—2月17日)**。14:00 pm,输注红细胞2 IU。

2月6日9:00 am,患者神志恢复,轻度构音障碍,轻度贫血貌,血压110/65 mmHg,心率87次/分,四肢肌力静脉滴注~Ⅴ级。患者有高血压、糖尿病等危险因素,外周大血管提示颈部血管粥样硬化斑块,加上脑梗死,需要抗血小板聚集、抗凝、活血化瘀治疗,与当前胃溃疡伴出血治疗相矛盾,暂不予处理。

10:00 am,予生物合成人胰岛素(诺和灵R)4 IU每日早餐前皮下注射、8~6 IU每日中餐前皮下注射、6 IU 每日晚餐前皮下注射,精蛋白生物合成人胰岛素 6 IU 每晚睡前皮下注射(2 月 6 日—2 月 10 日)降血糖,予 5％葡萄糖氯化钠注射液 500 mL＋10％氯化钾 10 mL 每天 1 次静脉滴注(2 月 6 日—2 月 10 日)。

2 月 10 日 9:00 am,患者问答切题,查体配合,定向力、计算力正确,血压 110/65 mmHg,心率 87 次/分。血糖 19.9 mmol/L(<7.8 mmol/L),控制不佳,转内分泌进一步治疗。

2 月 11 日,(快速血糖)(mmol/L)

6:00—9:00—10:30—12:00—13:00—15:00—16:30—19:00—21:00

12.8　24.6　19.9　21.2　21　　18　　17.1　20.4　13.5

基础量 19.6 IU,三餐前早 8 IU—中 6 IU—晚 6 IU,予生物合成人胰岛素 50 IU＋0.9％氯化钠注射液 50 mL 静脉推泵。

2 月 17 日,患者病情稳定,血糖控制尚可,予出院。

【病例用药分析】

一、2 月 4 日 20:10 pm,患者神志欠清、定时能力差,血糖 21.4 mmol/L,予生物合成人胰岛素 8 IU 皮下注射;21:00 pm 复测血糖 21.4 mmol/L,予生物合成人胰岛素 8 IU 皮下注射;21:50 pm 复测血糖 17.5 mmol/L,予 5％葡萄糖注射液 250 mL＋生物合成人胰岛素注射液 6 u 静脉滴注;2 月 5 日 1:35 am,患者突发烦躁不安,大汗,查体不合作,定向力、计算力、认人、空间时间概念错乱,测血糖 4.8 mmol/L;3:10 am,头颅 CT 检查见急性脑梗死病灶。发生急性脑梗死或脑梗死加重的主要可能原因

(1)患者高血压 2 级(极高危组)、2 型糖尿病、脑梗死后,高三酰甘油血症,脑动脉、颈动脉有粥样硬化,有吸烟史,存在脑动脉内血栓形成的疾病基础[1];另外动脉粥样硬化斑块脱落可形成脑动脉栓塞[1];

(2)因上消化道出血,入院前 3 天停用了阿司匹林肠溶片。建议对栓塞高危患者,在足量静脉输注质子泵抑制剂的前提下,可改用氯吡格雷小剂量口服[1];

(3)因上消化道出血禁食,未予胰岛素,加上患者处于应激状态,儿茶酚胺、胰高血糖素、糖皮质激素等分泌增加,引发高血糖,使血黏度增高,可诱发脑梗死[1]。多次予生物合成人胰岛素皮下注射,予 5％葡萄糖注射液 250 mL＋生物合成人胰岛素注射液 6 IU 静脉滴注后,2 月 5 日 1:35 am 血糖降至 4.8 mmol/L,低血糖一方面可减少脑能量供应,另一方面使交感神经的兴奋性增加,导致脑血管痉挛收缩,造成大脑各部位供血不均衡,那些缺血相对较重的部位便会发生功能障碍,可引起一过性偏瘫、诱发或加重脑梗死[1]。

二、患者发生高血糖的可能原因

生理情况下人胰岛素的分泌由基础胰岛素和餐时胰岛素两部分组成,在应激时患者因不能进食而没有餐时胰岛素的分泌,但仍分泌基础胰岛素。患者 2 型糖尿病史多年,已

用胰岛素控制血糖,其胰岛功能十分低下,基础胰岛素分泌液严重缺乏[2]。此类患者处于应激状态,其儿茶酚胺、生长激素、糖皮质激素、胰高糖素等胰岛素对抗激素分泌增加,使血糖进一步升高,若不给予基础胰岛素,可导致高血糖、血糖波动大,血糖控制的难度增加[2]。患者近4年予重组人胰岛素(优泌林)14 IU每日早餐前皮下注射、12 IU每日晚餐前皮下注射,甘精胰岛素(来得时)12 IU每日晚睡前皮下注射降糖。2月2日入院后因禁食予暂停使用所有胰岛素,未保留甘精胰岛素(来得时)12 IU每日晚睡前皮下注射,是引发2月4日严重高血糖及血糖波动大的重要原因。

随着超长效胰岛素的临床应用,国内外许多学者探讨了应激情况下皮下注射超长效胰岛素血糖控制效果。采用长效胰岛素(甘精胰岛素)结合静脉输注葡萄糖时加用中和量普通胰岛素来控制血糖,低血糖反应少,胰岛素用量少,能取得较满意的效果。而完全用静脉输注胰岛素来控制血糖的方法,胰岛素用量大,血糖波动大,低血糖反应多,血糖控制不满意[2]。

【病例总结】

建议对栓塞高危的上消化道出血患者,在足量静脉输注质子泵抑制剂的前提下,可改用氯吡格雷小剂量口服;因上消化道出血禁食,未予胰岛素,胰高血糖素、糖皮质激素等分泌增加,引发高血糖,故应根据血糖水平及时调整胰岛素;采用长效胰岛素结合静脉输注葡萄糖时加用中和量普通胰岛素来控制血糖,血糖控制平稳。

未遵守上述用药注意事项,与患者病情恶化有相关性。

参考文献

[1] 贾建平,陈生弟.神经病学.第7版.北京:人民卫生出版社,2014,176～188
[2] 马立萍,魏月明,利亚冬,等.2型糖尿病合并上消化道出血急性期血糖控制方法的探讨[J].临床内科杂志,2010,27(9):634～635

病例 *37*

可能与脂肪乳相关猝死

【概述】

一例老年女性患者,既往冠心病,高血压,糖尿病,乙肝。因肝硬化腹水、食欲缺乏待查入院。入院后患者治疗效果不佳,患者死亡。通过此病例分析探讨患者 2 月 13 日 20:45 pm 猝死的主要可能原因。

【病史介绍】

患者 77 岁,女性,既往有冠心病史 10 多年,有心衰史;有高血压史 20 多年,最高 200/100 mmHg,目前口服缬沙坦 80 mg 每天 1 次口服;有糖尿病史 10 多年,目前口服格列齐特 30 mg 每天 2 次、吡格列酮 30 mg 每天 2 次口服;有乙肝史 10 多年。因肝硬化腹水、食欲缺乏待查于 2015 年 2 月 9 日入院。

【临床过程】

2 月 9 日,查体神清气平,ChilD - Pugh 评分 7 分,心率 93 次/分,血压 137/81 mmHg,双肺未闻及干、湿啰音,双下肢水肿。白细胞计数 3.7×10^9/L[$(3.5 \sim 9.5) \times 10^9$/L],血红蛋白 100 g/L(115~150 g/L),中性比粒细胞百分比 77%(50%~70%),血小板计数 96×10^9/L[$(101 \sim 320) \times 10^9$/L]。肌酐 78 μmol/L(46~92 μmol/L),钾 3.4 mmol/L(3.5~5.1 mmol/L),**钠 120 mmol/L(137~145 mmol/L)**,总胆红素 17 μmol/L(0~21 μmol/L),直接胆红素 9.0 μmol/L(0~5 μmol/L),白蛋白 29 g/L(40~55 g/L)。载脂蛋白 A0.69 g/L(1.08~2.25 g/L)。凝血酶原时间 13.5 秒(9.0~13.0 秒),APTT 35.8 秒(20.0~40.0 秒),D-二聚体 1.96 mg/L(<0.55 mg/L),抗凝血酶Ⅲ活性 65.1%(75%~125%)。予呋塞米 40 mg 每天 1 次口服(2 月 9 日—2 月 13 日)、螺内酯 80 mg 每天 1 次口服(2 月 9 日—2 月 13 日)利尿,5%葡萄糖注射液 100 mL+谷胱甘肽 1.2 g 每天 1 次静脉滴注(2 月 9 日—2 月 13 日)保肝,单硝酸异山梨酯缓释片 40 mg 每天 1 次口服(2 月 9 日—2 月 13 日)扩冠,格列齐特缓释片 60 mg 每天 2 次口服(2 月 9 日—2 月 12

日)降糖,缬沙坦 80 mg 每天 1 次口服(2 月 9 日—2 月 13 日)降压,0.9％氯化钠注射液 100 mL＋泮托拉唑钠 60 mg 每天 1 次静脉滴注(2 月 9 日—2 月 13 日)抑酸护胃。

2 月 10 日,患者仍有腹胀,心率 93 次/分,血压 137/81 mmHg,双下肢水肿。糖化血红蛋白 7.8％(4％～6.0％),CRP 22.1 mg/L(0～3 mg/L)。BNP3 560 ng/L(＜450 ng/L),磷酸肌酸激酶同工酶 5.71 ng/mL(0.10～4.94 ng/mL),肌钙蛋白 0.094 ng/mL(0～0.01 ng/mL),肌红蛋白 144.6 ng/mL(25.0～58.0 ng/mL)。腹水检查提示漏出液和渗出液之间,予左氧氟沙星 0.2 g 每天 2 次口服(2 月 10 日—2 月 13 日)抗感染。

2 月 11 日,患者仍有腹胀,双下肢水肿,心率 90 次/分,血压 135/85 mmHg。予吡格列酮 30 mg 每天 2 次口服(2 月 11 日—2 月 12 日)控制血糖。

2 月 12 日,心率 84 次/分,血压 89/60 mmHg。予碘海醇 100 mL 静脉注入后,下腹部增强 CT 示盆腔积液。予 5％葡萄糖注射液 250 mL＋10％氯化钠 30 mL＋10％氯化钾 5 mL＋生物合成人胰岛素 4 IU 每天 2 次静脉滴注(2 月 12 日—2 月 13 日)补钠补钾,精蛋白生物合成人胰岛素 8 IU 早餐前皮下注射、6 IU 晚餐前皮下注射(2 月 12 日—2 月 13 日)。

2 月 13 日 6:50 am,**钾 2.4 mmol/L(3.5～5.1 mmol/L),钠 120 mmol/L(137～145 mmol/L),肌酐 207 μmol/L(46～92 μmol/L)**。予 5％葡萄糖注射液 250 mL＋10％氯化钠 30 mL＋10％氯化钾 5 mL＋生物合成人胰岛素 4 IU 每 8 小时 1 次静脉滴注(2 月 13 日)加强补钠补钾,螺内酯 160 mg 每天 1 次口服(2 月 13 日)保钾利尿,10％氯化钾 20 mL 口服、门冬氨酸钾镁 20 mL 口服。

10:36 am,**血糖 3.6 mmol/L(4.56～6.38 mmol/L)**,予 50％葡萄糖注射液 20 mL 静脉推注。

11:33 am,**予 5％葡萄糖氯化钠注射液 250 mL＋维生素 K₁ 10 mg 静脉滴注**。

11:50 am,予 10％氯化钾 20 mL＋0.9％氯化钠注射液 40 mL 静脉推泵。12:10 pm,予 20％中长链脂肪乳 250 mL 静脉滴注。12:24 pm,予呋塞米 100 mg＋0.9％氯化钠注射液 40 mL 静脉推泵。

13:28 pm,**予 10％葡萄糖注射液 500 mL＋25％葡萄糖注射液 40 mL＋多种微量元素注射液Ⅱ 10 mL＋20％中长链脂肪乳 250 mL＋生物合成人胰岛素 10 IU 静脉滴注肠外营养**。

15:32 pm,凝血酶原时间 17.2 秒(9.0～13.0 秒),APTT 54.3 秒(20.0～40.0 秒),D-二聚体 5.21 mg/L(＜0.55 mg/L),抗凝血酶Ⅲ活性 37.4％(75％～125％)。

16:37 pm,患者气促,颜面部水肿,CT 示胸腔积液及心包积液。心超示重度肺动脉高压约 85 mmHg,双房增大,中大量二尖瓣反流,大量三尖瓣反流,射血分数 64％。心内科会诊予硝酸甘油 20 mg＋0.9％氯化钠注射液 50 mL 静脉推泵。

19:00 pm,心率 96 次/分,血压 89/42 mmHg,氧饱和度 95％。20:00 pm,心率 104 次/分,血压 85/54 mmHg,氧饱和度 95％。

20:45 pm,患者突发神志不清,意识丧失,颜面发绀,血压 44/20 mmHg,心率 60～65 次/分。经抢救无效,23:44 pm 死亡。

【病例用药分析】

2 月 13 日 20:45 pm 猝死的主要可能原因

(1)患者冠心病、2 型糖尿病、高血压 3 级(极高危)、心衰,有阿司匹林和(或)氯吡格雷的强适应证,只要没有禁忌证就应予口服[1]。实际上没有给予,可能加重心肌缺血,引发致死性心律失常[1]。

(2)2 月 9 日入院时 D-二聚体 1.96 mg/L、抗凝血酶Ⅲ活性 65.1%,2 月 13 日 D-二聚体 5.21 mg/L、抗凝血酶Ⅲ活性 37.4%,加上 2 月 13 日 16:37 pm 心超示重度肺动脉高压约 85 mmHg,不能完全排除有肺血栓栓塞症的可能[1]。

(3)2 月 13 日 13:28 pm,予 10%葡萄糖注射液 500 mL＋25%葡萄糖注射液 40 mL＋多种微量元素注射液Ⅱ 10 mL＋20%中长链脂肪乳 250 mL＋生物合成人胰岛素 10 IU 静脉滴注。肠外营养液应包含氨基酸,因为氨基酸对乳剂有保护作用[2]。肝功能损害者可改用支链氨基酸。实际上将 20%中长链脂肪乳与葡萄糖、微量元素直接混合,未加支链氨基酸,可造成脂肪乳不稳定。另外,当脂肪乳 pH<5 时因负电位下降可丧失其稳定性。而葡萄糖偏酸性,故肠外营养液中的葡萄糖浓度最好控制在 23%以下为宜。实际上葡萄糖的体积已超过 60%,可能使肠外营养液的 pH<5,使 20%中长链脂肪乳更加不稳定。导致输液中不溶性微粒的数量大大增加,并且体积增大,从而可能造成血管供血不足,血管栓塞,包括冠状动脉[3],可使心肌缺血加重而诱发致死性心律失常;另外可能诱发并加重肺动脉栓塞。

(4)2 月 13 日 11:33 am 予 5%葡萄糖氯化钠注射液 250 mL＋维生素 K_1 10 mg 静脉滴注。可促进凝血因子合成,引发或加重血栓形成风险。包括冠状动脉和肺动脉栓塞。

(5)2 月 13 日 10:36 am 血糖 3.6 mmol/L。低血糖可加重脑缺血缺氧和心肌缺血缺氧,增加死亡风险[1]。低血糖的主要原因是因严重疾病而胃食欲缺乏,入院后肾功能不全加重而未减少胰岛素用量,肝肾功能损害而使糖异生能力下降。

(6)2 月 13 日 6:50 am 钾 2.4 mmol/L,低钾血症可增加发生严重心律失常的风险。低钾血症的主要原因是饮食摄入减少、肝硬化醛固酮增多、予呋塞米利尿等。正常人每日生理一般钾需要量 3 g(75 mmol),用氯化钾来补大概要 10%KCl 60 mL,补钾和补氯化钾不是一回事。体内钾代谢特点是多吃多排,少吃少排,不吃也要排除一部分,故临床上为了维持钾的平衡,应对不能进食的人补钾。肾脏每日固定的排钾量,即使不摄入钾每日仍要排钾 30～50 mmol,加上皮肤发汗和大便排钾一般失量 75 mmol,相当于 6 g 氯化钾[4]。临床上有补钾 3、6、9 的学说,指的是轻度缺钾一天额外补充氯化钾 3 g,中度缺钾一天额外补充氯化钾 6 g,重度缺钾一天额外补充氯化钾 9 g,如果病人禁食还要加上每日生理补钾量即加上氯化钾 6 g,如果摄入不足,酌情加生理量,分 3～4 天补足[4]。患者摄入极少,每日至少因补充生理需要量的氯化钾 6 g,而实际上 2 月 12 日予静脉补氯化钾 1 g。

(7) 2 月 9 日钠 120 mmol/L,2 月 13 日钠 120 mmol/L,低钠血症得不到纠正,可增加死亡风险。患者肝硬化腹水、双下肢水肿、胸腔积液、心包积液,很可能是稀释性低钠血症。需排水量(L)=体重(kg)×0.55×(1-实测血渗透压值/280)=60×0.55×(1-255/280)=3 L。实际上,因肾功能不全加重而使排尿量减少,从而使低钠血症得不到纠正[4]。肾功能不全加重的主要原因可能是予造影剂碘海醇、基础疾病加重等。

(8) 2 月 13 日 16:37 pm 心内科会诊予硝酸甘油 20 mg+0.9%氯化钠注射液 50 mL 静脉推泵。19:00 pm 血压 89/42 mmHg,20:00 pm 血压 85/54 mmHg。硝酸甘油等可使血压下降,可能使冠脉血供和脑血供减少,增加猝死风险。未能及时予多巴胺升压。

【病例总结】

冠心病、2 型糖尿病、高血压 3 级(极高危)、心衰,应予阿司匹林和(或)氯吡格雷;维生素 K₁可引发或加重血栓形成风险;低钾血症可增加发生严重心律失常的风险,应根据低钾血症严重程度以及每天摄入量及时补钾;发生严重低钠血症,可通过公式估算出缺钠量并及时补充。

未遵守上述用药注意事项,与患者病情恶化有相关性。

参考文献

[1] 葛均波,徐永健.内科学.第 8 版.北京:人民卫生出版社,2013,99～106,227～236,757～761
[2] 蒋朱明,蔡威.临床肠外与肠内营养.北京:科学技术出版社,2000,327～329
[3] 卢海儒,文友民.中药注射剂的不良反应.北京:中国医药科技出版社,71～72
[4] 王礼振.临床输液学.北京:人民卫生出版社,34～40,54～66

病例 **38**

与异甘草酸镁相关的严重低钾
补钠不足引发低钠血症

【概述】

一例高龄男性患者,因肝脏胆管细胞癌、高血压 2 级(极高危)入院。入院后患者发生低钠低钾血症。通过此病例分析探讨以下几个问题:① 患者发生低钠血症的原因;② 患者补钾后仍发生低钾血症的可能原因。

【病史介绍】

患者 81 岁男性,因高血压入院前**吲达帕胺 2.5 mg 每天 1 次口服**。2012 年行胆囊切除＋肠吻合术。2015 年 7 月 8 日因肝脏胆管细胞癌、高血压 2 级(极高危)入院。

【临床过程】

7 月 8 日,**血压 162／80 mmHg,予低脂普食,5％葡萄糖注射液 100 mL＋异甘草酸镁 150 mg 每天 1 次静脉滴注(7 月 8 日—7 月 13 日)**,5％葡萄糖注射液 100 mL＋谷胱甘肽 1.2 g 每天 1 次静脉滴注(7 月 8 日—7 月 15 日)(7 月 21 日—7 月 22 日),丁二磺酸腺苷蛋氨酸(思美泰)1 000 mg＋5％葡萄糖注射液 250 mL 每天 1 次静脉滴注(7 月 8 日—7 月 10 日)1 500 mg＋5％葡萄糖注射液 250 mL 每天 1 次静脉滴注(7 月 10 日—7 月 11 日)1 000 mg＋5％葡萄糖注射液 250 mL 每天 1 次静脉滴注(7 月 11 日—8 月 9 日),0.9％氯化钠注射液 100 mL＋头孢哌酮舒巴坦钠 3 g **每 12 小时 1 次静脉滴注**(7 月 8 日—7 月 27 日),甲硝唑**氯化钠** 0.5 g(100 mL)每天 2 次静脉滴注(7 月 8 日—7 月 13 日)。查总胆红素 87 $\mu mol/L$(0～21 $\mu mol/L$),直接胆红素 85 $\mu mol/L$(0～5 $\mu mol/L$),GPT 78 IU/L(9～50 IU/L),肌酐 81 $\mu mol/L$(58～110 $\mu mol/L$),钾 3.4 mmol/L(3.5～5.1 mmol/L),钠 127 mmol/L(137～145 mmol/L),氯 90 mmol/L(98～107 mmol/L)。D－二聚体 1.8 mg/L(＜0.55 mg／L),纤维蛋白原 4.352 g/L(1.8～3.5 g/L)。BNP1 228 ng/L(＜450 ng/L),高敏肌钙蛋白 0.027 ng/mL(0～0.010 ng/mL)。

7月9日,予5％葡萄糖注射液250 mL＋10％氯化钠10 mL＋10％氯化钾7.5 mL 每天1次静脉滴注(7月9日—7月11日),5％葡萄糖注射液250 mL＋维生素K_1 20 mg＋10％氯化钾7.5 mL＋10％氯化钠30 mL 每天1次静脉滴注(7月9日—7月11日),门冬氨酸钾镁20 mL 每天3次口服(7月9日—7月11日)。

7月11日9:53 am,CRP 118 mg／L(0~3 mg／L),钾2.6 mmol／L(3.5~5.1 mmol/L),钠124 mmol/L(137~145 mmol/L),氯87 mmol/L(98~107 mmol/L)。患者严重低钾低钠,偶意识欠清,考虑代谢性脑病,临时增加10％氯化钠50 mL 静脉滴注,10％氯化钾17.5 mL。予5％葡萄糖注射液250 mL＋维生素K_1 20 mg＋10％氯化钾7.5 mL 每天1次静脉滴注(7月11日—7月21日)。17:41 pm,钾3.2 mmol/L(3.5~5.1 mmol/L),钠126 mmol/L(137~145 mmol/L),氯92 mmol/L(98~107 mmol/L)。

7月12日9:00 am,予20％甘露醇125 mL 静脉滴注。

7月13日,钾4.0 mmol/L(3.5~5.1 mmol/L),钠128 mmol/L(137~145 mmol/L),氯93 mmol/L(98~107 mmol/L)。因反复低钠低氯,请内分泌会诊,考虑继发性电解质紊乱,肾上腺转移,停异甘草酸镁和甲硝唑,予0.9％氯化钠注射液100 mL＋10％氯化钠30 mL 每12小时1次静脉滴注(7月13日—7月20日)。

7月14日,钾3.4 mmol/L(3.5~5.1 mmol/L),钠129 mmol/L(137~145 mmol/L),氯94 mmol/L(98~107 mmol/L)。CT示双侧基底节区、半软圆中心多发腔隙性梗死。

7月15日,予5％葡萄糖注射液100 mL＋多烯磷脂酰胆碱465 mg 每天1次静脉滴注(7月15日—7月21日)多烯磷脂酰胆碱456 mg 每天3次口服(7月22日—8月10日)。

7月16日,T_3 0.55 ng/mL(0.80~2.00 ng/mL),FT_3 1.79 pg/mL(2.00~4.40 pg/mL)。皮质醇(0 am)111.6 ng/mL(62~194 ng/mL)。皮质醇(8:00 am)224.2 ng/mL(62~194 ng/mL)。

7月17日,24小时尿钾52 mmol/L(25~125 mmol/L),24小时尿钠395 mmol/L(40~220 mmol/L),24小时尿氯346 mmol/L(110~250 mmol/L)。

7月18日,钾4.24 mmol/L(3.5~5.1 mmol/L),钠128 mmol/L(137~145 mmol/L),氯87 mmol/L(98~107 mmol/L)。总胆红素49 μmol/L(0~21 μmol/L),直接胆红素47 μmol/L(0~5 μmol/L),GPT 24 IU/L(9~50 IU/L),尿素氮3.8 mmol/L(3.2~7.1 mmol/L),肌酐64 μmol/L(58~110 μmol/L)。予10％氯化钾10 mL 每天3次口服(7月18日—7月28日)。

7月20日,停0.9％氯化钠注射液100 mL＋10％氯化钠30 mL 每12小时1次静脉滴注,予5％葡萄糖注射液100 mL＋10％氯化钠30 mL 每8小时1次静脉滴注(7月20日—8月7日),氢氯噻嗪25 mg 每天1次口服(7月20日—7月21日)。

7月21日9:07 am,予5％葡萄糖注射液250 mL＋异甘草酸镁150 mg 静脉滴注,甲硝唑氯化钠 0.5 g(100 mL)每天 2 次静脉滴注(7 月 21 日—7 月 25 日)。

21:00 pm,钾 3.9 mmol/L(3.5~5.1 mmol/L),**钠 118 mmol/L(137~145 mmol/L)**,氯 85 mmol/L(98~107 mmol/L)。**增加 10%氯化钠 10 mL 每天 3 次口服(7 月 21 日—8 月 10 日)。**

7 月 22 日,**钾 3.3 mmol/L(3.5~5.1 mmol/L)**,钠 124 mmol/L(137~145 mmol/L),氯 88 mmol/L(98~107 mmol/L)。

7 月 23 日,**钾 3.1 mmol/L(3.5~5.1 mmol/L)**,钠 129 mmol/L(137~145 mmol/L),氯 94 mmol/L(98~107 mmol/L)。予门冬氨酸钾镁 20 mL 每天 3 次口服(7 月 23 日—8 月 10 日)。

7 月 25 日,钾 3.8 mmol/L(3.5~5.1 mmol/L),钠 132 mmol/L(137~145 mmol/L),氯 95 mmol/L(98~107 mmol/L)。总胆红素 37 μmol/L(0~21 μmol/L),直接胆红素 29 μmol/L(0~5 μmol/L),GPT 88 IU/L(9~50 IU/L)。**予异甘草酸镁 150 mg+10%氯化钾 7.5 mL+5%葡萄糖注射液 250 mL 每天 1 次静脉滴注(7 月 25 日—8 月 9 日)。**

7 月 29 日,予 0.9%氯化钠注射液 100 mL+氢化可的松 50 mg 隔天 1 次(7 月 29 日—8 月 4 日)50 mg+0.9%氯化钠注射液 100 mL biw(8 月 4 日—8 月 9 日)纠正电解质紊乱。

7 月 30 日,钾 4.1 mmol/L(3.5~5.1 mmol/L),钠 128 mmol/L(137~145 mmol/L),氯 91 mmol/L(98~107 mmol/L)。

8 月 3 日,总胆红素 28 μmol/L(0~21 μmol/L),直接胆红素 25 μmol/L(0~5 μmol/L),GPT 45 IU/L(9~50 IU/L)。

8 月 8 日,钾 3.5 mmol/L(3.5~5.1 mmol/L),钠 133 mmol/L(137~145 mmol/L),氯 97 mmol/L(98~107 mmol/L)。8 月 9 日出院。

【病例用药分析】

一、患者发生低钠血症的原因

人体每天生理性需要氯化钠约 4.5 g,但对限盐的人每天摄入 1 g 氯化钠仍能维持钠平衡。该患者发生低钠血症提示其调节钠平衡功能极差。

患者 2015 年 7 月 8 日入院时钠 127 mmol/L,缺钠量(mmol)=体重(kg)×0.6×(140-实测血清钠)[1]=60 kg×0.6×(140-127 mmol/L)=468 mmol,相当于氯化钠 27.4 g。每日生理性补充 4.5 g 氯化钠通常饮食摄入即可(若患者饮食摄入正常),但患者胃纳极差故需额外补充。

7 月 8 日—7 月 11 日,每天补充氯化钠 0.9%氯化钠注射液 200 mL+甲硝唑氯化钠 200 mL+10%氯化钠 10 mL+10%氯化钠 30 mL=1.8 g+1.6 g+1 g+3 g=7.4 g 氯化钠。7 月 11 日钠反而降至 124 mmol/L,临时增加 10%氯化钠 50 mL 静脉滴注,即 5 g 氯

化钠。因 7 月 12 日 9:00 am 予 20% 甘露醇 125 mL 静脉滴注的因素,7 月 13 日钠仅升至 128 mmol/L。**可见每天补充 7.4 g 氯化钠是不够的,反而使低钠血症进一步加重。**

7 月 13 日停异甘草酸镁和甲硝唑氯化钠,从 7 月 13 日—7 月 20 日,每日补充氯化钠=0.9% 氯化钠注射液 100 mL 每 12 小时 1 次静脉滴注+10% 氯化钠 30 mL 每 12 小时 1 次静脉滴注+0.9% 氯化钠注射液 100 mL 每 12 小时 1 次静脉滴注=9.6 g。7 月 18 日钠 128 mmol/L。**可见每天补充 9.6 g 氯化钠不能使低钠血症得到改善。**

7 月 20 日—7 月 25 日,予 10% 氯化钠 30 mL 每 8 小时 1 次静脉滴注+0.9% 氯化钠注射液 200 mL+甲硝唑氯化钠 0.5 g(200 mL)+10% 氯化钠 30 mL 口服=15.4 g 氯化钠。7 月 20 日予氢氯噻嗪 25 mg 每天 1 次口服(7 月 20 日—7 月 21 日)。7 月 21 日 9:07 am 予 5% 葡萄糖注射液 250 mL+异甘草酸镁 150 mg 静脉滴注。21:00 pm 钠降至 118 mmol/L。7 月 21 日停氢氯噻嗪后,7 月 25 日钠升至 132 mmol/L,基本达到正常。**可见每天补充 15.4 g 氯化钠可使低钠血症得到改善。**

7 月 25 日予异甘草酸镁 150 mg 每天 1 次静脉滴注(7 月 25 日—8 月 9 日),7 月 27 日—8 月 7 日,每天补充氯化钠=10% 氯化钠 30 mL 每 8 小时 1 次静脉滴注+10% 氯化钠 10 mL 每天 3 次口服=12 g 氯化钠。7 月 30 日钠 128 mmol/L,8 月 8 日钠升至 133 mmol/L,基本正常。在每日补充 12 g 氯化钠的情况下,钠升至 133 mmol/L,可能与疾病得到改善饮食摄入增加有关。可见在饮食得到改善的情况下,**每天补充 12 g 氯化钠可使低钠血症得到改善。**

患者发生低钠血症的主要原因:

(1)患者有双侧基底节区、半卵圆窝中心多发腔梗,加上患者可能有糖尿病(7 月 9 日糖化血红蛋白 7.0%),再加上患者有高血压却违反禁忌证予异甘草酸镁,可引发血压增高、血压波动(170/89 mmHg~82/48 mmHg);还加上因黄疸予维生素 K_1 静脉滴注,可促进各种凝血因子合成(除 7 月 8 日入院时予 DIC 筛查外,直到出院未再监测各项凝血指标),未予阿司匹林等抗血小板,可能使腔隙性脑梗加重,从而可能使抗利尿激素分泌过度(抗利尿激素分泌异常综合征),引发水过量稀释性低钠血症;脑耗盐综合征促进肾脏排钠;使低钠血症的发生率可达 12.5%~58%[2]。

(2)患者有高血压、2 型糖尿病,长期吸烟饮酒史,7 月 8 日入院时高敏肌钙蛋白偏高、BNP 偏高,可能存在冠心病。加上违反禁忌证予异甘草酸镁,可引发血压增高、血压波动(170/89 mmHg~82/48 mmHg);还加上因黄疸予维生素 K_1 静脉滴注可促进各种凝血因子合成(除 7 月 8 日入院时予 DIC 筛查外,直到出院未再监测各项凝血指标),未予阿司匹林等抗血小板,可能使心肌缺血加剧,从而引发心功能不全,可使肾灌注减少,抗利尿激素分泌增加而导致稀释性低钠血症[2]。

(3)入院前予吲达帕胺 2.5 mg 每天 1 次口服,有排钠、排氯作用,可引起低钠血症及低氯血症。

（4）因肝脏胆管细胞癌晚期等严重疾病而食欲缺乏、摄入少。

（5）患者可能有甲减可引发低钠血症[1]。

二、7 月 8 日入院时钾 3.4 mmol/L，7 月 9 日予 10％氯化钾 15 mL 每天 1 次静脉滴注（7 月 9 日—7 月 11 日），门冬氨酸钾镁 20 mL 每天 3 次口服（7 月 9 日—7 月 11 日）。7 月 11 日 9:53 am 钾反而降至 2.6 mmol/L。其原因主要有

（1）予 5％葡萄糖注射液 100 mL＋异甘草酸镁 150 mg 每天 1 次静脉滴注（7 月 8 日—7 月 13 日），可引发假性醛固酮症，可促进钾排泄，引发低钾血症；

（2）因严重基础疾病胃食欲缺乏，摄入少[3]。

7 月 11 日，补钾量减为 10％氯化钾 7.5 mL 每天 1 次静脉滴注（7 月 11 日—7 月 21 日），7 月 13 日停异甘草酸镁，直到 7 月 18 日钾 4.24 mmol/L，一直未发生低钾血症。

7 月 18 日予 10％氯化钾 10 mL 每天 3 次口服（7 月 18 日—7 月 28 日）。7 月 20 日予氢氯噻嗪 25 mg 每天 1 次口服（7 月 20 日—7 月 21 日），7 月 21 日 9:07 am 予 5％葡萄糖注射液 250 mL＋异甘草酸镁 150 mg 静脉滴注，7 月 22 日钾 3.3 mmol/L，7 月 23 日钾 3.1 mmol/L，予门冬氨酸钾镁 20 mL 每天 3 次口服（7 月 23 日—8 月 10 日）。7 月 25 日钾 3.8 mmol/L，恢复正常。在一定程度上说明异甘草酸镁与低钾血症的相关性。

【病例总结】

异甘草酸镁可引发假性醛固酮症，可促进钾排泄，引发低钾血症，高血压、心衰患者禁用。

未遵守上述用药注意事项，与患者病情恶化有相关性。

参考文献

［1］　王礼振.临床输液学.北京：人民卫生出版社,1998,22～26,34～40,54～57
［2］　戴晓慧.慢性心力衰竭合并缺钠性低钠血症及稀释性低钠血症的临床分析[J].实用临床医药杂志,2005,9(3)：96～97
［3］　陈灏珠、钟南山、陆再英.内科学.第 8 版.北京：人民卫生出版社,2013,242～255,524～532,752～756,783～785

病例 *39*

可能与稀释性低钠血症异烟肼利福平相关的癫痫

【概述】

一例女性患者，因肠结核入院。入院后患者发生癫痫。通过此病例分析探讨患者发生癫痫的原因与抗结核药物的相关性。

【病史介绍】

患者 36 岁，女性，2015 年 7 月 16 日于东方医院消化内科诊断肠结核不除外，予规律口服利福喷丁（每周 2 次，周三口服 2 粒，周六口服 3 粒）、异烟肼（每天 1 次，每次 3 粒）、吡嗪酰胺（每天 1 次，每次 3 粒）、乙胺丁醇（每天 1 次，每次 3 粒）抗结核。2016 年 4 月 19 日 11:00 am 为随访复查收入消化内科。体重维持在 45 kg。

【临床过程】

4 月 19 日查体神清气平，血压 124/78 mmHg，心率 80 次/分。血细胞比容 36.2%（35%～45%）。血沉 2 mm/H（0～20 mm/H）。尿比重 1.005（1.003～1.030）。钾 3.4 mmol/L（3.5～5.1 mmol/L），**钠 141 mmol／L（137～145 mmol／L）**，氯 103 mmol/L（98～107 mmol/L）。肝功能正常，肌酐 51 μmol/L（46～92 μmol/L）。19:00 pm，**予复方聚乙二醇电解质散（恒康正清）2 盒**。

4 月 20 日 9:00 am，精神一般，胃纳一般。神清气平，血压 108/79 mmHg，心率 78 次/分。15:30 pm，患者行肠镜检查，结肠镜插镜至回盲部，末端回肠未见异常，回盲瓣呈唇样型，阑尾窝存在。所见升结肠、横结肠、降结肠黏膜光滑，血管纹理清晰可见，直肠近肛缘见散在斑片状充血灶。诊断：直肠炎，左半结肠较前次检查明显好转。结肠镜后安返病房。

16:00 pm，患者诉头晕，精神状况较差，心率 80 次/分，无头痛发热，无心慌出冷汗，无**腹痛，今因行肠镜检查基本未进食，予 10% 葡萄糖注射液 500 mL＋10% 氯化钾 10 mL 静**

脉滴注。

17:00 pm,患者突发神志不清,牙关紧闭,嘴角有白沫,双上肢铅管样强直,呈癫痫样抽搐,小便失禁,血压测不出。患者呕吐黄色胃液,予以侧卧避免误吸。17:23 pm,神经内科会诊考虑癫痫样发作,予甘露醇 125 mL 静脉滴注、地西泮 10 mg 静脉推注。急测血糖 6.4 mmol/L,予 50％葡萄糖注射液 20 mL 静脉推注。

19:18 pm,钾 3.8 mmol/L(3.5～5.1 mmol/L),**钠 118 mmol／L(137～145 mmol／L)**,氯 87 mmol/L(98～107 mmol/L),碳酸氢盐 18 mmol/L(20～30 mmol/L)。血细胞比容 34％(35％～45％)。血气分析示代谢性酸中毒,予 5％碳酸氢钠 125 mL 静脉滴注,5％葡萄糖氯化钠注射液 500 mL＋10％氯化钾 10 mL 静脉滴注,5％葡萄糖注射液 100 mL＋10％氯化钠 30 mL 静脉滴注。

19:30 pm,头颅 CT 片未见颅内出血、梗死及占位,考虑有脑水肿表现,予甘露醇 250 mL 每天 1 次静脉滴注(4 月 20 日—4 月 21 日)。21:00 pm,予呋塞米 20 mg 静脉推注。

22:00 pm,患者呼之不应,躁动不安,心电监护示血压 93/60 mmhg,心率 65 次/分,氧饱和度 99％。尿量约 2 000 mL。

4 月 21 日 6:00 am,予乳酸钠林格注射液 500 mL＋10％氯化钾 10 mL 静脉滴注。

7:30 am,体温 38.3℃,意识模糊,呼之睁眼,血压 80/50 mmHg。

9:00 am,予脂肪乳(10％)氨基酸(15)葡萄糖(20％)(克林维)1 000 mL 静脉滴注,5％葡萄糖氯化钠注射液 500 mL＋10％氯化钾 15 mL 静脉滴注,5％葡萄糖氯化钠注射液 500 mL＋10％氯化钾 10 mL 静脉滴注,甘油果糖氯化钠 250 mg 静脉滴注。

12:22 pm,血钾 2.9 mmol/L、钠 130 mmol/L,血压波动于 60～70/100～110 mmHg。

16:00 pm,患者嗜睡,可自主睁眼,心电监护示血压 100/69 mmhg,心率 69 次/分。今晨至 16:00 pm 尿量 1 000 mL。

4 月 22 日 8:00 am,患者嗜睡,可自主睁眼,心电监护示:血压 100/69 mmHg,心率 69 次/分,氧饱和度 99％。今晨至 16:00 pm 尿量 1 000 mL。

4 月 23 日 8:00 am,患者神清、气平,血压 108/79 mmHg,心率 75 次/分,律齐。

【病例用药分析】

一、患者发生癫痫的主要原因

(1) 4 月 19 日入院时钠 141 mmol/L,4 月 20 日 17:00 pm 发生癫痫时钠骤降至 118 mmol/L。无论是缺钠性低钠血症(因失钠失水)还是稀释性低钠血症,均可因水从细胞外进入细胞内而造成脑细胞肿胀脑水肿。一般血钠降至 115～120 mmol/L 时出现嗜睡、反应迟钝;血钠降至 115 mmol/L 时可发生抽搐、昏迷甚至死亡[1];

(2) 予异烟肼 0.3 g 每天 1 次口服。异烟肼可透过血脑屏障,抑制 γ 氨基丁酸

(GABA)代谢过程中的辅酶吡哆醛,使 γ 氨基丁酸(GABA)生成减少,使脑神经细胞兴奋而诱发癫痫。异烟肼可引起周围神经炎,表现为肌肉痉挛、四肢感觉异常等。规定精神病患者和癫痫病人禁用。

二、患者发生低钠血症的原因

复方聚乙二醇电解质散每盒由 A、B、C 各 1 包组成,A 包含氯化钾 0.74 g,碳酸氢钠 1.68 g;B 包含氯化钠 1.46 g,硫酸钠 5.68 g;C 包含 60 g 聚乙二醇 4 000。将盒内各包药粉一并倒入带有刻度的杯(瓶)中,加温开水至 1 000 mL,搅拌使完全溶解,即可服用。2 盒通常加温开水 2 000 mL。肠镜、钡灌肠及其他检查前的肠道清洁准备,用量为 2 000～3 000 mL,首次服用 600～1 000 mL,以后每隔 10～15 分钟服用 1 次,每次 250 mL,直至服完或直至排出水样清便。宜于术前或检查前 4 小时开始服用,其中服药时间约为 3 小时,排空时间约为 1 小时。可在手术、检查的前一天下午开始服药。

2 盒复方聚乙二醇电解质散包括氯化钠 2.92 g,碳酸氢钠 3.36 g(含钠量当于 2.34 g 氯化钠包含的钠离子),硫酸钠 11.36 g(含钠量相当于 9.36 g 氯化钠包含的钠离子)。可见 2 盒复方聚乙二醇电解质散含钠量相当于 14.6 g 氯化钠中包含的钠离子,在这种情况下 4 月 20 日 17:00 pm 钠骤降至 118 mmol/L 的原因:

(1) 若患者为缺钠性低钠血症,缺钠量(mmol)[1] = 体重(kg)×0.6×(140－实测血钠) = 45 kg×0.6×(140－118) = 594 mmol,相当于 34.7 g 氯化钠;若为稀释性低钠血症,则需排水量(L) = 体重(kg)×0.6×(1－实际血渗透压/280) = 45 kg×0.6×(1－243/280) = 3.57 L(实际血渗透压 = 2Na$^+$＋血糖＋尿素氮 = 118×2＋5＋2 = 243 mmol/L)[1]。患者体型瘦小又因肠结核食欲缺乏,在短时间内摄入 3 L 以上白开水就可能引发严重的稀释性低钠血症(如果通过肠道和肾脏排出较慢),加上 4 月 20 日下午才行肠镜检查,致使当天未能进食也未摄入氯化钠,可使低钠血症进一步加重。

(2) 4 月 20 日 16:00 pm,患者诉头晕予 10% 葡萄糖注射液 500 mL＋10% 氯化钾 10 mL 静脉滴注,葡萄糖在体内代谢为水分,可加重稀释性低钠血症。

(3) 17:23 pm 予甘露醇 125 mL 静脉滴注,可因增加血容量而加重稀释性低钠血症;另外可因促进钠离子的排出而加重低钠血症。

【病例总结】

异烟肼可引起周围神经炎,表现为肌肉痉挛、四肢感觉异常等,规定精神病患者和癫痫病人禁用;复方聚乙二醇电解质散可因促进钠离子的排出而加重低钠血症。

未遵守上述用药注意事项,与患者发生癫痫有相关性。

参考文献

[1] 王礼振.临床输液学.北京:人民卫生出版社,1998,31～40

病例 *40*

与粒缺严重骨髓抑制相关的感染

【概述】

一例老年女性患者,因梗阻性黄疸、腹腔恶性淋巴瘤、重度骨髓抑制、双侧胸腔积液入院。入院后发生严重骨髓抑制,并继发感染,治疗效果不佳,患者死亡。通过此病例分析探讨继发于肿瘤的感染的原因及用药方案是否合理。

【病史介绍】

患者 74 岁,女性,2015 年 8 月 10 日因乏力食欲缺乏就诊,查血常规晚幼粒 2.0%,异林 22.0%。9 月 22 日 CT 示两肺慢性炎症。10 月 21 日白细胞计数 $3.4×10^9/L(3.69～9.16×10^9/L)$,血红蛋白 87 g/L(115～150 g/L),血小板计数 $61×10^9/L(125～350 g/L)$。10 月 26 日总胆红素 394 $\mu mol/L(3～22 \mu mol/L)$,结合胆红素 307 $\mu mol/L(0～5 \mu mol/L)$,GPT 191 IU/L(9～52 IU/L)。因梗阻性黄疸、腹腔恶性淋巴瘤、重度骨髓抑制、双侧胸腔积液于 2015 年 10 月 27 日入院。

【临床过程】

10 月 27 日,精神萎靡、气促,心率 106 次/分,血压 132/70 mmHg,**体温 37.8℃**,双上肢可见散在红色瘀斑瘀点。白细胞计数 $1.53×10^9/L[(3.69～9.16)×10^9/L]$,中性粒细胞百分率 3.8%(40%～75%),中性粒细胞绝对数 $0.06×10^9/L[(1.80～6.30)×10^9/L]$,血红蛋白 63 g/L(115～150 g/L),血小板计数 $12×10^9/L(125～350 g/L)$。凝血酶原时间测定 19.9 秒(9～13 秒),APTT 测定值 68.2 秒(20～40 秒),D-二聚体 1.47 mg /L(<0.55 mg/L),纤维蛋白(原)降解产物 7.0 $\mu g/mL(<5.0 \mu g/mL)$,纤维蛋白原 0.862 g/L(1.800～3.500 g/L)。

予**甲硝唑氯化钠 0.5 g 每天 2 次静脉滴注(10 月 27 日—10 月 28 日)、左氧氟沙星 0.3 g 每天 1 次静脉滴注(10 月 27 日—10 月 28 日)**抗感染,另外予丁二磺酸腺苷蛋氨酸、还原型谷胱甘肽、异甘草酸镁、维生素 K₁、输血、输血浆、输红细胞等治疗。

10月28日,患者氧饱和度在89%～95%,嗜睡状态,**体温38℃,停甲硝唑和左氧氟沙星,改用莫西沙星氯化钠0.4g每天1次静脉滴注(10月28日—10月31日)。**

10月29日,肌酐64 μmol/L(46～92 μmol/L),总胆红素>462 μmol/L(3～22 μmol/L),结合胆红素389 μmol/L(0～5 μmol/L),GPT 215 IU/L(9～52 IU/L),白蛋白23 g/L(35～50 g/L)。白细胞计数0.77×10^9/L[$(3.69～9.16)\times10^9$/L],中性粒细胞百分率1.3%(40%～75%),中性粒细胞绝对数0.01×10^9/L[$(1.80～6.30)\times10^9$/L],血红蛋白51 g/L(115～150 g/L),血小板计数$<11\times10^9$/L(125～350 g/L)。患者嗜睡状态,血压99/65 mmHg,心率110次/分,**体温38.6℃。**

10月30日9:32 am,患者嗜睡状态,体温39℃,予重组人粒细胞刺激因子75 μgH,人凝血酶原复合物200 IU静脉滴注。18:15 pm,予吲哚美辛栓30 mg纳肛。

10月31日16:00 pm,白细胞计数$<0.45\times10^9$/L[$(3.69～9.16)\times10^9$/L],中性粒细胞百分率3.3%(40%～75%),中性粒细胞绝对数$<0.01\times10^9$/L[$(1.80～6.30)\times10^9$/L],血红蛋白61 g/L(115～150 g/L),血小板计数$<11\times10^9$/L(125～350 g/L)。患者嗜睡气促,体温39℃,出现畏寒、寒战,四肢、背部、腹部可见大面积紫癜,双肺闻及干、湿啰音。21:29 pm死亡。

【病例用药分析】

患者抗菌方案是否合理

患者因梗阻性黄疸、腹腔恶性淋巴瘤、重度骨髓抑制入院。入院当天血常规提示存在粒缺,体温37.8℃。根据抗微生物治疗指南,对因继发于肿瘤引发胆管梗阻而引发的胆源性感染,病原体通常为肠杆菌科、肠球菌、拟杆菌等。在细菌培养＋药敏结果出来之前,按经验用药应首选哌拉西林他唑巴坦钠、替卡西林克拉维酸、碳青霉烯类。备选方案为第三代头孢菌素＋克林霉素(或甲硝唑)、莫西沙星＋甲硝唑等。如感染可能危及生命,则应首选碳青霉烯类,并且应加用万古霉素以覆盖革兰阳性菌[1]。

根据成人肺炎院内感染伴粒缺(中性粒细胞<500/mm³)指南,致病菌可能是肠杆菌科细菌、金葡菌(MRSA)、厌氧菌＋真菌(念珠菌、曲菌),在细菌培养＋药敏结果出来之前,首选哌拉西林他唑巴坦、头孢哌酮/舒巴坦、碳青霉烯类、万古霉素[1]。

根据败血症、中毒性休克伴粒缺(中性粒细胞<500/mm³)指南,致病菌多为需氧阴性杆菌(包括绿脓杆菌),次为金葡菌、真菌(念珠菌、曲菌)、草绿色链球菌。在细菌培养＋药敏结果出来之前,首选头孢他啶、碳青霉烯类,替代方案为抗绿脓杆菌氨基糖苷类＋(抗绿脓杆菌青霉素或哌拉西林他唑巴坦钠)。

根据严重全身性感染与感染性休克治疗指南,应当在确诊后1小时内应用抗菌药。大量研究表明,感染性休克时,有效抗菌药每延迟1小时使用,其病死率将显著增加[2]。

实际入院时予甲硝唑氯化钠0.5g每天2次静脉滴注(10月27日—10月28日)、左氧氟沙星 0.3 g 每天 1 次静脉滴注(10 月 27 日—10 月 28 日),显然对患者不适宜,并且因甲硝唑白细胞、血小板减少等不良反应发生率较高,因此规定血液系统疾病患者禁用。

10 月 28 日,停甲硝唑和左氧氟沙星,改用莫西沙星氯化钠 0.4 g 每天 1 次静脉滴注(10 月 28 日—10 月 31 日)。莫西沙星为第四代氟喹诺酮类,相对于第三代的左氧氟沙星,其对革兰阳性菌抗菌作用更强一些。根据 ChilD - Pugh 分级[3],患者得分胆红素＞51.3 mmol/L(＞462 μmol/L)3 分＋白蛋白＜28 g/L(23 g/L)(3 分)＋凝血酶原延长时间＞6 秒(19.9 秒)(3 分)＋无腹水(1 分)＋无肝性脑病(1 分)＝11 分＞10 分,属于 ChilD - Pugh C 级。莫西沙星肝功能严重损伤(ChilD - Pugh C 级)患者禁用。

患者最终发生 DIC 多脏器衰竭除与原发疾病有关外,严重感染得不到有效控制是重要原因。

【病例总结】

对因继发于肿瘤引发胆管梗阻而引发的胆源性感染,按经验用药应首选哌拉西林他唑巴坦钠、替卡西林克拉维酸、碳青霉烯类;备选方案为第三代头孢菌素＋克林霉素(或甲硝唑)、莫西沙星＋甲硝唑等;如感染可能危及生命,则应首选碳青霉烯类,并且应加用万古霉素以覆盖革兰阳性菌。

未遵守上述用药注意事项,与患者病情恶化有相关性。

参考文献

[1]　Jay P. Sanford.桑德福抗微生物治疗指南.北京:中国协和医科大学出版社,2011,15～16,35～41
[2]　刘京涛,马朋林.循证与认知:感染性休克指南 2012 更新[J].中国急救医学,2013,33(1):5～7
[3]　陈孝平,汪建平.第 8 版.北京:人民卫生出版社,2013,439～440

消化道出血后发生脑梗用药不适宜

【概述】

一例老年女性患者,合并高脂血症,腔隙性脑梗死,十二指肠球部溃疡。因十二指肠球部溃疡出血、失血性贫血入院。入院后患者发生急性脑梗死。通过此病例分析探讨患者入院后发生急性脑梗的主要原因。

【病史介绍】

患者82岁,女性,高脂血症史20多年,腔隙性脑梗死20多年,十二指肠球部溃疡史20年,1年前因上消化道出血住院治疗。因十二指肠球部溃疡出血、失血性贫血于2015年12月7日再次入院。

【临床过程】

12月7日,糖化血红蛋白6.3%(4%～6%),高密度脂蛋白胆固醇0.91 mmol/L(>1.15 mmol/L),低密度脂蛋白胆固醇3.07 mmol/L(<4.14 mmol/L),D-二聚体0.94 mg/L(<0.55 mg/L),空腹血糖6.62 mmol/L(4.56～6.38 mmol/L),肌酐71 μmol/L(45～84 μmol/L),血红蛋白84 g/L(115～150 g/L),HCT25%(35%～45%)。心率90～100次/分,血压90～132/48～65 mmHg。

予禁食(12月7日—12月11日),0.9%氯化钠注射液100 mL＋泮托拉唑钠80 mg每8小时1次静脉滴注(12月7日—12月11日)80 mg＋0.9%氯化钠注射液100 mL每天2次静脉滴注(12月11日—12月23日),复方氨基酸(20AA)500 mL＋10%氯化钾10 mL每天1次静脉滴注(12月7日—12月16日),10%葡萄糖注射液500 mL＋10%氯化钾10 mL每天1次静脉滴注(12月7日—12月17日),凝血酶冻干粉2 000～4 000 IU,q6h口服(12月7日—12月15日),**5%葡萄糖注射液250 mL＋醋酸奥曲肽0.3 mg＋10%氯化钾5 mL每天2次静脉滴注(12月7日—12月12日)**,10%葡萄糖注射液250 mL＋维生素B$_6$ 0.2 g每天1次静脉滴注(12月8日—12月14日)。

12月10日,予0.9％氯化钠注射液100 mL＋蔗糖铁100 mg隔天1次(12月10日—12月25日)。

12月11日,心率74次/分,血压108/68 mmHg。血红蛋白87 g/L(115～150 g/L),HCT26％(35％～45％),空腹血糖8.3 mmol/L(4.56～6.38 mmol/L)。

12月12日,患者无黑便,开放流质低脂饮食。8:00 am,心率59次/分,血压88/45 mmHg。12:00 am,血糖21.3 mmol/L(＜7.8 mmol/L)。13:00 pm,心率65次/分,血压96/56 mmHg。14:00 pm,血糖18 mmol/L(＜7.8 mmol/L)。16:00 pm,心率65次/分,血压102/45 mmHg,血糖13.3 mmol/L(＜7.8 mmol/L)。20:00 pm,心率85次/分,血压112/62 mmHg。

12月13日9:00 am,家属诉患者出现反应迟钝,将醋酸奥曲肽减量为0.3 mg 5％葡萄糖注射液500 mL＋10％氯化钾5 mL每天1次静脉滴注(12月13日—12月14日)。14:28 pm,患者近3天出现言语不清,今完全不能言语,神志尚清。15:29 pm:神经内科会诊考虑脑梗死,头颅CT示左侧额叶急性脑梗死。16:00 pm～22:00 pm,血压112～154/48～68 mmHg,心率75～88次/分。

12月14日,予0.9％氯化钠注射液100 mL＋前列地尔10 ug每天1次静脉滴注(12月14日—12月25日),七叶皂甙钠5 mg＋0.9％氯化钠注射液100 mL每天2次静脉滴注(12月14日—12月25日),醋酸奥曲肽0.1 mg每8小时1次H(12月14日—12月17日),呋喃妥因0.05 g每天3次口服(12月14日—12月26日)。心率66～86次/分,血压82～126/42～82 mmHg。

12月15日,心率62～76次/分,血压95～120/42～66 mmHg。12月16日,血红蛋白86 g/L(115～150 g/L),HCT26.4％(35％～45％)。

12月17日,头颅MRI提示侧额叶急性脑梗死。

12月23日,予0.9％氯化钠注射液100 mL＋泮托拉唑钠80 mg每天1次静脉滴注(12月23日—12月25日),埃索美拉唑镁肠溶片20 mg每晚1次口服(12月23日—12月26日)。

12月25日,好转出院。

【病例用药分析】

患者入院后发生急性脑梗死的主要原因

(1) 高脂血症史20多年,入院后查血糖,可能有2型糖尿病史,可能存在脑动脉粥样硬化,有引发脑梗死疾病基础[1]。

(2) 有腔隙性脑梗死20多年,有脑梗史者再发脑梗死的风险可增加4倍以上[1]。

(3) 因十二指肠球部溃疡出血引发血容量不足,加上予醋酸奥曲肽可能引发心率减慢,窦性心动过缓而减少心输出量,可使血压下降,导致脑血供不足,可增加脑梗发生风险[2]。尤其在 12 月 12 日 8:00 am 心率 59 次/分,血压 88/45 mmHg;13:00 pm 心率 65 次/分,血压 96/56 mmHg。对老年有脑梗病史者,但舒张压降至 65 mmHg 以下心脑血管事件发生率会增加,血压理想目标是 120～140/70～80 mmHg;对脑梗急性期患者有高血压者血压应保持在 180/100～105 mmHg,无高血压者血压应保持在 160～180/90～100 mmHg[2]。低血压常见原因是血容量不足,须及时治疗。予补足容量,必要时予小剂量多巴胺或予参麦、参附静脉滴注[2]。

(4)患者否认糖尿病史,但入院后查糖化血红蛋白高,血糖很高,可能有糖尿病。尤其是 12 月 12 日 12:00 am 血糖 21.3 mmol/L,14:00 pm 血糖 18 mmol/L,16:00 pm 血糖 13.3 mmol/L。醋酸奥曲肽对生长激素、胰高血糖素、胰岛素的释放均有抑制作用,引发高血糖是常见不良反应;加上患者处于应激状态,再加上予葡萄糖静脉滴注却没有再其中加入胰岛素(比例为 1:4:6),引发了高血糖。脑卒中患者通常血糖应控制在 7.8～10 mmol/L,当超过 10 mmol/L 时应立即予胰岛素治疗。因极高血糖未被及时控制,可增加血黏度增加脑梗死风险[3]。

(5)患者有高脂血症史 20 多年,腔隙性脑梗死病史 20 多年,有口服抗血小板聚集药(如阿司匹林或氯吡格雷)的强适应证。因十二指肠球部溃疡出血而禁食未给予,可增加脑梗风险[3];有使用他汀类稳定斑块药(如阿托伐他汀钙)的适应证,却未给予。

【病例总结】

十二指肠球部溃疡出血引发血容量不足,应及时补充容量,防止低血压;糖尿病患者静脉滴注葡萄糖,应加入胰岛素;醋酸奥曲肽可能使血压下降,导致脑血供不足,应注意维持血压;腔隙性脑梗死病史加上糖尿病高血压,有他汀类的强适应证。

未遵守上述用药注意事项,与患者病情恶化有相关性。

参考文献

[1] 贾建平,陈生弟.神经病学.第 7 版.北京:人民卫生出版社,2014,176～188
[2] 黄如训.老年人脑梗死的血压管理特点[J].中华老年心血管病杂志,2005;7(4):220～221
[3] 葛均波,徐永健.内科学.第 7 版.北京:人民卫生出版社,240～241,747～752

病例 *42*

肝脓肿后抗菌药及低钾后保肝药用药不适宜

【概述】

一例高龄男性患者,既往胃恶性肿瘤术后。因急性胃肠炎入院。通过此病例分析探讨以下几个问题: ① 患者肝脓肿后抗菌方案是否合理;② 4 月 15 日 10:50 am 入院时钾 3.3 mmol/L(3.5~5.1 mmol/L),存在低钾血症,之后予以补钾,患者仍低钾血症的原因。

【病史介绍】

患者 90 岁,男性,身高 175 cm,体重 85 kg。40 年前行胆囊切除术。2009 年因胃恶性肿瘤行姑息性手术治疗,术后 2 周口服卡培他滨。否认糖尿病、高血压等病史。2016 年 4 月 15 日体温达 41.0℃,公利医院予氨曲南＋左氧氟沙星抗感染。测白细胞 31.0×10^9/L[$(3.5 \sim 9.5) \times 10^9$/L],中性粒细胞百分率 91%(50%~70%),CRP 182 mg/L(0~10 mg/L),血红蛋白 84 g/L(130~175 g/L),血小板 35×10^9/L[$(125 \sim 350) \times 10^9$/L]。拟急性胃肠炎 4 月 15 日 10:50 am 入院。

【临床过程】

4 月 15 日,查降钙素原 84.2 ng/mL(0.051~0.5 ng/mL),白细胞介素$-_6$ 613 ng/L(0~7 ng/L),天冬氨酸氨基转移酶 467 IU/L(17~59 IU/L),丙氨酸氨基转移酶 297 IU/L(21~72 IU/L),钾 3.3 mmol/L(3.5~5.1 mmol/L)。Tmax 38.5℃。呕吐 1 次,腹泻 2 次,予 0.9%氯化钠注射液 250 mL＋左氧氟沙星 0.3 g 每天 1 次静脉滴注(4 月 15 日—4 月 23 日),0.9%氯化钠注射液 100 mL＋亚胺培南西司他丁钠 1 g 每 12 小时 1 次静脉滴注(4 月 15 日—4 月 23 日),0.9%氯化钠注射液 100 mL＋比阿培南 0.3 g 每 12 小时 1 次静脉滴注(4 月 15 日—4 月 23 日),异甘草酸镁 150 mg＋10%葡萄糖注射液 250 mL 每天 1 次静脉滴注(4 月 15 日—4 月 23 日)。23:00 pm,予吲哚美辛栓 50 mg 纳肛。

4 月 16 日 13:50 pm,Tmax 38.0℃。予门冬氨酸钾镁 20 mL 每天 3 次口服(4 月 16 日—4 月 25 日),8.5%复方氨基酸 250 mL＋丙氨酰谷氨酰胺 5 g＋10%氯化钾 7.5 mL 每

天 2 次静脉滴注(4 月 16 日—4 月 25 日)。20:30 pm,予吲哚美辛栓 30 mg 纳肛。

4 月 17 日 11:17 am,白细胞 24.9×10⁹/L[(3.5～9.5)×10⁹/L],中性粒细胞百分率 94.1%(50%～70%),血红蛋白 80 g/L(130～175 g/L),血小板 21×10⁹/L[(125～350)×10⁹/L]。Tmax 38.5℃。18:30 pm,予吲哚美辛栓 50 mg 纳肛。

4 月 18 日 8:00 am,降钙素原 19.97 ng/mL(0.051～0.5 ng/mL),白细胞介素₋₆ 93.8 ng/L(0～7 ng/L),CRP 130 mg/L(0～3 mg/L),钾 3.0 mmol/L(3.5～5.1 mmol/L)。天冬氨酸氨基转移酶 67 IU/L(17～59 IU/L),丙氨酸氨基转移酶 108 IU/L(21～72 IU/L)。予吲哚美辛栓 50 mg 纳肛。Tmax 38.5℃。

4 月 19 日 9:42 am,**钾 2.76 mmol /L**(3.5～5.3 mmol/L)。白细胞 19.9×10⁹/L[(3.5～9.5)×10⁹/L],中性粒细胞百分率 92.1%(50%～70%),血红蛋白 77 g/L(130～175 g/L),血小板 20×10⁹/L(125～350×10⁹/L)。Tmax 38.4℃。予 5%葡萄糖氯化钠注射液 250 mL+10%氯化钾 7.5 mL 每天 1 次静脉滴注(4 月 19 日—4 月 20 日)。**15:04 pm,增强 CT 示肝右叶脓肿,76.4 mm×58.8 mm,边缘欠清晰。**

4 月 20 日 10:00 am,钾 2.8 mmol/L(3.5～5.1 mmol/L),肌酐 78 μmol/L(58～110 μmol/L)。予吲哚美辛栓 30 mg 纳肛。Tmax 39.0℃。予转化糖 250 mL+10%氯化钾 7.5 mL 每天 2 次静脉滴注(4 月 20 日—4 月 23 日)。21:00 pm,予吲哚美辛栓 50 mg 纳肛。

4 月 21 日,Tmax 37.6℃。13:50 pm,钾 3.2 mmol/L(3.5～5.1 mmol/L),予 0.9%氯化钠注射液 100 mL+蔗糖铁 100 mg 静脉滴注。CRP 124 mg/L(0～3 mg/L)。

4 月 22 日,Tmax 39.0℃。7:31 am,钾 3.1 mmol/L(3.5～5.1 mmol/L)。13:18 pm,天冬氨酸氨基转移酶 33 IU/L(17～59 IU/L),丙氨酸氨基转移酶 37 IU/L(21～72 IU/L)。19:20 pm,予吲哚美辛栓 30 mg 纳肛。

4 月 23 日,Tmax 38.5℃。改用 0.9%氯化钠注射液 100 mL+头孢哌酮舒巴坦钠 3 g 每 12 小时 1 次静脉滴注(4 月 23 日—4 月 25 日),莫西沙星氯化钠 0.4 g 每天 1 次静脉滴注(4 月 23 日—4 月 25 日),转化糖 250 mL+10%氯化钾 7.5 mL+脂溶性维生素 1 瓶每天 1 次静脉滴注(4 月 23 日—4 月 25 日),转化糖 250 mL+10%氯化钾 7.5 mL+维生素 C 1 g+维生素 B₆ 0.1 g 每天 1 次静脉滴注(4 月 23 日—4 月 25 日)。20:00 pm,予吲哚美辛栓 50 mg 纳肛。

4 月 24 日 7:51 am,钾 3.8 mmol/L(3.5～5.1 mmol/L),降钙素原 1.23 ng/mL(0.051～0.5 ng/mL),白细胞介素- 6 111.5 ng/L(0～7 ng/L),白细胞 16.2×10⁹/L[(3.5～9.5)×10⁹/L],中性粒细胞百分率 88.8%(50%～70%),血红蛋白 65 g/L(130～175 g/L),血小板 43×10⁹/L[(125～350)×10⁹/L]。12:47 pm,CRP 89.2 mg/L(0～3 mg/L)。Tmax 38.7℃。17:30 pm,予吲哚美辛栓 30 mg 纳肛。予 0.9%氯化钠注射液 100 mL+蔗糖铁 100 mg 静脉滴注。

4月25日,白细胞 17.6×10⁹/L[(3.5～9.5)×10⁹/L],中性粒细胞百分率 92.6%(50%～70%),血红蛋白 65 g/L(130～175 g/L),血小板 52×10⁹/L[(125～350)×10⁹/L]。Tmax 37.6℃。患者要求自动出院。

【病例用药分析】

一、患者肝脓肿后抗菌方案是否合理

肝脓肿的主要致病菌为大肠埃希菌、类杆菌属、肠球菌、溶组织阿米巴等。在细菌培养＋药敏结果出来之前,首选择氨苄西林＋氨基糖苷＋甲硝唑,阿莫西林舒巴坦钠＋甲硝唑,氟喹诺酮类＋甲硝唑,哌拉西林他唑巴坦钠＋甲硝唑,替卡西林克拉维酸＋甲硝唑,头孢哌酮舒巴坦钠＋甲硝唑[1];当感染严重时,可直接予亚胺培南西司他丁钠＋甲硝唑,美罗培南＋甲硝唑[1];当疑有耐甲氧西林金黄色葡萄球菌等感染时,可予万古霉素、替考拉宁、利奈唑胺[1]。

当脓肿直径<3 cm 时,单独应用抗感染治疗即可充分治疗肝脓肿。但对大多数肝脓肿患者来说,充分引流协同抗感染治疗可获得更好的临床结局。经皮肝穿刺抽脓或置管引流术的指征为:① 经药物治疗后体温不能被控制;② 脓液液化明显,脓肿壁已形成;③ 当脓肿直径>3 cm 且<5 cm,经反复穿刺抽脓即可获得理想疗效;④ 对于浓腔>10 cm 者建议引流[1]。

比阿培南在碳青霉烯类中对绿脓杆菌作用相对较强,对金黄色葡萄球菌、表皮葡萄球菌抗菌活性比亚胺培南西司他丁钠(泰能)明显弱,适用于治疗由敏感细菌所引起的败血症、肺炎、肺部脓肿、慢性呼吸道疾病引起的二次感染、难治性膀胱炎、肾盂肾炎、腹膜炎、妇科附件炎等。成人每日 0.6 g,分 2 次静脉滴注。可根据患者年龄、症状适当增减给药剂量。但 1 天的最大给药量不能超过 1.2 g。严重肾功能不全者慎用。比阿培南目前尚没有用于肝脓肿的临床试验。

实际予左氧氟沙星 0.3 g 每天 1 次静脉滴注＋亚胺培南西司他丁钠 1 g 每 12 小时 1次静脉滴注＋比阿培南 0.3 g 每 12 小时 1 次静脉滴注(4月15日—4月23日)。2 种碳青霉烯类抗菌药合用属于重复用药,加上左氧氟沙星,可增加抗菌药脑病的发生风险。患者90 岁高龄男性,体重 85 kg,肌酐 78 μmol/L,可估算出肌酐清除率为 67 mL/min。按照药品说明书规定,亚胺培南最大可用至每天 0.75 g 每 8 小时 1 次静脉滴注,即泰能 1.5 g 每 8小时 1 次静脉滴注。实际予 1 g 每 12 小时 1 次静脉滴注,相对于肝脓肿等严重感染剂量偏小。

患者予亚胺培南西司他丁钠＋比阿培南＋左氧氟沙星抗感染效果不佳,可能与未加用甲硝唑、未予穿刺抽脓和引流有关[1],但主要原因可能是致病菌对所有抗菌药耐药。患者 90 岁高龄,有胃恶性肿瘤手术及化疗史,免疫功能低下,予强力抗菌药抗感染 2～3 天效果不佳建议及时更换其他抗菌药[2]。对碳青霉烯类和氟喹诺酮类耐药,其致病菌可能

是泛耐药肺炎肺炎克雷伯杆菌、鲍曼不动杆菌、嗜麦芽窄单胞菌、耐甲氧西林金黄色葡萄球菌,推荐头孢哌酮舒巴坦钠＋利奈唑胺(或万古霉素)、头孢哌酮舒巴坦钠＋替加环素,必要时还可加用磷霉素钠或抗真菌药。故 4 月 23 日若更换为足量的头孢哌酮舒巴坦钠 3 g 每 8 小时 1 次静脉滴注＋万古霉素 0.5 g 每 8 小时 1 次静脉滴注(患者血小板低下予利奈唑胺可能使血小板进一步下降而引发出血风险),可能结局会好些。

二、4 月 15 日 10:50 am 入院时钾 3.3 mmol/L(3.5～5.1 mmol/L),存在低钾血症,之后予以补钾,患者仍低钾血症的原因

予异甘草酸镁 150 mg＋10％葡萄糖注射液 250 mL 每天 1 次静脉滴注(4 月 15 日—4 月 23 日)。异甘草酸镁可引起假性醛固酮增多症,导致低钾血症。规定严重低钾血症者禁用。尽管予门冬氨酸钾镁 20 mL 每天 3 次口服(4 月 16 日—4 月 25 日),8.5％复方氨基酸 250 mL＋丙氨酰谷氨酰胺 5 g＋10％氯化钾 7.5 mL 每天 2 次静脉滴注(4 月 16 日—4 月 25 日),4 月 19 日 9:42 am 钾降至 2.76 mmol/L。4 月 19 日加 5％葡萄糖氯化钠注射液 250 mL＋10％氯化钾 7.5 mL 每天 1 次静脉滴注(4 月 19 日—4 月 20 日),4 月 20 日 10:00 am 钾 2.8 mmol/L,予转化糖 250 mL＋10％氯化钾 7.5 mL 每天 2 次静脉滴注(4 月 20 日—4 月 23 日),4 月 22 日 7:31 am 钾 3.1 mmol/L。4 月 23 日停异甘草酸镁后,4 月 24 日 7:51 am 钾上升至 3.8 mmol/L。

【病例总结】

肝脓肿在细菌培养＋药敏结果出来之前,首选择氨苄西林＋氨基糖苷＋甲硝唑,阿莫西林舒巴坦钠＋甲硝唑,氟喹诺酮类＋甲硝唑,哌拉西林他唑巴坦钠＋甲硝唑,替卡西林克拉维酸＋甲硝唑,头孢哌酮舒巴坦钠＋甲硝唑;当感染严重时,可直接予亚胺培南西司他丁钠＋甲硝唑,美罗培南＋甲硝唑;当疑有耐甲氧西林金黄色葡萄球菌等感染时,可予万古霉素、替考拉宁、利奈唑胺;异甘草酸镁严重低钾血症者禁用。

未遵守上述用药注意事项,与患者病情恶化有相关性。

参考文献

[1] 虞胜镭,翁心华.成人细菌性肝脓肿的抗感染治疗要点与进展[J].实用肝脏病杂志,2015,18(4):337～339

[2] Jay P. Sanford.桑德福抗微生物治疗指南.第 43 版.北京:中国协和医科大学出版社,2013,41～44

病例 *43*

与来氟米特及尼美舒利亚相关的
急性药物性肝衰竭

【概述】

　　一例女性患者，合并高血压、类风湿关节炎。入院前半个月发现皮肤黄染且进行性加重，伴尿浓茶色。外院腹部 CT 示急性胆囊炎、胆总管扩张。予保肝退黄治疗后无好转。为行 ERCP 入院。入院后患者急性药物性肝衰竭。通过此病例分析探讨患者肝损伤的可能药源性原因。

【病史介绍】

　　患者 56 岁，女性，有类风湿关节炎病史 8 年，平素口服来氟米特 10 mg 隔天 1 次，**最近 3 个月自行加用尼美舒利分散片 0.1 g 每天 1 次口服**。有高血压史 3 年，口服替米沙坦 80 mg 每天 1 次口服。入院前半月发现皮肤黄染且进行性加重，伴尿浓茶色。外院检查排除乙型肝炎和丙型肝炎。总胆红素 267.1 μmol/L（0～21 μmol/L），直接胆红素 140.6 μmol/L（0～5 μmol/L），丙氨酸氨基转移酶 120 IU/L（7～40 IU/L），γ 谷氨酰基转移酶 82 IU/L（7～45 IU/L），碱性磷酸酶 216 IU/L（50～135 IU/L）。腹部 CT 示急性胆囊炎、胆总管扩张。予保肝退黄治疗后无好转。为行 ERCP 于 2016 年 4 月 29 日入院。

【临床过程】

　　4 月 29 日，查凝血酶原时间 16.2 秒（9.0～13.0 秒），部分凝血酶原时间 35.3 秒（20.0～40.0 秒）。白蛋白 29 g/L（40～55 g/L），总胆红素 284.5 μmol/L（0～21 μmol/L），直接胆红素 243.4 μmol/L（0～5 μmol/L），丙氨酸氨基转移酶 414 IU/L（7～40 IU/L），γ 谷氨酰基转移酶 75 IU/L（7～45 IU/L），碱性磷酸酶 137 IU/L（50～135 IU/L）。排除了丁型、庚型肝炎、自身免疫性肝炎。

　　予头孢唑肟钠 2 g 每天 2 次静脉滴注（4 月 29 日—5 月 3 日）（5 月 5 日—5 月 13 日），脂肪乳（10%）氨基酸（15）葡萄糖（20%）＋水溶性维生素 1 支＋脂溶性维生素 1 支＋丙氨酰谷氨酰胺 10 g+10%氯化钾 5～12.5 mL 每天 1 次静脉滴注(4 月 29 日—5 月 9 日),异甘草酸镁 150 mg 每天 1 次静脉滴注(4 月 29 日—5 月 31 日),**丁二磺酸腺苷蛋氨酸 1 g 每天 1 次静脉滴注(4 月 29 日—5 月 31 日)**,奥美拉唑钠 40 mg 每天 2 次静脉滴注(4 月 30 日—5 月 5 日)泮托拉唑钠 40 mg 每天 2 次静脉滴注(5 月 5 日—5 月 15 日)埃索美拉唑肠溶片 20 mg 每 12 小时 1 次口服(5 月 15 日—5 月 31 日),生长抑素 3 mg 每 12 小时 1 次静脉滴注(4 月 29 日—5 月 5 日)。

5 月 2 日,白蛋白 24 g/L(40～55 g/L),总胆红素 232.4 μmol/L(0～21 μmol/L),直接胆红素 143.6 μmol/L(0～5 μmol/L),丙氨酸氨基转移酶 296 IU/L(7～40 IU/L),γ谷氨酰基转移酶 70 IU/L(7～45 IU/L),碱性磷酸酶 150 IU/L(50～135 IU/L)。

5 月 3 日,开放饮食。

5 月 4 日,白蛋白 31 g/L(40～55 g/L),总胆红素 348.2 μmol/L(0～21 μmol/L),直接胆红素 277.4 μmol/L(0～5 μmol/L),丙氨酸氨基转移酶 271 IU/L(7～40 IU/L),γ谷氨酰基转移酶 61 IU/L(7～45 IU/L),碱性磷酸酶 158 IU/L(50～135 IU/L)。

5 月 5 日,行 ERCP 术,见胆总管结石伴胆管炎。

5 月 6 日,白蛋白 26 g/L(40～55 g/L),总胆红素 324.2、6 μmol/L(0～21 μmol/L),直接胆红素 192.5 μmol/L(0～5 μmol/L),丙氨酸氨基转移酶 249 IU/L(7～40 IU/L),γ谷氨酰基转移酶 65 IU/L(7～45 IU/L),碱性磷酸酶 175 IU/L(50～135 IU/L)。

5 月 9 日,白蛋白 26 g/L(40～55 g/L),总胆红素 391.1 μmol/L(0～21 μmol/L),直接胆红素 347.9 μmol/L(0～5 μmol/L),丙氨酸氨基转移酶 183 IU/L(7～40 IU/L),γ谷氨酰基转移酶 43 IU/L(7～45 IU/L),碱性磷酸酶 136 IU/L(50～135 IU/L)。**予甲泼尼龙琥珀酸钠 60 mg 每天 1 次静脉滴注(5 月 9 日—5 月 13 日)甲泼尼龙片 40 mg 每天 1 次口服(5 月 13 日—5 月 23 日)32 mg 每天 1 次口服(5 月 23 日—5 月 30 日)24 mg 每天 1 次口服(5 月 30 日—5 月 31 日)。**

5 月 12 日,白蛋白 28 g/L(40～55 g/L),总胆红素 422.4 μmol/L(0～21 μmol/L),直接胆红素 363.9 μmol/L(0～5 μmol/L),丙氨酸氨基转移酶 130 IU/L(7～40 IU/L),γ谷氨酰基转移酶 48 IU/L(7～45 IU/L),碱性磷酸酶 176 IU/L(50～135 IU/L)。

5 月 13 日,白细胞计数 12.73×10^9/L[(3.5～9.5)×10^9/L],中性粒细胞百分率 86%(40%～75%),血红蛋白 121 g/L(115～150 g/L),血小板 124×10^9/L[(125～350)×10^9/L]。胆汁培养出铜绿假单胞菌,对环丙沙星敏感。予环丙沙星氯化钠 0.4 g 每天 1 次静脉滴注(5 月 13 日—5 月 20 日)左氧氟沙星分散片 0.2 g 每天 2 次口服(5 月 20 日—5 月 30 日)。

5 月 17 日,白蛋白 27 g/L(40～55 g/L),总胆红素 399.6 μmol/L(0～21 μmol/L),直接胆红素 351 μmol/L(0～5 μmol/L),丙氨酸氨基转移酶 91 IU/L(7～40 IU/L),γ谷氨酰基转移酶 156 IU/L(7～45 IU/L),碱性磷酸酶 151 IU/L(50～135 IU/L)。

5 月 23 日，白蛋白 32 g/L（40～55 g/L），总胆红素 271.1 μmol/L（0～21 μmol/L），直接胆红素 235 μmol/L（0～5 μmol/L），丙氨酸氨基转移酶 95 IU/L（7～40 IU/L），γ 谷氨酰基转移酶 267 IU/L（7～45 IU/L），碱性磷酸酶 187 IU/L（50～135 U/L）。

5 月 27 日，白蛋白 29 g/L（40～55 g/L），总胆红素 162.1 μmol/L（0～21 μmol/L），直接胆红素 144.5 μmol/L（0～5 μmol/L），丙氨酸氨基转移酶 84 IU/L（7～40 IU/L），γ 谷氨酰基转移酶 258 IU/L（7～45 IU/L），碱性磷酸酶 177 IU/L（50～135 IU/L）。

【病例用药分析】

患者肝功能损伤的可能药物性原因

药物性肝损伤（drug-induced fiver injury，DIFI）是指由各类处方或非处方的化学药物、生物制剂、传统中药（TCM）、天然药（NM）、保健品（HP）、膳食补充剂（DS）及其代谢产物乃至辅料等所诱发的肝损伤[1]。危险因素包括遗传学因素、老年、饮酒、原先有肝脏疾病、药物的剂量疗程以及药物相互作用等[1]。

患者因类风湿关节炎平素口服来氟米特 10 mg 隔天 1 次，最近 3 个月自行加用尼美舒利分散片 0.1 g 每天 1 次口服，之后出现皮肤黄染且进行性加重，查胆红素和肝酶进行性升高。停尼美舒利和来氟米特，并予糖皮质激素、丁二磺酸腺苷蛋氨酸、异甘草酸镁等治疗后好转。各种检验指标排除了各型肝炎。

尼美舒利在欧洲国家上市后有严重肝毒性反应的报告，在芬兰、爱尔兰等国已经将该药撤出市场。尼美舒利自从 2001 年在我国上市销售后也已经发现肝损害、肝衰竭引起的死亡病例报告[2]。药品说明书规定，尼美舒利仅**在至少一种其他非甾体抗炎药治疗失败的情况下使用**。可用于慢性关节炎（如骨关节炎等）的疼痛、手术和急性创伤后的疼痛、原发性痛经的症状治疗。**疗程不能超过 15 天**。建议使用最小的有效剂量、最短的疗程，以减少药品不良反应的发生。**服用尼美舒利进行治疗期间必须避免同时使用已知的肝损害性药物**与过量饮酒，因为任何一种因素均可能增加本品的肝损害风险。来氟米特导致肝脏酶升高的发生率在 3% 以上，属于肝损害性药物。规定用药前及用药后每月检查 ALT，如果 ALT 升高到正常值的 2 倍（<80 IU/L）以内，继续观察；如果到正常值的 2～3 倍（80～120 IU/L），减半量服用，继续观察，若仍然维持在 80～120 IU/L，应中断治疗；若超过正常值的 3 倍（>120 IU/L），应立即停药。停药后若 ALT 恢复正常可继续用药，同时加强护肝治疗及随访，多数病人 ALT 不会再次升高。来氟米特和其他肝毒性药物合用可增加肝毒性。

塞来昔布和美洛昔康相对于尼美舒利肝毒性反应比较小，可考虑与来氟米特合用治疗类风湿关节炎。

【病例总结】

服用尼美舒利进行治疗期间必须避免同时使用已知的肝损害性药物与过量饮酒，因为任何一种因素均可能增加本品的肝损害风险;来氟米特属于肝损害性药物,与其他肝毒性药物合用可增加肝毒性。

未遵守上述用药注意事项,与患者发生药物性肝衰竭有相关性。

参考文献

[1] 中华医学会肝病学分会药物性肝病学组.药物性肝损伤诊治指南[J].中华肝脏病杂,2015,23(11):810~820
[2] 于荣华.尼美舒利致肝严重不良反应回顾性分析[J].中国医药导报,2008,5(9):19~21

病例 *44*

急性胃肠炎后发生肺栓塞分析

【概述】

一例老年男性患者,既往 2 型糖尿病,因急性胃肠炎入院。入院后患者发生肺栓塞。通过此病例分析探讨患者发生肺栓塞的原因。

【病史介绍】

患者 72 岁,男性,2 型糖尿病史 30 多年。入院前 3 天出现水样便,每天 3～4 次,并呕吐胃内容物。2020 年 8 月 18 日来院急诊。查血红蛋白 142 g/L(130～175 g/L),血糖 21.4 mmol/L,CRP 114 mg/L(0～10 mg/L),D-二聚体 0.96 mg/L(<0.55 mg/L),纤维蛋白原 5.1 g/L(1.8～3.5 g/L),钠 131 mmol/L(137～145 mmol/L),血小板 221×10^9/L [(125～350)×10^9/L]。CT 示升结肠增厚有渗出,结合 CEA 升高,**不排除恶性肿瘤**。拟急性胃肠炎,2 型糖尿病收治消化内科。

【临床过程】

予禁食(8 月 18 日—8 月 24 日)。予 0.9% 氯化钠注射液 100 mL+奥美拉唑钠 40 mg 每天 2 次静脉滴注(8 月 18 日—8 月 24 日),左氧氟沙星氯化钠 0.5 g 每天 1 次静脉滴注(8 月 18 日—8 月 24 日),(克林维)脂肪乳(10%)氨基酸(15)葡萄糖(20%)1 000 mL+**脂溶性维生素(Ⅱ)1 瓶**+复方维生素(3)5 mL+10% 氯化钾 10 mL+生物合成人胰岛素 20 IU 每天 1 次静脉滴注(8 月 18 日—8 月 24 日),5% 葡萄糖氯化钠注射液 250 mL+10% 氯化钾 5 mL+维生素 B$_6$ 0.1 g+生物合成人胰岛素 4 IU 每天 1 次静脉滴注(8 月 18 日—8 月 24 日)。

8 月 19 日,D-二聚体 1.33 mg/L(<0.55 mg/L),纤维蛋白原 4.69 g/L(1.80～3.50 g/L),糖化血红蛋白 12.9%(4.0%～6.0%),**尿比重 1.034(1.003～1.030),予制动(8 月 19 日—8 月 28 日)**,予 5% 葡萄糖注射液 500 mL+生物合成人胰岛素 6 IU 每天 1 次静脉滴注(8 月 19 日—8 月 24 日),蒙脱石散 3 g 每天 3 次口服(8 月 19 日—8 月 23 日),双

歧杆菌三联活菌胶囊 420 mg 每天 3 次口服(8 月 19 日—8 月 28 日)。

8 月 20 日,予醋酸奥曲肽 0.1 mg 每天 1 次皮下注射(8 月 20 日—8 月 21 日)盐酸小檗碱 0.3 d 每天 3 次口服(8 月 21 日—8 月 23 日)。

8 月 21 日,患者诉头晕伴视物旋转。头颅 MRI 示双侧基底节区、半卵圆区中心较陈旧缺血灶。8 月 23 日,患者仍头晕伴视物旋转,予甲磺酸倍他司汀 12 mg 每天 3 次口服(8 月 23 日—9 月 8 日)。

8 月 24 日,予白粥(8 月 24 日—8 月 28 日),5％氨基酸 12.5 g 每天 1 次静脉滴注(8 月 24 日—9 月 11 日),西格列汀 100 mg 每天 1 次口服(8 月 24 日—9 月 8 日),生物合成人胰岛素 4～6 IU 每天 3 次皮下注射(8 月 24 日—8 月 31 日)。

8 月 26 日 10:00 am,患者从昨夜开始反复发热 38.5℃～37.3℃,略伴气促,心率 110 次/分。

13:25 pm,D-二聚体 3.79 mg／L(<0.55 mg/L),纤维蛋白原 5.22 g/L(1.80～3.50 g/L),尿比重 1.035(1.003～1.030),氧分压 77 mmHg(80～100 mmHg),氧饱和度 92％～95％。予 0.9％氯化钠注射液 100 mL＋头孢唑肟钠 2 g 每天 2 次静脉滴注(8 月 26 日—9 月 14 日)。

8 月 27 日 15:10 pm,**胸部增强 CT 示肺栓塞**。腹部增强 CT 示右肾结节、透明细胞癌予低分子肝素钠 4 250 IU 每 12 小时 1 次皮下注射(8 月 27 日—9 月 14 日)。

8 月 28 日,**转呼吸内科 ICU**。予阿卡波糖 50 mg 每天 3 次口服(8 月 28 日—9 月 8 日),甘精胰岛素 16～10 IU 每晚 1 次皮下注射(8 月 28 日—9 月 14 日),氯化钾颗粒 2 g 每天 3 次口服(8 月 28 日—8 月 30 日),酪酸梭菌活菌 1 片每天 3 次口服(8 月 28 日—9 月 14 日),5％葡萄糖注射液 100 mL＋异甘草酸镁 200 mg＋生物合成人胰岛素 4 IU 每天 1 次静脉滴注(8 月 28 日—9 月 14 日)。

8 月 30 日,患者发生便秘,予乳果糖 30 mL 每天 1 次口服(8 月 30 日—9 月 14 日)。

9 月 1 日,予 10％氯化钠 10 mL 每天 3 次口服(9 月 1 日—9 月 9 日)。

9 月 2 日,D-二聚体 1.33 mg／L(<0.55 mg/L)。

9 月 8 日,患者肝酶上升,予 5％葡萄糖注射液 100 mL＋还原性谷胱甘肽 1.5 g 每天 1 次静脉滴注(9 月 8 日—9 月 14 日)。

9 月 14 日,患者好转出院,予利伐沙班 10 mg 每天 2 次口服。

【病例用药分析】

患者发生肺栓塞的主要原因

(1) 根据手术患者栓塞风险评估表(Caprini 评估表)[1]:72 岁(61～74 岁)(2 分)＋肠炎病史(1 分)＋8 月 19 日开始制动(8 月 19 日—8 月 28 日)>72 小时(2 分)＋2 型糖尿病(1 分)=6 分≥5 分,如果将肾癌纳入,则应再加 2 分得 8 分,患者深静脉血栓形成风险极高危。Pauda 评估[1]：8 月 19 日开始制动（8 月 19 日—8 月 28 日）＞72 小时（3 分）＋72 岁≥70 岁（1 分）＋急性感染（1 分）＝5 分≥4 分，如果将肾癌纳入，则应再加 3 分得 7 分，也属于血栓形成高危。内科住院患者出血危险因素评估没有危险因素，故不属于高危。按规定应予低分子肝素抗血栓形成，再联合机械预防[1]。实际上未给予，直到 8 月 27 日发现肺栓塞；

（2）患者因急性胃肠炎而腹泻呕吐，加上禁食，可使血容量下降。8 月 19 日尿比重 1.034，8 月 26 日尿比重 1.035，提示存在脱水。可致血黏度升高、血中凝血因子浓度升高[2]。

（3）予（克林维）脂肪乳（10%）氨基酸（15）葡萄糖（20%）1 000 mL＋**脂溶性维生素（Ⅱ）1 瓶**＋复方维生素（3）5 mL＋10%氯化钾 10 mL＋生物合成人胰岛素 20 IU 每天 1 次静脉滴注（8 月 18 日—8 月 24 日）。脂溶性维生素 1 瓶含维生素 A 0.69 mg；维生素 D 210 μg；维生素 E 6.4 mg；维生素 K_1 0.20 mg。INR 在 5～9 出血危险性较高的患者规定给予口服维生素 K_1（1～2.5 mg），静脉滴注维生素 K_1 0.20 mg 可能缩短 PT、APTT 时间，使 D-二聚体上升，增加栓塞风险。

【病例总结】

Caprini 评估≥5 分、Pauda 评估≥4 分，属于栓塞极高危；加上患者出血风险不高，按规定应予低分子肝素抗血栓形成；禁食、腹泻的患者应防止低血容量。

未遵守上述用药注意事项，可能与患者发生肺栓塞有相关性。

参考文献

[1] 中华医学会呼吸病学分会肺栓塞与肺血管病学组，中国医师协会呼吸医师分会肺栓塞与肺血管病工作委员会，全国肺栓塞与肺血管病防治协作组.肺血栓栓塞症诊治与预防指南[J].中华医学杂志，2018，98（14）：1060～1087
[2] 王礼振.临床输液学.北京：人民卫生出版社，1998，8～21，46～48，317～321

与头孢哌酮舒巴坦钠相关的凝血时间延长

【概述】

一例老年女性患者,因慢性胃炎、慢性支气管炎、支气管扩张入院。入院后患者发生凝血功能障碍。通过此病例分析探讨患者出血凝血功能障碍的可能原因。

【病史介绍】

患者 78 岁,女性,有慢性支气管炎、支气管扩张史 50 多年,有慢性胃炎史。因慢性胃炎、慢性支气管炎、支气管扩张于 2015 年 5 月 2 日再次入院。查体神清气促、体形消瘦(体重 35 kg),心率 100 次/分,双肺可闻及大量湿啰音和哮鸣音。

【临床过程】

5 月 2 日,白细胞计数 $11.1×10^9/L$[$(3.69～9.16)×10^9/L$],中性粒细胞百分比 77%($50\%～70\%$),血红蛋白 130 g/L(130～175 g/L),血小板 $417×10^9/L$[$(125～350)×10^9/L$],PT 11.5 秒(9～13 秒),APTT 31.5 秒(20～40 秒),凝血酶时间 18.9 秒(14～21 秒),纤维蛋白原 6.23 g/L(1.8～3.5 g/L),D-二聚体 0.69 mg/L(<0.55 mg/L)。

予乳酸环丙沙星氯化钠 0.4 g 每天 1 次静脉滴注(5 月 2 日—5 月 19 日)、0.9%氯化钠注射液 100 mL＋哌拉西林他唑巴坦钠 4.5 g 每 8 小时 1 次静脉滴注(5 月 2 日—5 月 25 日)抗感染,氨溴索 60 mg 每天 2 次静脉推注(5 月 2 日—6 月 17 日)化痰,0.9%氯化钠注射液 100 mL＋泮托拉唑钠 60 mg qd 静脉滴注(5 月 2 日—5 月 12 日)雷贝拉唑钠肠溶胶囊 10 mg 每天 1 次口服(5 月 12 日—5 月 22 日)10 mg 每天 2 次口服(5 月 22 日—6 月 17 日)抑酸护胃,注射用糜蛋白酶 4 000 IU 每天 2 次雾化吸入(5 月 2 日—5 月 20 日)4 000 每天 1 次雾化吸入(5 月 20 日—6 月 17 日)。

5 月 4 日,痰培养出铜绿假单胞菌,对头孢哌酮舒巴坦钠、亚胺培南西司他丁钠、左氧氟沙星敏感,对哌拉西林他唑巴坦钠等耐药。

5 月 19 日,患者咳嗽咳痰增多,为黄色浓痰,血压 135/75 mmHg,心率 94 次/分,双肺散在湿啰音。停环丙沙星,改用左氧氟沙星分散片 0.2 g 每天 2 次口服(5 月 19 日—5 月 26 日)。

5 月 22 日,痰再次培养出铜绿假单胞菌,对头孢哌酮舒巴坦钠、亚胺培南西司他丁钠敏感,对哌拉西林唑巴坦钠、左氧氟沙星等耐药。

5 月 26 日,患者仍有咳嗽咳痰,呼吸内科会诊予头孢哌酮舒巴坦钠 1.5 g+0.9% 氯化钠注射液 100 mL 每 12 小时 1 次静脉滴注(5 月 26 日—6 月 17 日),乳酸环丙沙星氯化钠 0.4 g 每天 1 次静脉滴注(5 月 26 日—6 月 17 日)。

6 月 1 日,血小板 395×10^9/L[$(125 \sim 350) \times 10^9$/L],血气分析示 PO_2 62 mmHg(83~108 mmHg),PCO_2 56.4 mmHg(35~45 mmHg)。

6 月 5 日,皮下有出血点,查 PT 25.5 秒(9~13 秒),APTT 44.5 秒(20~40 秒),凝血酶时间 26 秒(14~21 秒),纤维蛋白原 2.11 g/L(1.8~3.5 g/L),D-二聚体 3.1 mg/L(<0.55 mg/L)。予输注血浆 200 mL。

6 月 7 日,患者皮下有出血点,予输注血浆 100 mL。6 月 8 日,患者皮下有出血点,予输注血浆 100 mL。6 月 9 日,仍咳嗽咳黄色痰,痰较多,皮下有出血点,予输注血浆 100 mL。

6 月 13 日,仍有出血,予肾上腺色腙 2.5 mg 每天 3 次口服(6 月 13 日—6 月 17 日)止血。

6 月 14 日,予美洛昔康 7.5 mg 每天 1 次口服(6 月 14 日—6 月 17 日)。6 月 17 日出院。

【临床用药分析】

患者凝血功能障碍的可能原因

凝血功能障碍和出血并发症是头孢菌素严重的一种血液学毒性反应,主要是由于对维生素 K 有反应的低凝血酶原血症(凝血酶原时间延长可以证实)和获得性血小板功能缺陷(出血时间延长可以证实)[1]。

维生素 K_1 是人类维生素 K 的主要来源,由饮食摄入,而维生素 K_2 需在结肠腔微粒体中合成。因此当饮食摄入的维生素 K 缺乏时,这种内源性维生素 K_2 就成为维生素 K 的重要来源。因此营养不良和接受无维生素 K 供应的胃肠外营养的病人容易出血。内酰胺类抗生素可以诱导结肠内大肠埃希菌和类杆菌的降解,这 2 种生物体都是合成维生素 K_2 的重要因素。头孢菌素可以通过以下 2 种途径干扰凝血因子的合成:

(1) 影响肠道合成维生素 K_2。

(2) 含有 N-甲基硫化四氮唑(N-MTZ)的头孢菌素引起结构与谷氨酸相似,因而可干扰维生素 K 在肝脏中的羧化进而使凝血酶原合成减少和依赖维生素 K 的凝血因子等的水平降低[1]。因此,出血可以发生在使用各种头孢菌素的患者中,但化学结构中含有

N-甲基硫化四氮唑(N-MTZ)的头孢菌素如拉氧头孢、头孢哌酮、头孢孟多等特别容易发生[1]。

患者从 5 月 26 日开始予头孢哌酮舒巴坦钠 1.5 g＋0.9％氯化钠注射液 100 mL 每 12 小时 1 次静脉滴注(5 月 26 日—6 月 17 日),而头孢哌酮舒巴坦钠低凝血酶原血症发生率达 3.8％,加上患者因慢性支气管炎、支气管扩张、Ⅱ型呼吸衰竭可造成营养吸收不良以及患者营养不良(消瘦体重仅 35 kg)而减少了维生素 K_1 的吸收,引发了从 6 月 5 日开始的皮下出血,PT、APTT、凝血酶时间显著延长,纤维蛋白原显著减少。

对营养不良、吸收不良的患者,予头孢哌酮舒巴坦钠静脉滴注应监测凝血酶原时间,必要时补充维生素 K。

【病例总结】

头孢哌酮含 N-甲基硫化四氮唑(N-MTZ),可干扰维生素 K 在肝脏中的羧化进而使凝血酶原合成减少和依赖维生素 K 的凝血因子等的水平降低;对营养不良、吸收不良的患者,予头孢哌酮舒巴坦钠静脉滴注应监测凝血酶原时间,必要时补充维生素 K。

未遵守上述用药注意事项,与患者凝血功能障碍有相关性。

参考文献

[1] 陈昀,沈志祥.头孢类抗生素的血液学毒性反应[J].临床内科杂志,2003,20(9):455～457

病例 *46*

与吲哚美辛栓过量相关的上消化道出血

【概述】

一例女性患者,合并高血压,因腹痛待查、急性盆腔炎入院。入院后患者发生上消化道出血。通过此病例分析探讨患者发生急性上消化道出血的原因。

【病史介绍】

患者 57 岁,女性,有高血压病史数年,因腹痛待查、急性盆腔炎,于 2015 年 6 月 5 日入院。

【临床过程】

6 月 5 日,查白细胞计数 $12.63×10^9/L[(3.69～9.16)×10^9/L]$,中性粒细胞百分比 $83.2\%(50\%～70\%)$,血红蛋白 139 g/L(130～175 g/L),红细胞比积 39.5%(35～45%),血小板 $238×10^9/L[(125～350)×10^9/L]$。予头孢西丁钠 2 g 每天 2 次静脉滴注(6 月 5 日—6 月 6 日)、甲硝唑氯化钠 0.5 g 每天 2 次静脉滴注(6 月 5 日—6 月 6 日)抗感染。

6 月 6 日,患者诉腹部疼痛较前稍缓解。16:35 pm,予吲哚美辛栓 50 mg 纳肛。19:25 pm,予吲哚美辛栓 50 mg 纳肛。19:40 pm,因呕吐予甲氧氯普胺 10 mg 肌内注射。

6 月 7 日 10:00 am,诉腹部疼痛较前缓解,予吲哚美辛栓 100 mg 纳肛。14:20 pm,诉下腹部疼痛不适,伴呕吐黏液及胃内容物,下腹部轻压痛,予甲氧氯普胺 10 mg 肌内注射,予吲哚美辛栓 100 mg 纳肛。22:00 pm,诉下腹部疼痛不适,予吲哚美辛栓 100 mg 纳肛。

6 月 8 日 5:00 am,诉仍有下腹痛,大便颜色发黑,偶伴呕吐黏液及胃内容物。

8:00 am,诉中上腹部疼痛伴黑便。9:00 am,诉柏油样大便一次,精神欠佳,粪隐血(＋＋＋)。查白细胞计数 $7.57×10^9/L[(3.69～9.16)×10^9/L]$,中性粒细胞百分比 $62.1\%(50\%～70\%)$,血红蛋白 101 g/L(130～175 g/L),血细胞比容 29.8%(35%～45%),血小板 $219×10^9/L[(125～350)×10^9/L]$。

19:00 pm,转消化内科,解黑便 1 次,量约 200 g。予抑酸护胃、止血等治疗。

6月9日15:53 pm,胃镜示十二指肠球后溃疡伴狭窄、十二指肠球炎、球腔畸形、慢性浅表性胃窦炎伴糜烂。

6月26日好转出院。

【病例用药分析】

入院后发生十二指肠球后溃疡伴出血的主要原因

（1）患者本身可能已经存在十二指肠球后溃疡。

（2）吲哚美辛是一种非水杨酸类的非甾类抗炎药,可抑制前列腺素合成而对胃肠黏膜造成损伤。肛门盲肠给药的吲哚美辛栓虽然可减少服药带来的胃肠道的明显刺激,但部分患者仍有恶心、呕吐、腹胀、腹痛、食欲减退等胃肠道反应,甚至有引起直肠黏膜糜烂和溃疡出血的危险,也增加了诱发胃十二指肠黏膜糜烂及溃疡出血的概率[1]。吲哚美辛栓对既往有胃十二指肠溃疡史或出血史的患者禁用。

（3）吲哚美辛栓通常每次50～100 mg,每日1次,24小时内不应超过200 mg。实际上6月7日10:00 am予吲哚美辛栓100 mg纳肛,14:20 pm予吲哚美辛栓100 mg纳肛,22:00 pm予吲哚美辛栓100 mg纳肛。在12小时内共予300 mg吲哚美辛栓,大大超过了规定的剂量。可在更大程度上造成胃十二指肠黏膜损伤。

（4）患者因呕吐6月6日9:40 pm予甲氧氯普胺10 mg肌内注射,6月7日14:20 pm予甲氧氯普胺10 mg肌内注射。因增加胃动力及胃蠕动,对胃肠道溃疡患者可加重出血。故规定胃肠道出血患者禁用。

【病例总结】

吲哚美辛栓对既往有胃十二指肠溃疡史或出血史的患者禁用;每次50～100 mg,每日1次,24小时内不应超过200 mg。

未遵守上述用药注意事项,与患者发生上消化道出血有相关性。

参考文献

［1］ 谭群英.肛肠病术后使用吲哚美辛栓不良反应分析[J].医药前沿,2011,8：29

与肾衰宁相关的消化道出血加重

【概述】

一例高龄女性患者,既往高血压、糖尿病。因肾衰、消化道出血入院。入院后患者发生消化道大出血,治疗效果不佳,患者死亡。通过此病例分析探讨以下几个问题:① 患者2013年2月24日在肾脏内科出现消化道大出血的主要原因;② 患者2013年3月27日因下消化道出血再次入院,经救治无效,出血加重死亡的主要原因。

【病史介绍】

患者85岁老年女性,高血压史20多年,最高至180/110 mmHg,血压控制不佳。有糖尿病病史8年,**近年来口服阿卡波糖 50 mg 每天 2 次**,血糖控制不详。2009年12月因小肠血管畸形伴出血在东方医院治疗,后多次因消化道出血入院治疗。2013年前发现肌酐234 μmol/L(50~104 μmol/L),2013年2月2日查肌酐700 mmol/L(50~104 μmol/L),2月7日被我院肾内科收住,查血红蛋白102 g/L(131.0~172.0 g/L),**予肾衰宁4粒每天3次口服(2月8日—2月20日)**改善肾衰,**前列地尔 10 ug 每天 1 次静脉滴注(2月7日—2月24日)**改善微循环,**麝香保心丸2粒每天3次口服(2月17日—3月1日)**改善心肌缺血。2月24日出现消化道大出血,予奥美拉唑、蛇毒血凝酶、醋酸奥曲肽、输血等治疗,3月5日查肌酐743 mmol/L(50~104 μmol/L),血红蛋白75 g/L(131~172 g/L)。3月6日查粪隐血(+),因患者要求出院。出院后继续予**肾衰宁4粒每天3次口服(3月7日—3月26日)**改善肾衰。因"便血3天"于2013年3月27日入院。

【临床过程】

3月27日,神清、气平、轻度贫血貌,血压163/92 mmHg,心率80次/分,双下肢轻度水肿,粪便隐血示+++。诊断为小肠血管畸形,高血压病3级(极高危组),高血压肾病CKD 5期,2型糖尿病。查血红蛋白42.2 g/L(131.0~172.0 g/L),氧分压72.9 mmHg(83~108 mmHg),pH值7.32(7.35~7.45),剩余碱-7.70 mmol/L(-3.0~3.0 mmol/L),

碳酸氢根 17.50 mmol/L(21.0～28.0 mmol/L),二氧化碳分压 mmHg 33.8 mmHg(32～48 mmHg),肌酐 851 μmol/L(59～104 μmol/L),钾 5.8 mmol/L(3.5～5.1 mmol/L),钠 139 mmol/L(135～145 mmol/L),氯 115 mmol/L(96～110 mmol/L)。予 0.9％氯化钠注射液 100 mL＋兰索拉唑 30 mg 每天 2 次静脉滴注(3 月 27 日—4 月 8 日)、奥美拉唑肠溶胶囊 20 mg 每天 1 次口服(3 月 27 日—3 月 28 日)抑酸护胃,蛇毒血凝酶 1 ku 每 8 小时 1 次肌内注射(3 月 27 日—3 月 29 日)1 ku,q6h 静脉推注(3 月 29 日—4 月 8 日)止血,重组促红细胞生成素 3 000 biw 皮下注射(3 月 27 日—3 月 28 日)10 000 biw 皮下注射(4 月 3 日—4 月 8 日)升红细胞,呋塞米 80 mg 每天 1 次口服(3 月 27 日—3 月 29 日)利尿,硝苯地平控释片 30 mg 每天 2 次口服(3 月 27 日—3 月 29 日)(3 月 31 日—4 月 8 日)降压,盐酸可乐定 150 mg 每天 3 次口服(3 月 27 日—3 月 29 日)75 mg 每天 3 次口服(4 月 1 日—4 月 8 日)降压,单硝酸异山梨酯缓释胶囊 40 mg 每天 1 次口服(3 月 27 日—3 月 29 日)扩冠,维生素 C 2 g＋维生素 B₆ 200 mg＋诺和灵 R6 IU＋5％葡萄糖注射液 500 mL 每天 1 次静脉滴注(3 月 27 日—4 月 8 日)静脉营养,**阿卡波糖 50 mg 每天 2 次口服(3 月 27 日—3 月 29 日)降糖,肾衰宁胶囊 4 粒每天 3 次口服**(3 月 27 日—4 月 8 日)缓解肾衰。另外,为输血前抗过敏治疗,予 10％葡萄糖酸钙 10～20 mL 每天 1 次静脉推注(3 月 27 日,3 月 29 日—4 月 7 日),异丙嗪 25 mg 一次肌内注射(3 月 27 日,3 月 29 日—4 月 7 日)。

22:24 pm,**解血便 2 次,量约 200 g**,述胸闷、恶心不适。血压 165/89 mmHg,心率 98 次/分。考虑患者仍存在活动性出血,予心电监护监测生命体征。

3 月 28 日 8:30 am,鼻导管吸氧中,心电监护示血压 153/90 mmHg,心率 84 次/分,血氧饱和度 99％。精神较差,**解黑便 3 次,量中等**。10:00 am,因 Hb<60/L,有输血指征,输注红细胞悬液 2 IU。予 0.9％氯化钠注射液 100 mL＋蔗糖铁 100 mg 每天 1 次静脉滴注(3 月 28 日—4 月 8 日)纠正贫血,醋酸奥曲肽 0.3 mg 每 12 小时 1 次静脉推泵(3 月 28 日—3 月 31 日)0.6 mg 每 12 小时 1 次静脉推泵(3 月 31 日—4 月 1 日)止血。另外,予**甲氧氯普胺 10 mg 一次肌内注射(3 月 28 日)**止吐。

3 月 29 日 9:30 am,患者鼻导管吸氧中,心电监护示血压 139/82 mmHg,心率 81 次/分,精神较差。12:30 pm,**患者突发神志不清,解黑便约 200 g**,心电监护示血压 135/81 mmHg,心率 77 次/分。存在出血的情况,患者年迈,肾衰,不能进行血管造影及手术等积极治疗。19:00 pm,**解暗红色血便 3 次,共约 300 mL**,恶心呕吐,呕吐物为澄清液体。予输注红细胞 2 IU。

3 月 30 日,患者神清、气稍促,**腹胀不适**,精神较差。心电监护示心率 90 次/分,氧饱和度 95％～99％,血压 168/69 mmHg。**解暗红色血便 4 次,共约 600 mL**,查血钠 147 mmol/L(135～145 mmol/L),钾 5.5 mmol/L(3.5～5.1 mmol/L),氯 116 mmol/L(96～110 mmol/L)。**予硝酸甘油 20 mg 一次静脉推泵(3 月 30 日—4 月 1 日)**。予输注

红细胞 2 IU,另外予**甲氧氯普胺 10 mg 一次肌内注射(3 月 30 日)**止吐。

3 月 31 日 8:10 am,患者头晕乏力,腹胀不适,精神较差。血红蛋白 48.2 g/L(131.0～172.0 g/L)。予输注红细胞 1 IU。

12:20 pm,患者突感胸闷不适,**解黑便约 700 g**。心电监护示血压 209/98 mmHg,心率 118 次/分。心内科会诊,予比索洛尔 2.5 mg 每天 1 次口服(3 月 31 日—4 月 7 日)减慢心率,中产链脂肪乳 250 mL 每天 1 次静脉滴注(3 月 31 日—4 月 8 日)静脉营养。

4 月 1 日,患者头晕乏力,腹胀不适,精神较差。**解暗红色血便共 7 次**,予生长抑素 3 mg 每 8 小时 1 次静脉推泵(4 月 1 日—4 月 8 日)止血。予红细胞悬液 1 IU。

4 月 2 日,患者头晕乏力,腹胀不适,精神较差。**解暗红色血便 4 次**,血红蛋白 41 g/L (131～172 g/L),予红细胞悬液 1 IU。患者昨日 24 小时尿量仅 150 mL,予呋塞米 100～300 mg 每天 1 次静脉推泵(4 月 2 日—4 月 7 日)。

4 月 3 日,患者头晕乏力,腹胀不适,精神较差。解暗红色血便 4 次,约 350 g。肌酐 823 μmol/L(59～104 μmol/L),**血红蛋白 36 g/L(131～172 g/L)**,予输注红细胞 1 IU。**予羟乙基淀粉(盈源)500 mL 一次静脉滴注扩容。**

4 月 4 日,患者头晕乏力,腹胀不适,精神萎靡。解暗红色血便 3 次,约 300 g。予输注红细胞悬液 1 IU。予人凝血酶原复合物 200 mg 静脉滴注止血。4 月 5 日,解暗红色血便 1 次,约 100 g。

4 月 6 日,患者头晕乏力,腹胀不适,精神萎靡。APTT 测定值＞150 秒(24～43 秒),D-二聚体 3.78 mg/L(＜0.55 mg/L),纤维蛋白原＜0.5 g/L(2～4 g/L),凝血酶时间测定＞180 秒(10.3～16.6 秒),凝血酶原时间测定＞100 秒(11.0～15.0 秒),抗凝血酶Ⅲ活性 52.10％(75％～125％)。肌酐 1 954 μmol/L(59～104 μmol/L),解暗红色血便 3 次,约 350 g。予输注红细胞悬液 1 IU。

4 月 7 日 8:30 am,患者头晕乏力,腹胀不适,精神萎靡。心电监护示心率 58 次/分,血压 126/81 mmHg。停比索洛尔,予人凝血酶原复合物 200 mg 静脉滴注止血。

16:30 pm,目前共解血便 4 次,总量 320 mL,尿量 50 mL。

18:45 pm,心电监护示血压 76/36 mmHg,心率 84 次/分,SpO_2 61％,予面罩吸氧,暂停呋塞米静脉推泵,**予羟乙基淀粉(盈源)500 mL 一次静脉滴注扩容。**

23:35 pm,解暗红色血便 1 次,约 100 g。予多巴胺 160 mg 静脉推泵升压,予输注红细胞悬液 1 IU。

4 月 8 日 8:00 am,患者神志欠清、呼之无反应,心电监护示心率 61 次/分,氧饱和度 94％～97％,血压 85/66 mmHg,CVP 12 cmH_2O(5～10 cmH_2O)。仍然活动性出血中,目前无尿,血压偏低,合并严重肾功能不全(尿毒症),家属拒绝继续治疗。

11:52 am,患者呼吸、心跳停止。心电图呈一直线,宣告临床死亡。

【病例用药分析】

一、患者 2013 年 2 月 24 日在肾脏内科出现消化道大出血的主要原因

(1) 患者有小肠血管畸形,是一种包括小动脉、小静脉及毛细血管在内的血管扩张综合征,畸形血管虽主要位于黏膜下层,但随着病变发展也可累及黏膜层,当与小肠黏膜浅表小溃疡相通后,在机械性损伤、消化液的侵蚀等作用下就可导致出血,多数患者病程长,常反复出现血便伴缺铁性贫血[1]。

(2) 予肾衰宁 4 粒每天 3 次口服(2 月 8 日—2 月 20 日)。肾衰宁包含丹参、大黄、太子参、黄连、牛膝、半夏(制)、红花、茯苓、陈皮、甘草。其中丹参具有活血作用,可扩张外周血管,改善微循环;大黄有肠兴奋作用,能增加推进性肠蠕动,并有抗菌作用;太子参有抗疲劳作用,是升阳药,可引发口鼻等出血;黄连有降血糖、抗菌作用,也有抑制 ADP 诱导的血小板聚集及释放作用;牛膝具有降低血黏度、抗炎、镇痛、抗衰老作用;半夏有镇咳、催吐、降压及对胰蛋白酶的抑制作用;红花有抗凝血、抗血栓、扩血管作用;茯苓有增强免疫力、利尿作用;陈皮刺激胃肠道、祛痰、舒张支气管、收缩肾血管使尿量减少、抗炎作用;甘草具有祛痰镇咳、抗心律失常、降脂、镇静、抗变态反应、抗血小板聚集等作用。由此可见,肾衰宁包含红花、丹参、太子参、牛膝等可能诱发出血的多种成分,也包含大黄等可促进肠蠕动可能加重肠出血的成分。因此,规定肾衰宁有出血症状者禁止使用;

(3) 予麝香保心丸 2 粒每天 3 次口服(2 月 17 日—3 月 1 日),包括人工麝香、人参提取物、人工牛黄、肉桂、苏合香、蟾酥、冰片,适用于心绞痛、心肌梗死。人工麝香有活血通经的作用;人参提取物有抑制 TXA2 合成、抑制血小板聚集作用;人工牛黄有强心、解热、镇静、镇咳祛痰、抗菌、抗病毒和抗过敏作用;肉桂有镇静、降压、降温、镇咳、利尿、抑制血小板聚集、促进肠运动等作用;苏合香有抗血小板聚集、抗凝、抗血栓、抑菌、抗炎作用;蟾酥有强心、解毒、消肿作用;冰片有镇静、抗炎、抗菌作用。由此可见,麝香保心丸包含人工麝香、人参提取物、苏合香等可能诱发出血的多种成分。

(4) 予前列地尔 10 μg 每天 1 次静脉滴注(2 月 7 日—2 月 24 日),具有抑制血小板聚集、扩张血管、改善微循环作用,可诱发出血。

(5) 予阿卡波糖 50 mg 每天 2 次口服控制血糖,该药为 α 糖苷酶抑制剂,可抑制食物多糖的分解,使双糖向单糖转化减少,可促使肠道菌对糖的分解而产气,因而常见胀气、肠鸣音亢进、排气多,可能使下消化道出血加重,规定肠梗阻、肠溃疡、严重的疝气等因肠胀气而可能恶化的疾病患者禁用。

二、患者 2013 年 3 月 27 日因下消化道出血再次入院,经救治无效,出血加重死亡的主要原因

(1) 患者有小肠血管畸形,是一种包括小动脉、小静脉及毛细血管在内的血管扩张综合征,畸形血管虽主要位于黏膜下层,但随着病变发展也可累及黏膜层,当与小肠黏膜浅

表小溃疡相通后,在机械性损伤、消化液的侵蚀等作用下就可导致出血,多数患者病程长,常反复出现血便伴缺铁性贫血[1]。

(2) 予肾衰宁胶囊 4 粒每天 3 次口服(3 月 27 日—4 月 8 日),肾衰宁包含丹参、大黄、太子参、黄连、牛膝、半夏(制)、红花、茯苓、陈皮、甘草。其中丹参具有活血作用,可扩张外周血管,改善微循环;大黄有肠兴奋作用,能增加推进性肠蠕动,并有抗菌作用;太子参有抗疲劳作用,是升阳药,可引发口鼻等出血;黄连有降血糖、抗菌作用,也有抑制 ADP 诱导的血小板聚集及释放作用;牛膝具有降低血黏度、抗炎、镇痛、抗衰老作用;半夏有镇咳、催吐、降压及对胰蛋白酶的抑制作用;红花有抗凝血、抗血栓、扩血管作用;茯苓有增强免疫力、利尿作用;陈皮刺激胃肠道、祛痰、舒张支气管、收缩肾血管使尿量减少、抗炎作用;甘草具有祛痰镇咳、抗心律失常、降脂、镇静、抗变态反应、抗血小板聚集等作用。由此可见,肾衰宁包含红花、丹参、太子参、牛膝等可能诱发出血的多种成分,也包含大黄等可促进肠蠕动可能加重肠出血的成分。因此,规定肾衰宁有出血症状者禁止使用;

(3) 予阿卡波糖 50 mg 每天 2 次口服(3 月 27 日—3 月 29 日),该药为 α 糖苷酶抑制剂,可抑制食物多糖的分解,使双糖向单糖转化减少,可促使肠道菌对糖的分解而产气,因而常见胀气、肠鸣音亢进、排气多,可能使下消化道出血加重,规定肠梗阻、肠溃疡、严重的疝气等因肠胀气而可能恶化的疾病患者禁用。

(4) 予甲氧氯普胺 10 mg 肌内注射(3 月 28 日,3 月 30 日),为多巴胺受体拮抗剂,可促进胃肠道蠕动,可能加重胃肠道出血,因而规定胃肠道出血患者禁用。

(5) 予羟乙基淀粉(盈源)500 mL 静脉滴注扩容(4 月 3 日,4 月 7 日 18:45 pm),可改变凝血机制,导致一过性凝血酶原时间、部分凝血活酶时间及凝血时间延长,大量应用时可引起一过性出血时间延长。患者存在比较严重的凝血障碍,又有肾功能衰竭,而羟乙基淀粉主要通过肾脏排泄,可在体内蓄积,加重患者凝血障碍。规定羟乙基淀粉严重凝血障碍患者禁用,肾功能失代偿期患者禁用。

【病例总结】

肾衰宁有出血症状者禁止使用;前列地尔可诱发出血;阿卡波糖肠溃疡患者禁用;甲氧氯普胺胃肠道出血患者禁用;羟乙基淀粉严重凝血障碍患者禁用。

未遵守上述用药注意事项,与患者病情恶化有相关性。

参考文献

[1] 叶金芳,华积德,史朝晖,等.小肠血管畸形合并出血 29 例临床分析[J].中国医药,2006,1(4):235~236

病例 *48*

急性胰腺炎肾癌胰腺转移患者发生肺栓塞可能原因分析

【概述】

一例老年男性患者,既往糖尿病、冠心病、肾癌术后。因中上腹胀伴恶心症状进行性加重入院。入院后患者发生肺栓塞。通过此病例分析探讨患者可能发生肺栓塞的主要原因。

【病史介绍】

患者 63 岁,男性,吸烟史 40 多年,20 支/天。**2 型糖尿病史 10 多年**。心电图提示冠心病可能。2 年前因**肾癌**在仁济医院手术,目前口服培唑帕尼 600 mgQW,因不良反应明显近 1 周已停药。2019 年 10 月 8 日查肌酐 113 μmol/L(58～110 μmol/L)。12 月 3 日出现中上腹胀伴恶心,12 月 10 日凌晨症状加重,干呕明显,畏寒发热体温 38℃伴大汗,至东方医院急诊。

【临床过程】

12 月 10 日钾 5.57 mmol/L(3.5～5.1 mmol/L),CRP＞150 mg/L(0～8 mg/L),总胆红素 43.4 μmol/L(3～22 μmol/L)。淀粉酶 217 IU/L(30～110 IU/L),钠 121 mmol/L(137～145 mmol/L),身高 173 cm,体重 73 kg,体重指数 24.4 kg/m^2,D-二聚体 4.89 mg/L(＜0.55 mg/L)。因急性胰腺炎、胆囊结石伴慢性胆囊炎、**肾癌胰腺转移**于 10:00 am 入院,**体温 37.9℃**,心率 112 次/分,血压 145/91 mmHg。

予禁食(12 月 10 日—12 月 13 日),0.9%氯化钠注射液 50 mL＋生长抑素 3 mg 每 12 小时 1 次静脉滴注(12 月 10 日—12 月 13 日),甲硝唑氯化钠 0.5 g 每天 2 次静脉滴注(12 月 10 日—12 月 16 日)(12 月 21 日—12 月 23 日),0.9%氯化钠注射液 100 mL＋头孢唑肟钠 2 g 每天 2 次静脉滴注(12 月 10 日—12 月 16 日)头孢西丁钠 2 g＋0.9%氯化钠注射液 100 mL 每天 2 次静脉滴注(12 月 21 日—12 月 23 日)。

13:00 pm,PT 13.5 秒(9.8~12.1 秒),D-二聚体 5.46 mg/L(<0.55 mg/L),降钙素原 1.57 ng/mL(0.5~2.0 ng/mL 预示脓毒血症),肌酐 81.2 μmol/L(58~110 μmol/L),氧分压 77.4 mmHg(83~108 mmHg)。16:00 pm,血糖 13.2 mmol/L。体温 38.1℃。

12 月 11 日 9:00 am,5% 葡萄糖氯化钠注射液 500 mL 每天 1 次静脉滴注(12 月 11 日—12 月 16 日),5% 葡萄糖注射液 500 mL+维生素 B_6 0.2 g(12 月 11 日—12 月 14 日),5% 葡萄糖注射液 500 mL+维生素 C 2 g+10% 氯化钾 10 mL 每天 1 次静脉滴注(12 月 11 日—12 月 17 日)。

16:00 pm,血糖 15.9 mmol/L。

12 月 12 日 9:34 am,患者腹痛较前缓解,钠 132 mmol/L(137~145 mmol/L),钾 4.85 mmol/L(3.5~5.1 mmol/L)。

15:08 pm,胸部 CT 示两侧胸腔积液伴外压性肺不张。血糖 14.7 mmol/L。

22:00 pm,患者突发胸闷气促,大汗淋漓,血压 190/120 mmHg,呼吸 35 次/分,心率 125 次/分。氧饱和度 91%,氧分压 80.5 mmHg,D-二聚体 6.44 mg/L(<0.55 mg/L)。考虑肺栓塞。

22:49 pm 予低分子肝素钠 4 250 IU 每 12 小时 1 次皮下注射(12 月 12 日—12 月 23 日)。

12 月 13 日,予奥美拉唑肠溶胶囊 20 mg 每天 2 次口服(12 月 13 日—12 月 23 日)。

12 月 16 日,予硝苯地平控释片 30 mg 每天 2 次口服(12 月 16 日—12 月 23 日)。

12 月 23 日,患者静卧,鼻导管吸氧中,氧饱和度 94%。活动后轻微气促,血压 114/76 mmHg,心率 112 次/分。予出院。

【病例用药分析】

患者入院后发生肺栓塞的主要原因

(1) 根据 Pauda 评分[1]:肾癌胰腺转移(3分)+急性感染(1分)=4分≥4分,属于深静脉血栓形成风险高危。根据 Caprini 评估[1]:63 岁(61~74 岁)(2分)+肾癌胰腺转移(2分)+卧床患者(1分)+肺功能异常(1分)+急性感染(1分)=6分≥5分,属于深静脉血栓形成风险高危。根据内科住院患者出血危险因素评估:患者男性、晚期恶性肿瘤,不属于出血高危[1]。对这样的患者,可给予机械预防,包括间歇充气加压泵、分级加压弹力袜和足底静脉泵等,而实际上未给予。应予低分子肝素预防栓塞,实际上直到 12 月 12 日 22:00 pm 突发肺栓塞史才给予,可增加栓塞风险。

(2) 患者吸烟史 40 多年,20 支/天。2 型糖尿病史 10 多年,予 5% 葡萄糖氯化钠注射液 500 mL 每天 1 次静脉滴注(12 月 11 日—12 月 16 日),5% 葡萄糖注射液 500 mL+维生素 B_6 0.2 g(12 月 11 日—12 月 14 日),5% 葡萄糖注射液 500 mL+维生素 C 2 g+10% 氯化钾 10 mL 每天 1 次静脉滴注(12 月 11 日—12 月 17 日),未予胰岛素,致使血糖上升,可增加血黏度,增加栓塞风险。另外,维生素 C 参与胶原蛋白的合成,可降低毛细血管的通透性,加速血液的凝固,刺激凝血功能。每日予维生素 C 1~4 g,可引起深静脉血栓形成,血管内凝血,可干扰抗凝药的抗凝效果。

【病例总结】

Caprini 评估≥5 分或 Pauda 评分≥4 分,而内科出血评估不属于高危,应给予低分子肝素预防血栓形成,并予机械预防,包括间歇充气加压泵、分级加压弹力袜和足底静脉泵等;2 型糖尿病患者静脉滴注葡萄糖时应予胰岛素。

未遵守上述用药注意事项,与患者发生肺栓塞有相关性。

参考文献

中华医学会呼吸病学分会肺栓塞与肺血管病学组,中国医师协会呼吸医师分会肺栓塞与肺血管病工作委员会,全国肺栓塞与肺血管病防治协作组.肺血栓栓塞症诊治与预防指南[J].中华医学杂志,2018,98(14):1060~1087

病例 *49*

可能与 EGFR－TKI 相关的肝衰竭与
PPI 剂量用量不足相关的应激性溃疡

【概述】

　　一例高龄男性患者，左肺恶性肿瘤。因肝功能异常（慢性乙肝＋药物性）、肺癌入院。入院后患者肝衰竭，治疗效果不佳，患者死亡。通过此病例分析探讨以下几个问题；① 患者发生肝衰竭的可能原因有哪些；② 患者予以质子泵抑制剂剂量是否合理；③ 患者肺部感染后，抗菌方案是否合理。

【病史介绍】

　　患者 70 岁，男性，有吸烟**饮酒史**。2018 年 2 月 14 日诊断左肺恶性肿瘤（腺癌，T790M 突变型）cT3N2M1b（右肺）静脉滴注 A 期 ECOG1 分。3 月～6 月行培美曲塞＋卡铂化疗 4 疗程，因乏力不能耐受拒绝继续化疗。2018 年 8 月～2019 年 11 月 18 日口服埃克替尼。2019 年 10 月复查提示肺部病灶进展（PD）。11 月 22 日 CT 示双侧基底节区及双侧半卵圆区多发腔梗。**乙肝表面抗原阳性**。患者 11 月 29 日开始参加"RX518 在晚期非小细胞肺癌患者中的安全性、耐受性、药代动力学和初步疗效的 I 期临床研究"，RX518 用药 600 mg 每天 2 次空腹口服，并按方案行 PK 采血。12 月 18 日，**天门冬氨酸氨基转移酶 68 IU／L（13～35 IU／L），丙氨酸氨基转移酶 103 IU／L（7～40 IU／L），肌酐** 102 μmol/L（58～110 μmol/L），eGFR（肌酐）64 mL/min，低密度脂蛋白-胆固醇 4.26（1.8～3.4 mmol/L）。**予 RX518 剂量为 600 mg 每天 2 次口服**（2019 年 12 月 19 日—2020 年 3 月 14 日）。2020 年 2 月 21 日，至东方医院门诊就诊，查总胆红素 37.1 μmol／L（0～21 μmol／L），**直接胆红素 26.5 μmol／L（0～5 μmol／L）**。CT 示肝脏多发病灶，部分为囊肿。MRCP 示肝脏多发囊肿。甲、丙、丁、戊、庚肝抗体均阴性。予谷胱甘肽片口服。患者皮肤黄染逐渐加重，3 月 13 日乙肝 DNA 定量 1.13 E＋02 IU/mL 偏高，**总胆红素 167.6 μmol/L（0～21 μmol／L），直接胆红素 131.2 μmol／L（0～5 μmol／L）**。因肝功能异常（慢性乙肝＋药物性）、肺癌于 3 月 14 日收入**消化内科**。

【临床过程】

3月14日予恩替卡韦分散片0.5 mg每天1次口服(3月14日—4月8日),5%葡萄糖注射液250 mL+还原性谷胱甘肽2 g每天1次静脉滴注(3月14日—4月28日),5%葡萄糖注射液250 mL+多烯磷脂酰胆碱697.5 mg每天1次静脉滴注(3月14日—4月30日)。

3月16日,白细胞11.62×10^9/L($3.5\sim9.5\times10^9$/L),中性粒细胞百分比75%(40%~75%),CRP 20 mg/L(0~10 mg/L),尿细菌计数150/uL。PT 16.5秒(11~13秒),APTT 35.5秒(25~31.3秒),**总胆红素258.6 μmol/L(0~21 μmol/L),直接胆红素208.0 μmol/L(0~5 μmol/L)**。予5%葡萄糖注射液250 mL+异甘草酸镁150 mg每天1次静脉滴注(3月16日—3月20日)(3月31日—5月5日)。

3月20日,患者气促,PT 17.9秒(11~13秒),APTT 33.8秒(25~31.3秒),**总胆红素258.6 μmol/L(0~21 μmol/L),直接胆红素208.0 μmol/L(0~5 μmol/L)**,白蛋白34.4 g/L(35~50 g/L)。予熊去氧胆酸0.25 g每天3次口服(3月20日—4月16日),0.9%氯化钠注射液100 mL+甲泼尼龙琥珀酸钠60 mg每天1次静脉滴注(3月20日—3月27日),5%葡萄糖注射液250 mL+莫西沙星0.4 g每天1次静脉滴注(3月20日—3月31日),0.9%氯化钠注射液100 mL+泮托拉唑钠40 mg每天1次静脉滴注(3月20日—3月31日)。

3月21日,予10%葡萄糖注射液250 mL+10%氯化钾5 mL+生物合成人胰岛素6 IU每天1次静脉滴注(3月21日—4月21日)。

3月23日,PT 17.7秒(11~13秒),APTT 31.8秒(25~31.3秒),**总胆红素364.7 μmol/L(0~21 μmol/L),直接胆红素317.8 μmol/L(0~5 μmol/L)**,白蛋白35.3 g/L(35~50 g/L)。

3月30日,PT 16.5秒(11~13秒),APTT 33.9秒(25~31.3秒),**总胆红素392.5 μmol/L(0~21 μmol/L),直接胆红素348.6 μmol/L(0~5 μmol/L)**,白蛋白29.8 g/L(35~50 g/L)。肌酐152 μmol/L(58~110 μmol/L)。血红蛋白120 g/L(130~175 g/L),白细胞17.63×10^9/L[($3.5\sim9.5)\times10^9$/L],血小板计数107×10^9/L[($125\sim350)\times10^9$/L]。

3月31日,停莫西沙星,停泮托拉唑钠。

4月1日,予丁二磺酸腺苷蛋氨酸0.5 g每天3次口服(4月1日—5月5日)。

4月2日,**转入ICU**。予酒石酸唑吡坦10 mg每晚1次口服(4月2日—4月10日),复方甲氧那明25 mg每天3次口服(4月2日—4月15日)(4月23日—4月30日),呋塞米20 mg每天1次口服(4月2日—4月16日)(4月23日—5月5日),螺内酯40 mg每天1次口服(4月2日—4月16日)(4月23日—5月5日)。

4月3日,PT 17.1秒(11~13秒),APTT 34.8秒(25~31.3秒),**总胆红素**

472.8 μmol/L(0～21 μmol/L),直接胆红素 415.9 μmol/L(0～5 μmol/L),白蛋白 32.9 g/L (35～50 g/L)。肌酐 156 μmol/L(58～110 μmol/L)。**予 CRRT 胆红素吸附(4 月 3 日—4 月 15 日)**。

4 月 7 日,**降钙素原 1.27 ng/mL(0.5～2.0 ng/mL 预示脓毒血症)**,予 20%中长链脂肪乳 250 mL 每天 1 次静脉滴注(4 月 7 日—4 月 15 日),**予 0.9%氯化钠注射液 100 mL+头孢曲松钠 2 g 每 12 小时 1 次静脉滴注(4 月 7 日—4 月 15 日)**。

4 月 8 日,予维生素 K$_1$ 10 mg 每天 1 次肌内注射(4 月 8 日—4 月 15 日)。

4 月 10 日,CRP 37 mg/L(0～10 mg/L),白细胞 11.36×10^9/L[(3.5～9.5)×10^9/L],血小板计数 51×10^9/L[(125～350)×10^9/L],血红蛋白 106 g/L(130～175 g/L)。予人血白蛋白 20 g 每天 1 次静脉滴注(4 月 10 日—4 月 15 日)。

4 月 11 日,患者意识状态差,考虑肝性脑病,予 5%葡萄糖注射液 50 mL+门冬氨酸鸟氨酸 10 g 每 12 小时 1 次静脉滴注(4 月 11 日—4 月 15 日)(4 月 24 日—4 月 28 日),20AA 50 g 每天 1 次静脉滴注(4 月 11 日—4 月 21 日)。

4 月 15 日,患者神清,对答切题。PT 21.4 秒(11～13 秒),APTT 41.1 秒(25～31.3 秒),**总胆红素 250.2 μmol/L(0～21 μmol/L),直接胆红素 129.4 μmol/L(0～5 μmol/L)**,白蛋白 28 g/L(35～50 g/L)。肌酐 149 μmol/L(58～110 μmol/L)。**转回消化内科**。白细胞 12.88×10^9/L[(3.5～9.5)×10^9/L],血小板计数 110×10^9/L[(125～350)×10^9/L],血红蛋白 106 g/L(130～175 g/L)。患者感染部位不明,**予 0.9%氯化钠注射液 100 mL+美罗培南 0.5 g 每 8 小时 1 次静脉滴注(4 月 15 日—4 月 21 日)1 g+0.9%氯化钠注射液 100 mL 每 8 小时 1 次静脉滴注(4 月 21 日—4 月 28 日)0.9%氯化钠注射液 100 mL+比阿培南 0.3 g 每 8 小时 1 次静脉滴注(4 月 28 日—4 月 30 日)**。

4 月 16 日,**粪隐血阳性,血红蛋白 88 g/L(130～175 g/L)**。予 0.9%氯化钠注射液 100 mL+奥美拉唑钠 40 mg 每 8 小时 1 次静脉滴注(4 月 16 日—4 月 21 日)40 mg+0.9%氯化钠注射液 100 mL 每 12 小时 1 次静脉滴注(4 月 21 日—4 月 28 日),0.9%氯化钠注射液 50 mL+生长抑素 3 mg 每 12 小时 1 次静脉滴注(4 月 16 日—4 月 20 日)。

4 月 19 日,**体温 38.6 度**。4 月 20 日,CT 示**两肺炎症,病毒性肺炎待排**。血红蛋白 87 g/L(130～175 g/L),PT 16.1 秒(11～13 秒),APTT 36.8 秒(25～31.3 秒),**总胆红素 319.5 μmol/L(0～21 μmol/L),直接胆红素 167.6 μmol/L(0～5 μmol/L)**,白蛋白 25 g/L(35～50 g/L)。肌酐 151 μmol/L(58～110 μmol/L)。降钙素原 2.25 ng/mL(>2 ng/mL 预示高风险脓毒血症)。**第二次转入 ICU**。

4 月 22 日,**体温 38℃**。予 CRRT 胆红素吸附(4 月 22 日—4 月 15 日)。降钙素原 2.16 ng/mL(>2.0 ng/mL 预示高风险脓毒血症)。

4 月 24 日,**体温 38.3℃,心率 150 次/分,血压 164/62 mmHg**。

4 月 26 日,CT 是两肺渗出较前进展,体温 38℃。4 月 27 日,体温 38℃。

4月28日,患者氧饱和度低约90%,体温37.8℃。PT 20.5秒(11～13秒),APTT 42.7秒(25～31.3秒),**总胆红素 136.3 μmol/L(0～21 μmol/L)**,**直接胆红素 38.0 μmol/L (0～5 μmol/L)**,白蛋白 25 g/L(35～50 g/L),肌酐 112 μmol/L(58～110 μmol/L)。**第三次转入消化内科**。患者氧饱和度低 85%,双肺闻及湿啰音,心率 150 次/分。予 0.9%氯化钠注射液 100 mL+甲泼尼龙琥珀酸钠 40 mg 每天 1 次静脉滴注(4月28日—5月5日),5%葡萄糖注射液 250 mL+莫西沙星 0.4 g 每天 1 次静脉滴注(4月28日—4月30日),0.9%氯化钠注射液 100 mL+泮托拉唑钠 40 mg 每天 1 次静脉滴注(4月28日—5月5日)。

4月30日,**因肺部感染严重转入呼吸内科**。纤维蛋白原 0.82 g/L(1.8～3.5 g/L),**总胆红素 233.8 μmol/L(0～21 μmol/L)**,**直接胆红素 129.6 μmol/L(0～5 μmol/L)**,白蛋白 26 g/L(35～50 g/L),**血红蛋白 77 g/L(130～175 g/L)**,血小板计数 59×10^9/L ($125 \sim 350 \times 10^9$/L),氧分压 58 mmHg(80～100 mmHg)。**予 0.9%氯化钠注射液 100 mL+替加环素 25 mg 每 12 小时 1 次静脉滴注(4月30日—5月5日)**,多烯磷脂酰胆碱 456 mg 每天 3 次口服(4月30日—5月5日),奥司他韦 75 mg 每天 2 次口服(4月30日—5月5日),低分子肝素 2 125 IU 每天 1 次皮下注射(4月30日—5月1日),恩替卡韦 0.5 mg 每天 1 次口服(4月30日—5月5日),重组人血小板生成素 15 000 IU 每天 1 次皮下注射(4月30日—5月5日)。

5月1日,予氯化钾片 0.25 g 每天 3 次口服(5月1日—5月5日),重组人白细胞介素-11 3 mg 每天 1 次皮下注射(5月1日—5月5日)。5月4日,体温 37.8℃。

5月5日 3:27 am,患者突发呼之不应,血压 65/32 mmHg,血氧饱和度 49%,心率 145 次/分。3:56 am 死亡。

【病例用药分析】

一、患者发生肝衰竭的可能原因分析

RUCAM 因果关系评估量表,患者得分[1]:予 RX518 剂量为 600 mg 每天 2 次口服(2019 年 12 月 19 日—2020 年 3 月 14 日)后 2020 年 2 月 21 日总胆红素 37.1 μmol/L、直接胆红素 26.5 μmol/L(2 分)+停药后无结论(0 分)+有饮酒史(1 分)+年龄 70 岁≥55 岁(1 分)+伴随用药与发病时间不符合(0 分)+排除甲、丙、丁、戊、庚型肝炎以及低血压、酒精中毒(0 分)+肝损伤反应在产品资料中表明(2 分)=6 分,提示很可能是 RX518 引发。

RX518 属于 EGFR-TKI,对于 EGFR-TKI 所致肝损伤的预防主要从以下几个方面进行:认真阅读 EGFR-TKI 类药物的说明书,了解药物肝毒性的整体情况,了解药物应用的禁忌证和注意事项;用药后严密监测肝损伤的发生,定期进行肝脏生化学检测;遵循说明书和临床指南合理用药;联合应用 CYP3A4 酶抑制剂或诱导剂,应对 EGFR-TKI

进行剂量调整；加强用药知情同意管理，提高患者对 EGFR - TKI 所致肝损伤风险的意识；肝功能改变严重或恶化时，考虑终止用药等。由于在多数人群中机体对药物的肝毒性可产生适应性，ALT 和 AST 的暂时性波动临床上很常见，真正进展为严重肝损伤和肝衰竭的情况相对少见，因此，多数情况下血清 ALT 或 AST 升高而无症状者并非是必须立即停药的指征。但出现 TBil 和(或)INR 升高等肝脏明显受损的情况时，若继续用药则有诱发 ALF/SAL 的危险[2]。当 TBil＞正常上限的 1.5 倍时，应暂停 EGFR - TKI 即 RX518[2]。

2019 年 11 月 29 日开始予 RX518 用药 600 mg 每天 2 次空腹口服，12 月 18 日天门冬氨酸氨基转移酶 68 IU/L(13～35 IU/L)，丙氨酸氨基转移酶 103 IU/L(7～40 IU/L)。应密切监测肝功能。2 月 21 日总胆红素 37.1 μmol/L(0～21 μmol/L)，直接胆红素 26.5 μmol/L(0～5 μmol/L)，已经达到正常上限的 1.5 倍，当时应立即停用 RX518，实际上未停药，直到 3 月 13 日总胆红素 167.6 μmol/L(0～21 μmol/L)、直接胆红素 131.2 μmol/L(0～5 μmol/L)，才停用 RX518。

3 月 20 日，PT 17.9 秒(11～13 秒)，总胆红素 258.6 μmol/L，白蛋白 34.4 g/L，ChilD - Pugh 分级[3]＝总胆红素＞34.2(258.6)(3 分)＋人血白蛋白 34.4 g/L(28～35 g/L)(2 分)＋凝血酶原时间延长 4～6 秒(4.9 秒)2 分＋腹水(轻度)(2 分)＋肝性脑病(无)(1 分)＝10 分，属于 C 级。由于缺乏患有肝功能严重损伤(ChildPugh C 级)的患者使用莫西沙星的临床数据，该药在这类患者中禁止使用。莫西沙星常见肝酶上升，曾经报告莫西沙星可引起爆发性肝炎，并可能因此而导致肝衰竭(包括死亡病例)。如果发生了肝衰竭相关症状建议暂停莫西沙星。

二、患者质子泵抑制剂使用是否合理

根据 2015 版应急性溃疡防治专家建议提到常见的应激源如下[4]：① 严重颅脑、颈脊髓外伤(又称 Cushing 溃疡)；② 严重烧伤，烧伤面积＞30%(又称 Curling 溃疡)；③ 严重创伤、多发伤；④ 各种困难、复杂的手术；⑤ **脓毒症**；⑥ 多脏器功能障碍综合征(MODS)；⑦ 休克，心、肺、脑复苏后；⑧ 严重心理应激，如精神创伤、过度紧张等；⑨ 心脑血管意外等。在上述应激源存在的情况下，以下危险因素会增加 SU 并发出血的风险：① 机械通气超过 48 h；② **凝血机制障碍**或使用抗凝、抗血小板药；③ 原有消化道溃疡或出血病史；④ 大剂量使用糖皮质激素或合并使用非甾体抗炎药；⑤ 急性肾功能衰竭；⑥ 急性肝功能衰竭或慢性肝病；⑦ 急性呼吸窘迫综合征(ARDS)；⑧ 器官移植等。

具备 1 个应激源＋1 个危险因素，应予奥美拉唑钠 40 mg 每天 1 次或泮托拉唑钠 40 mg 每天 1 次、或兰索拉唑 30 mg 每天 1 次、或艾司奥美拉唑 40 mg 每天 1 次[4]。具备应激源同时具备多个(2 个及以上)高危因素的高风险人群：给予奥美拉唑 40 mg，每 12 小时 1 次；泮托拉唑 40 mg 每 12 小时 1 次；兰索拉唑 30 mg 每 12 小时 1 次；埃索美拉唑 40 mg 每 12 小时 1 次。并依据药物经济学原则选择药物[4]。

质子泵抑制剂预防性应用专家共识(2018)，对合理使用抗血小板药物，并具备下列高危因素之一者可以应用 PPIs[5]。① 年龄＞65 岁;② 有消化性溃疡或上消化道出血病史;③ 长期吸烟或有害使用酒精饮品;④ 双联抗血小板用药,抗血小板药物联合抗凝药物、NSAIDs、糖皮质激素、抗抑郁药物;⑤ 阿司匹林治疗动脉硬化性心血管疾病合并胃黏膜损伤;⑥ 慢性肾功能不全透析治疗并服用阿司匹林;⑦ 应用抗血小板药物同时存在多种出血高危因素。

4 月 16 日患者粪隐血阳性,血红蛋白下降至 88 g/L,可能发生了上消化道出血的主要原因:① 患者 4 月 7 日降钙素原 1.27 ng/mL,存在脓毒血症一个应激源。患者 4 月 15 日 PT 21.4 秒(凝血机制障碍一个危险因素);急性肝功能衰竭(一个危险因素);长期吸烟或有害使用酒精饮品(一个危险因素)。② 具备一个应激源+3 个危险因素,应给予奥美拉唑 40 mg,每 12 小时 1 次;泮托拉唑 40 mg 每 12 小时 1 次;兰索拉唑 30 mg 每 12 小时 1 次;艾司奥美拉唑 40 mg 每 12 小时 1 次。实际上却在 3 月 31 日停泮托拉唑钠,可使应激性溃疡的发生风险大增。

三、患者肺部感染后抗菌方案是否合理

在停用 RX518,予恩替卡韦分散片、还原性谷胱甘肽、多烯磷脂酰胆碱、异甘草酸镁、熊去氧胆酸、甲泼尼龙琥珀酸钠,且予 CRRT 胆红素吸附等治疗后,4 月 28 日总胆红素降至 136.3 μmol/L,肝功能衰竭有缓解。但患者可能发生了院内获得性肺炎,4 月 30 日因肺部感染严重转入呼吸内科。予 0.9%氯化钠注射液 100 mL＋替加环素 25 mg 每 12 小时 1 次静脉滴注(4 月 30 日—5 月 5 日)。替加环素为抑菌剂,在复杂性皮肤及软组织感染、复杂性腹腔内感染、糖尿病足感染、医院获得性肺炎临床研究以及耐药性病原体研究中,观察到接受替加环素治疗的患者的死亡率在数值上高于对照治疗组。针对多重耐药菌(如多重耐药不动杆菌)的感染,推荐替加环素联合舒巴坦复合制剂,或碳青霉烯类,或多黏菌素,或喹诺酮类,或氨基糖苷类[6]。因此,替加环素通常应联合其他抗菌药,不宜单独使用。

【病例总结】

在此需要指出的是,当 TBil＞正常上限的 1.5 倍时,应暂停 EGFR‐TKI 即 RX518;肝功能严重损伤(ChildPugh C 级)的患者禁止使用莫西沙星;具备应激源同时具备多个(2 个及以上)高危因素的高风险人群应给予 PPI,每 12 小时 1 次;针对多重耐药菌感染,替加环素应联合其他抗菌药,不宜单独使用。

未遵守上述用药注意事项,可能与患者病情恶化有相关性。

参考文献

[1] 中华医学会肝病学分会药物性肝病学组.药物性肝损伤诊治指南.中华肝脏病杂志,2015,23(11):810~820

〔2〕 中国抗癌协会肺癌专业委员会.EGFR-TKI不良反应管理专家共识.中国肺癌杂志,2019,22
(2):57～81

〔3〕 陈孝平,汪建平.外科学.第8版.北京:人民卫生出版社,2013,437～443

〔4〕 应激性溃疡防治专家组.应激性溃疡防治专家建议(2015版).中华医学杂志,2015,95(20):1555～
1557

〔5〕 质子泵抑制剂预防性应用专家共识写作组.质子泵抑制剂预防性应用专家共识(2018).中国医师
杂志,2018,20(12):1775～1781

〔6〕 黄勋,邓子德,倪语星等.多重耐药菌医院感染预防与控制中国专家共识.中国感染控制杂志,
2015,14(1):1～9

病例 *50*

可能与帕瑞昔布钠使用过量相关的脑梗

【概述】

一例高龄女性患者,既往冠心病。因急性胆囊炎胆囊结石、冠心病不稳定心绞痛、心功能Ⅱ级(NYHA)、房颤房扑(CHA2DS2‐VASc 评分 5 分,HAS‐BLED 评分 3 分)入院。入院后患者发生急性脑梗。通过此病例分析探讨以下问题:患者长期予利伐沙班口服,入院后 INR 高达 3.56(可能和头孢哌酮钠舒巴坦钠有关),但仍发生了急性脑梗的可能原因分析。

【病史介绍】

患者 87 岁女性,房颤房扑史 1 年多,长期予利伐沙班 10 mg 每天 1 次口服。冠心病史 10 多年,予单硝酸异山梨酯缓释胶囊 50 mg 每天 1 次口服。发现升主动脉瘤扩张半年多。因急性胆囊炎胆囊结石、冠心病不稳定心绞痛、心功能Ⅱ级(NYHA)、房颤房扑(CHA2DS2‐VASc 评分 5 分,HAS‐BLED 评分 3 分)于 2020 年 12 月 7 日 10:30 am 入院。患者身高 155 cm,体重 40 kg,体重指数 16.6 kg/m²。心率 73 次/分,血压 148/102 mmHg。

【临床过程】

12 月 7 日 BNP9065 ng/L(<450 ng/L),高敏肌钙蛋白 0.045 ng/mL(<0.014 ng/mL),心超示肺动脉收缩压 50 mmHg。心电图示 ST 改变(V5、V6 水平压低 1.0 mm),T 波改变(Ⅰ、aVL 低平,Ⅱ、Ⅲ、aVF 低平,V1~V5 倒置),Q‐T 延长。**予利伐沙班 10 mg 每天 1 次口服(12 月 7 日—12 月 17 日)**,单硝酸异山梨酯缓释胶囊 50 mg 每天 1 次口服(12 月 7 日—1 月 6 日),阿托伐他汀钙 20 mg 每晚 1 次口服(12 月 7 日—1 月 6 日),呋塞米 20 mg 每天 1 次口服(12 月 7 日—12 月 25 日),螺内酯 60 mg 每天 1 次口服(12 月 7 日—12 月 17 日),5%氨基酸 12.5 g+10%氯化钾 5 mL 每天 2 次静脉滴注(12 月 7 日—12 月 28 日),5%葡萄糖注射液 500 mL+维生素 C 0.5 g+10%氯化钾 15 mL 每天 1 次静脉滴注

（12月7日—12月23日），10％葡萄糖250 mL＋维生素 B₆ 0.1 g＋10％氯化钾7.5 mL 每天1次静脉滴注（12月7日—12月23日），0.9％氯化钠注射液100 mL＋泮托拉唑钠40 mg 每天2次静脉滴注（12月7日—12月28日），左奥硝唑氯化钠0.5 g 每天2次静脉滴注（12月7日—12月17日），**0.9％氯化钠注射液 100 mL＋头孢哌酮钠舒巴坦钠3 g 每12小时1次静脉滴注（12月7日—12月17日）**。

12月8日，白细胞7.12×10⁹/L（3.5～9.5×10⁹/L），中性粒细胞百分比84.3％（40～75％），血小板计数100×10⁹/L（125～350×10⁹/L），CRP 44 mg/L（0～10 mg/L），红细胞比积32.7％（35～45％），血红蛋白106 g/L（115～150 g/L），钠137.6 mmol/L（137～145 mmol/L），D-二聚体3.99 mg/L（＜0.55 mg/L），PT 12.1秒（9.8～12.1秒），尿素5.2 mmol/L（3.1～8.8 mmol/L），肌酐45 μmol/L（41～81 μmol/L）。

12月9日，患者诉右膝关节疼痛。

12月12日，患者血压147/85 mmHg，呼吸20次/分，心率76次/分。PT 13.9秒（9.8～12.1秒），D-二聚体2.64 mg/L（＜0.55 mg/L）。白细胞7.12×10⁹/L（3.5～9.5×10⁹/L），中性粒细胞百分比84.3％（40～75％），血小板计数100×10⁹/L（125～350×10⁹/L），CRP 44 mg/L（0～10 mg/L），血红蛋白115 g/L（115～150 g/L），红细胞比积33.8％（35～45％）。

12月13日，患者血压137/68 mmHg，心率82次/分，进食米汤后出现呕吐，**予禁食（12月13日—1月6日）**，5％葡萄糖注射液500 mL＋10％氯化钾10 mL＋复方维生素（3）5 mL 每天1次静脉滴注（12月13日—12月23日）。

12月14日，患者血压98/70 mmHg，心率76次/分。予甲硝唑氯化钠0.5 g 每天2次静脉滴注（12月14日—12月21日）。患者右膝关节退行性改变，骨关节科会诊**帕瑞昔布钠40 mg 每天2次静脉推注（12月14日—12月17日）**，鲑鱼降钙素50 u 隔天1次肌肉注射（12月14日—12月17日）。

12月15日，患者血压111/56 mmHg，心率75次/分。CT 示胰头下方肠系膜区域可疑结节样软组织密度影及环形低密度影，多学科会诊建议行胃肠镜检查。予维生素 B₁ 100 mg 每天1次肌肉注射（12月15日—12月17日）。

12月16日，患者精神萎靡。

12月17日9:34 am，患者突发意识障碍，呼之不应，口角歪斜，右上肢无法抬起。予0.9％氯化钠注射液100 mL＋氨溴索60 mg 每天2次静脉滴注（12月17日—12月28日）。

14:37 pm，INR 3.56，停利伐沙班，停头孢哌酮钠舒巴坦钠，改用0.9％氯化钠注射液100 mL＋哌拉西林他唑巴坦钠2.5 g 每天2次静脉滴注（12月17日—12月28日），予维生素 K₁ 10 mg 每天1次肌肉注射（12月17日—12月19日）。

16:25 pm，MRI 示左侧半卵圆中心偏低密度影，考虑梗死灶。桥脑、双侧丘脑、侧脑室旁、基底节区、半卵圆中心、小脑多发缺血灶及腔梗灶（部分较陈旧）。神经内科会诊予

5%葡萄糖注射液 250 mL＋胞磷胆碱钠 0.5 g 每天 1 次静脉滴注(12 月 17 日—12 月 29 日)。

12 月 18 日,INR 2.18。

12 月 21 日,予氯吡格雷 75 mg 每天 1 次口服(12 月 21 日—1 月 6 日)。

12 月 24 日,予肠内营养混悬液 500 mL 每天 1 次胃管内注入(12 月 24 日—12 月 25 日)1 000 mL 每天 1 次胃管内注入(12 月 25 日—1 月 6 日)。

12 月 28 日,予 0.9%氯化钠注射液 100 mL＋泮托拉唑钠 40 mg 每天 2 次静脉滴注(12 月 28 日—12 月 29 日)。

12 月 29 日,予铝碳酸镁咀嚼片 1 g 每天 3 次口服(12 月 29 日—1 月 6 日)。

1 月 4 日,予谷胱甘肽 2 g＋5%葡萄糖注射液 250 mL 每天 1 次静脉滴注(1 月 4 日—1 月 6 日),多烯磷脂酰胆碱 15 mL＋5%葡萄糖注射液 250 mL 每天 1 次静脉滴注(1 月 4 日—1 月 6 日)。

1 月 6 日,患者不能吞咽,反应差,仍鼻饲营养。因家属要求出院。

【病例用药分析】

患者尽管长期予利伐沙班口服,12 月 7 日入院后继续予利伐沙班 10 mg 每天 1 次口服(12 月 7 日—12 月 17 日),12 月 17 日 INR 高达 3.56(可能和头孢哌酮钠舒巴坦钠有关),但仍发生了急性脑梗的主要原因

(1) 患者 87 岁高龄,冠心病史 10 多年,不稳定心绞痛、升主动脉瘤扩张其脑动脉、颈动脉可能已有粥样硬化,有脑血栓形成的疾病基础[1]。患者房颤,CHA2DS2 - VASc 评分 5 分,HAS - BLED 评分 3 分,存在脑栓塞的风险[1];

(2) 予帕瑞昔布钠 40 mg 每天 2 次静脉推注(12 月 14 日—12 月 17 日)。帕瑞昔布钠由于抑制前列腺素合成可能导致肾功能恶化以及体液潴留,用于高血压、心脏功能不全、肝功能损伤,以及其他具有体液潴留倾向的患者时,可观察到体液潴留及水肿的发生率增加。帕瑞昔布钠可导致新发高血压或加重已有的高血压,还可引发低血压,其中的任何一种都可以导致心脑血管事件的发生率增加,包括严重心血管血栓性不良事件、心肌梗死和卒中的风险增加,其风险可能是致命的。有心血管疾病或心血管疾病危险因素的患者,其风险更大。帕瑞昔布钠的心脑血管事件发生风险随着剂量及暴露时间增加而增加,因此,应尽可能使用最短疗程及最低每日有效剂量。帕瑞昔布钠禁用于充血性心力衰竭(NYHA II -静脉滴注)、冠状动脉搭桥手术(CABG)术后疼痛的治疗、已确定的缺血性心脏疾病、外周动脉血管、脑血管疾病的患者(见 Pharmacia and Upjohn Company 药品说明书)。帕瑞昔布钠推荐剂量为 40 mg 静脉注射(静脉滴注)或肌肉注射(IM)给药,随后视需要间隔 6～12 小时给予 20 mg 或 40 mg,每天总剂量不超过 80 mg。可直接进行快速静脉推注,或通过已有静脉通路给药,也可肌肉注射,疗程不超过 3 天。对于体重低于 50 kg

的老年患者,帕瑞昔布钠的初始剂量应减至常规推荐剂量的一半且每日最高剂量应减至 40 mg(见 Pharmacia and Upjohn Company 药品说明书)。患者体重仅 40 kg,每天最多 40 mg,实际上予帕瑞昔布钠 40 mg 每天 2 次静脉推注(12 月 14 日—12 月 17 日),超过规定剂量的一倍,且疗程 4 天超过 3 天的规定疗程,加上患者冠心病不稳定心绞痛、心衰、陈旧性脑梗,使脑梗的发生风险进一步增加。

【病例总结】

在此需要指出的是,帕瑞昔布钠禁用于充血性心力衰竭(NYHA Ⅱ-静脉滴注)、缺血性心脏疾病、脑血管疾病的患者;对于体重低于 50 kg 的老年患者,帕瑞昔布钠每日最高剂量应减至 40 mg。

未遵守上述用药注意事项,可能和患者发生脑梗有相关性。

参考文献

［1］ 贾建平、陈生弟主编.神经病学.第八版.北京：人民卫生出版社. 2018,195～210

肝衰竭患者发生肺栓塞可能原因分析

【概述】

一例高龄女性患者,既往肝硬化。因慢性肝功能不全肝硬化、自身免疫性肝炎、卵巢囊肿切除术后、抑郁状态入院。入院后患者发生肺栓塞。通过此病例分析探讨患者 11 月 17 日发生了肺栓塞的主要原因。

【病史介绍】

患者 67 岁女性,入院前 2 年因巩膜黄染于仁济医院就诊,予抗感染、利胆、保肝治疗后好转。2 个月前因中上腹疼痛伴发热、黄疸再次于仁济医院就诊,诊断急性胰腺炎、肝硬化、**自身免疫性肝炎**、三系降低,予抗感染、保肝治疗后好转出院。1 周前巩膜黄染加重来院就诊,2020 年 12 月 7 日查总胆红素 130.7 μmol/L(0~21 μmol/L),直接胆红素 72.9 μmol/L(0~8 μmol/L),丙氨酸氨基转移酶 826 U/L(7~40 U/L),天门冬氨酸氨基转移酶 1 402 U/L(13~35 U/L)。因慢性肝功能不全肝硬化、自身免疫性肝炎、卵巢囊肿切除术后、抑郁状态于 11 月 9 日入院。患者身高 155 cm,体重 65 kg,体重指数 27.06 kg/m^2。

【临床过程】

11 月 9 日予 5%葡萄糖注射液 250 mL＋谷胱甘肽 2 g 每天 1 次静脉滴注(11 月 9 日—12 月 3 日),5%葡萄糖注射液 250 mL＋异甘草酸镁 150 mg 每天 1 次静脉滴注(11 月 9 日—12 月 3 日),泮托拉唑肠溶胶囊 40 mg 每天 2 次口服(11 月 9 日—11 月 12 日),替普瑞酮胶囊 50 mg 每天 3 次口服(11 月 9 日—11 月 11 日),帕罗西汀 20 mg 每天 1 次口服(11 月 9 日—11 月 24 日),熊去氧胆酸 0.25 g 每天 3 次口服(11 月 10 日—11 月 12 日)0.5 g 每天 2 次口服(11 月 12 日—11 月 26 日)0.25 g 每天 3 次口服(11 月 26 日—12 月 4 日),利福昔明 0.2 g 每天 3 次口服(11 月 10 日—12 月 4 日)。

11 月 10 日,PT 17.7 秒(9.8~12.1 秒),D-二聚体 2.64 mg/L(<0.55 mg/L),总胆

红素 140 μmol/L(0～21 μmol/L),直接胆红素 125 μmol/L(0～8 μmol/L),白蛋白 26 g/L(40～55 g/L),**尿素 6.47 mmol/L(3.1～8.8 mmol/L),肌酐 66 μmol/L(41～81 μmol/L)**。CT 示腹腔积液。予禁食(11 月 10 日—11 月 12 日),0.9%氯化钠注射液 50 mL+生长抑素 3 mg 每 12 小时 1 次静脉推泵(11 月 10 日—11 月 11 日),乌司他丁 20 万+5%葡萄糖注射液 100 mL 每天 2 次静脉滴注(11 月 10 日—11 月 13 日),5%葡萄糖注射液 500 mL+**维生素 C 1 g+10%氯化钾 15 mL+维生素 B₆ 0.1 g 每天 1 次静脉滴注**(11 月 10 日—11 月 11 日),5%氨基酸 12.5 g 每天 1 次静脉滴注(11 月 10 日—11 月 13 日),5%葡萄糖注射液 500 mL+10%氯化钾 15 mL 每天 1 次静脉滴注(11 月 10 日—11 月 12 日),**呋塞米 20 mg 每天 1 次口服(11 月 10 日—11 月 13 日)20 mg 每天 1 次静脉推注(11 月 13 日—11 月 15 日)**,螺内酯 40 mg 每天 1 次口服(11 月 10 日—11 月 17 日)。

11 月 12 日,抗心磷脂抗体阳性。予Ⅰ级护理(11 月 12 日—12 月 4 日),0.9%氯化钠注射液 100 mL+头孢唑肟钠 2 g 每天 2 次静脉滴注(11 月 12 日—11 月 26 日),**予 0.9%氯化钠注射液 100 mL+甲泼尼龙琥珀酸钠 60 mg 每天 1 次静脉滴注(11 月 12 日—11 月 14 日)40 mg+0.9%氯化钠注射液 100 mL 每天 1 次静脉滴注(11 月 14 日—11 月 18 日)甲泼尼龙片 40 mg 每天 1 次口服(11 月 18 日—11 月 24 日)32 mg 每天 1 次口服(11 月 24 日—12 月 4 日)**,0.9%氯化钠注射液 100 mL+艾普拉唑钠 10 mg 每天 2 次静脉滴注(11 月 12 日—11 月 20 日)。

11 月 13 日,予人血白蛋白 10 g 每天 1 次静脉滴注(11 月 13 日—11 月 16 日),10%复方氨基酸 50 g+10%氯化钾 10 mL 每天 1 次静脉滴注(11 月 13 日—12 月 3 日)。

11 月 15 日,患者诉右上腹疼痛,不排除胆囊炎发作。白细胞计数 6.71×10⁹/L(3.5～9.5×10⁹/L),中性粒细胞百分率 81.5%(50%～70%),血小板计数 80×10⁹/L(125～350×10⁹/L),钾 2.1 mmol/L(3.5～5.1 mmol/L),PT 18.1 秒(9.8～12.1 秒),D-二聚体 6.11 mg/L(<0.55 mg/L),**纤维蛋白原 0.94 g/L(1.8～3.5 g/L)**,总胆红素 163.7 μmol/L(0～21 μmol/L),直接胆红素 71.8 μmol/L(0～8 μmol/L),血红蛋白 104 g/L(115～150 g/L)。白蛋白 30 g/L(40～55 g/L)。**尿素 9.1 mmol/L(3.1～8.8 mmol/L),肌酐 60 μmol/L(41～81 μmol/L)**。予胰酶肠溶胶囊 300 mg 每天 3 次口服(11 月 15 日—11 月 26 日)。**予输注血浆 100 mL 每天 1 次静脉滴注(11 月 17 日—11 月 26 日,12 月 1 日—12 月 2 日)**。

11 月 16 日,人纤维蛋白原 500 mg 每天 1 次静脉滴注(11 月 16 日—11 月 17 日)500 mg 每天 2 次静脉滴注(11 月 17 日)。

11 月 17 日,患者胸闷气促持续约 1 小时,血氨 122 μmol/L(9～30 μmol/L),血气分析示氧分压 76 mmHg(83～108 mmHg)。肺动脉 CTA 示右肺下叶部分肺动脉分支内可疑低密度充盈缺损,**肺动脉栓塞**。告病危。予 5%葡萄糖注射液 250 mL+门冬氨酸鸟氨酸 5 g 每天 2 次静脉滴注(11 月 17 日—12 月 3 日),乳果糖 15 mL 每天 3 次口服(11 月 17

日—11月24日)30 mL每天3次口服(11月24日—12月4日)。

11月18日,予碳酸钙D₃1片每天1次口服(11月18日—12月4日),喹硫平25 mg每晚1次口服(11月18日—11月24日)75 mg每晚1次口服(11月24日—12月4日)。

11月19日,**予低分子肝素钙4 000 IU每12小时1次皮下注射(11月19日—11月27日)**。

11月20日,予泮托拉唑钠肠溶片40 mg每天2次口服(11月20日—12月4日)。

11月23日,**血氨90 μmol/L**(9～30 μmol/L),予呋塞米20 mg每天1次口服(11月23日—12月4日),螺内酯40 mg每天1次口服(11月23日—12月4日)。

11月24日10:00 am,**予华法林钠2.5 mg每天1次口服(11月24日—11月26日)3.75 mg每天1次口服(11月26日—11月27日)1.88 mg每天1次口服(11月27日—12月1日)**。14:00 pm,患者出现精神异常,定位及识人错误,随地小便,大喊大叫。神经内科会诊诊断瞻望,精神卫生中心会诊予奥氮平10 mg每晚1次口服(11月24日—12月1日)。

11月27日,患者神志较前好转,稍有胸闷不适。**血氨56 μmol/L**(9～30 μmol/L),**INR 1.57。血小板计数46×10⁹/L**(125～350×10⁹/L)。

11月30日,头颅MRI示双侧额顶叶皮层下、基底节区及版卵圆中心多发陈旧脑梗死。

12月1日,肌酐70 μmol/L,**血氨102 μmol/L**(9～30 μmol/L),**INR 5.94**,停华法林。予0.9%氯化钠注射液100 mL+维生素K₁ 30 mg每天1次静脉滴注(12月1日)。

12月2日,予华法林钠1.25 mg每天1次口服(12月2日—12月4日)。

12月3日,INR 1.41。12月4日,患者神清气平,一般情况可,予出院。

【病例用药分析】

患者11月17日发生了肺栓塞的主要原因

(1) 根据 Pauda 评分[1]:患者抗心磷脂抗体阳性(3分)+卧床大于72小时(Ⅰ级护理)(3分)+予甲泼尼龙琥珀酸钠60～40 mg每天1次静脉滴注(11月12日—11月18日)甲泼尼龙片40～32 mg每天1次口服(11月18日—12月4日)(1分)=7分≥4分,属深静脉血栓形成风险高危。根据 Caprini 评估[1]:66岁(61～74岁)(2分)+卧床>72小时(2分)+体重指数27.06 kg/m²>25 kg/m²(1分)+抗心磷脂抗体阳性(3分)+予甲泼尼龙琥珀酸钠60～40 mg每天1次静脉滴注(11月12日—11月18日)甲泼尼龙片40～32 mg每天1次口服(11月18日—12月4日)(1分)=9分≥5分,属于深静脉血栓形成风险高危。根据内科住院患者出血危险因素评估:患者肝功能不全(INR>1.5),不属于高危[1]。对这样的患者,应予低分子肝素预防栓塞,并予机械预防,包括间歇充气加压泵、分级加压弹力袜和足底静脉泵等,而实际上未给予。实际上直到11月17日发生了肺栓塞才给予；

（2）予呋塞米 20 mg 每天 1 次口服(11 月 10 日—11 月 13 日)20 mg 每天 1 次静脉推注(11 月 13 日—11 月 15 日)。呋塞米可降低抗凝药物和抗纤溶药物的作用,主要是利尿后血容量下降,致血中凝血因子浓度升高,以及利尿使肝血液供应改善、肝脏合成凝血因子增多有关(见上海复星朝晖药业有限公司药品说明书)。11 月 10 日尿素 6.47 mmol/L、肌酐 66 μmol/L,尿素/肌酐比值＝0.098。一般情况下,血尿素/肌酐比值为 0.04,当血容量不足时,肾小管重吸收钠和水的同时,对尿素氮的重吸收也显著增多,而肌酐不被重吸收,这样就使血尿素氮/肌酐比值＞0.08[2],患者可能存在血容量相对不足。11 月 15 日尿素 9.1 mmol/L、肌酐 60 μmol/L,尿素/肌酐比值＝0.152＞0.08,提示容量不足进一步加重,脱水加剧可增加血黏度,增加栓塞风险。

【病例总结】

在此需要指出的是,Caprini 评估≥5 分或 Pauda 评分≥4 分,而内科出血评估不属于高危,应给予低分子肝素预防血栓形成,并予机械预防,包括间歇充气加压泵、分级加压弹力袜和足底静脉泵等;2 型糖尿病患者静脉滴注葡萄糖时应予胰岛素。

未遵守上述用药注意事项,与患者发生肺栓塞有相关性。

参考文献

［1］　中华医学会呼吸病学分会肺栓塞与肺血管病学组、中国医师协会呼吸医师分会肺栓塞与肺血管病工作委员会、全国肺栓塞与肺血管病防治协作组.肺血栓栓塞症诊治与预防指南［J］.中华医学杂志,2018,98(14)：1060～1087

［2］　王礼振主编.临床输液学.第一版［M］.北京：人民卫生出版社,1998,8～21,46～48,317～321

病例 *52*

急性胃肠炎患者入院后发生肺栓塞分析

【概述】

一例高龄男性患者,既往糖尿病。因急性胃肠炎,2 型糖尿病入院。入院后患者发生肺栓塞。通过此病例分析探讨患者发生肺栓塞的主要原因。

【病史介绍】

患者 72 岁男性,2 型糖尿病史 30 多年。入院前 3 天出现水样便,每天 3～4 次,并呕吐胃内容物。2020 年 8 月 18 日来院急诊。查血红蛋白 142 g/L(130～175 g/L),血糖 21.4 mmol/L,CRP 114 mg/L(0～10 mg/L),D-二聚体 0.96 mg/L(<0.55 mg/L),纤维蛋白原 5.1 g/L(1.8～3.5 g/L),钠 131 mmol/L(137～145 mmol/L),血小板 221×10^9/L (125～350×10^9/L)。CT 示升结肠增厚有渗出,结合 CEA 升高,**不排除恶性肿瘤**。拟急性胃肠炎,2 型糖尿病收治消化内科。

【临床过程】

8 月 18 日,**予禁食(8 月 18 日—8 月 24 日)**。予 0.9％氯化钠注射液 100 mL＋奥美拉唑钠 40 mg 每天 2 次静脉滴注(8 月 18 日—8 月 24 日),左氧氟沙星氯化钠 0.5 g 每天 1 次静脉滴注(8 月 18 日—8 月 24 日),(克林维)脂肪乳(10％)氨基酸(15)葡萄糖(20％) 1 000 mL＋**脂溶性维生素(Ⅱ)1 瓶**＋复方维生素(3)5 mL＋10％氯化钾 10 mL＋生物合成人胰岛素 20 u 每天 1 次静脉滴注(8 月 18 日—8 月 24 日),5％葡萄糖氯化钠注射液 250 mL＋10％氯化钾 5 mL＋维生素 B$_6$ 0.1 g＋生物合成人胰岛素 4 u 每天 1 次静脉滴注 (8 月 18 日—8 月 24 日)。

8 月 19 日,D-二聚体 1.33 mg/L(<0.55 mg/L),纤维蛋白原 4.69 g/L(1.80～3.50 g/L),糖化血红蛋白 12.9％(4.0～6.0％),**尿比重 1.034(1.003～1.030),予制动(8 月 19 日—8 月 28 日)**,予 5％葡萄糖注射液 500 mL＋生物合成人胰岛素 6 u 每天 1 次静脉滴注(8 月 19 日—8 月 24 日),蒙脱石散 3 g 每天 3 次口服(8 月 19 日—8 月 23 日),双歧

杆菌三联活菌胶囊 420 mg 每天 3 次口服(8 月 19 日—8 月 28 日)。

8 月 20 日,予醋酸奥曲肽 0.1 mg 每天 1 次皮下注射(8 月 20 日—8 月 21 日)盐酸小檗碱 0.3d 每天 3 次口服(8 月 21 日—8 月 23 日)。

8 月 21 日,患者诉头晕伴视物旋转。头颅 MRI 示双侧基底节区、半卵圆区中心较陈旧缺血灶。8 月 23 日,患者仍头晕伴视物旋转,予甲磺酸倍他司汀 12 mg 每天 3 次口服(8 月 23 日—9 月 8 日)。

8 月 24 日,予白粥(8 月 24 日—8 月 28 日),5%氨基酸 12.5 g 每天 1 次静脉滴注(8 月 24 日—9 月 11 日),西格列汀 100 mg 每天 1 次口服(8 月 24 日—9 月 8 日),生物合成人胰岛素 4~6 u 每天 3 次皮下注射(8 月 24 日—8 月 31 日)。

8 月 26 日 10:00 am,患者从昨夜开始反复发热 38.5 度—37.3 度,略伴气促,心率 110 次/分。

13:25 pm,D-二聚体 3.79 mg/L(<0.55 mg/L),纤维蛋白原 5.22 g/L(1.80~3.50 g/L),尿比重 1.035(1.003~1.030),氧分压 77 mmHg(80~100 mmHg),氧饱和度 92~95%。予 0.9%氯化钠注射液 100 mL+头孢唑肟钠 2 g 每天 2 次静脉滴注(8 月 26 日—9 月 14 日)。

8 月 27 日 15:10 pm,胸部增强 CT 示肺栓塞。腹部增强 CT 示右肾结节、透明细胞癌? 予低分子肝素钠 4 250 IU 每 12 小时 1 次皮下注射(8 月 27 日—9 月 14 日)。

8 月 28 日,转呼吸内科 ICU。予阿卡波糖 50 mg 每天 3 次口服(8 月 28 日—9 月 8 日),甘精胰岛素 16~10 u 每晚 1 次皮下注射(8 月 28 日—9 月 14 日),氯化钾颗粒 2 g 每天 3 次口服(8 月 28 日—8 月 30 日),酪酸梭菌活菌 1 片每天 3 次口服(8 月 28 日—9 月 14 日),5%葡萄糖注射液 100 mL+异甘草酸镁 200 mg+生物合成人胰岛素 4 u 每天 1 次静脉滴注(8 月 28 日—9 月 14 日)。

8 月 30 日,患者发生便秘,予乳果糖 30 mL 每天 1 次口服(8 月 30 日—9 月 14 日)。

9 月 1 日,予 10%氯化钠 10 mL 每天 3 次口服(9 月 1 日—9 月 9 日)。

9 月 2 日,D-二聚体 1.33 mg/L(<0.55 mg/L)。

9 月 8 日,患者肝酶上升,予 5%葡萄糖注射液 100 mL+还原性谷胱甘肽 1.5 g 每天 1 次静脉滴注(9 月 8 日—9 月 14 日)。

9 月 14 日,患者好转出院,予利伐沙班 10 mg 每天 2 次口服。

【病例用药分析】

患者发生肺栓塞的主要原因

(1) 根据手术患者栓塞风险评估表(Caprini 评估表)[1]: 72 岁(61~74 岁)2 分+肠炎病史 1 分+8 月 19 日开始制动(8 月 19 日—8 月 28 日)>72 小时 2 分+2 型糖尿病 1 分=6 分≥5 分,如果将肾癌纳入,则应再加 2 分得 8 分,患者深静脉血栓形成风险极高危。Pauda 评估[1]：8 月 19 日开始制动(8 月 19 日—8 月 28 日)＞72 小时 3 分＋72 岁≥70 岁(1 分)＋急性感染(1 分)＝5 分≥4 分,如果将肾癌纳入,则应再加 3 分得 7 分,也属于血栓形成高危。内科住院患者出血危险因素评估没有危险因素,故不属于高危。按规定应予低分子肝素抗血栓形成,再联合机械预防[1]。实际上未给予,直到 8 月 27 日发现肺栓塞;

(2) 患者因急性胃肠炎而腹泻呕吐,加上禁食,可使血容量下降。8 月 19 日尿比重 1.034、8 月 26 日尿比重 1.035,提示存在脱水。可致血黏度升高、血中凝血因子浓度升高[2];

(3) 予(克林维)脂肪乳(10%)氨基酸(15)葡萄糖(20%)1 000 mL＋**脂溶性维生素(Ⅱ)1 瓶**＋复方维生素(3)5 mL＋10%氯化钾 10 mL＋生物合成人胰岛素 20 u 每天 1 次静脉滴注(8 月 18 日—8 月 24 日)。脂溶性维生素 1 瓶含维生素 A 0.69 mg;维生素 D 210 μg;维生素 E 6.4 mg;维生素 K_1 0.20 mg。INR 在 5 到 9 之间出血危险性较高的患者规定给予口服维生素 K_1 (1～2.5 mg),静脉滴注维生素 K_1 0.20 mg 可能缩短 PT、APTT 时间,使 D-二聚体上升,增加栓塞风险(见西安德天药业股份有限公司药品说明书)。

【病例总结】

在此需要指出的是,Caprini 评估≥5 分、Pauda 评估≥4 分,属于栓塞极高危;加上患者出血风险不高,按规定应予低分子肝素抗血栓形成;禁食、腹泻的患者应防止低血容量。

未遵守上述用药注意事项,可能与患者发生肺栓塞有相关性。

参考文献

[1] 中华医学会呼吸病学分会肺栓塞与肺血管病学组、中国医师协会呼吸医师分会肺栓塞与肺血管病工作委员会、全国肺栓塞与肺血管病防治协作组.肺血栓栓塞症诊治与预防指南[J].中华医学杂志,2018,98(14):1060～1087
[2] 王礼振主编.临床输液学.第一版[M].北京：人民卫生出版社,1998,8～21,46～48,317～321